dtv

Beate Jorda und Ilona Schwägerl, letztere seit über zwanzig Jahren Hebamme, ermutigen Frauen mit diesem Buch, auf ihr Körpergefühl und ihre Instinkte zu hören. Sie wollen ihnen das Vertrauen geben, Schwangerschaft, Geburt und Wochenbett selbstbestimmt zu gestalten. Dabei setzen sie bereits beim Kinderwunsch und bei der Lebensführung vor der Zeugung an. Für die Zeit der Schwangerschaft geben sie sinnvolle Ernährungstips, äußern sich kritisch zu Fruchtwasser- und Ultraschalluntersuchungen und geben Ratschläge bei Schwangerschaftsbeschwerden sowie zur Schwangerschaftsgymnastik und Geburtsvorbereitung. Das Buch informiert außerdem umfassend über Hausgeburt, setzt sich kritisch mit dem Kaiserschnitt auseinander und gibt erprobte Ratschläge für das Wochenbett und die Ernährung des Kindes im ersten Lebensjahr. Und nicht zuletzt beschreibt es alternative Hilfen wie Homöopathie, Aromatherapie, Akupunktur, Bach-Blüten und Craniosacrale Osteopathie.

Beate Jorda, geboren 1958, studierte Geschichte und Anglistik und ist seit 1982 Professorin an der Handelsakademie Baden/Österreich. Die Mutter von drei Kindern beschäftigt sich mit Homöopathie und den Themen Frauengeschichte und Selbsterfahrung.
Ilona Schwägerl, geboren 1954, besuchte die Hebammenschule und war zunächst in verschiedenen Krankenhäusern tätig. Seit 1991 ist sie frei praktizierende Hebamme, eröffnete 1992 ein Mütterstudio und hat sich seitdem in verschiedenen alternativen Behandlungsverfahren weitergebildet.

Beate Jorda · Ilona Schwägerl

Geburt
in Geborgenheit
und Würde

Aus dem Erfahrungsschatz
einer Hebamme

Deutscher Taschenbuch Verlag

Ungekürzte Ausgabe
März 2002
Deutscher Taschenbuch Verlag GmbH & Co. KG, München
www.dtv.de
© 1999 Heinrich Hugendubel Verlag (Irisiana),
Kreuzlingen und München
Umschlagkonzept: Balk & Brumshagen
Umschlagfoto: © IFA Bilderteam/Diaf
Satz: Design-Typo-Print GmbH, Ismaning
Gesetzt aus der New Caledonia 12,75 pt
Druck und Bindung: Druckerei C.H. Beck, Nördlingen
Gedruckt auf säurefreiem, chlorfrei gebleichtem Papier
Printed in Germany · ISBN 3-423-36266-9

Inhalt

Vorwort
Ein ganz anderes Buch zum Thema Schwangerschaft

Bücher über Schwangerschaft und Geburt gibt es wie Sand am Meer. Dieses hier ist anders. Ein Buch von Frauen für Frauen. Es ist kein medizinisches Fachbuch, denn davon gibt es genug. Unserer Meinung nach braucht eine schwangere Frau keine akribische Auflistung von möglichen Fehlentwicklungen, Störfaktoren und Anomalien. Die überwiegende Mehrzahl aller Schwangerschaften läuft ohne größere Probleme ab. Wir möchten Frauen einfach helfen, eine gute Einstellung zu Schwangerschaft und Geburt zu entwickeln, weil wir zutiefst davon überzeugt sind, daß das die allerbeste Vorbereitung für eine erfüllte Schwangerschaft und eine schöne Geburt ist. Dieses Buch ist allen Frauen gewidmet, die noch über ihren Körper staunen können, die ihn lieben oder lieben wollen, und die Schwangerschaft und Geburt noch als sinnliches Wunder betrachten.

Wir möchten den Frauen ihr Selbstbewußtsein zurückgeben, das sie durch die gesellschaftliche Entwicklung der letzten Jahrzehnte leider oft verloren haben. Paradoxerweise haben wir Frauen uns viele Rechte erkämpft, gleichzeitig aber auch eine weibliche Domäne sukzessive aus der Hand nehmen lassen: die Geburt. Ohne hochtechnisierte Kliniken, ohne den Herrn Professor, ohne medizinische Instrumente und Medikamente scheint eine Geburt nicht mehr möglich zu sein. Viele Frauen haben heute das Vertrauen verloren, ohne medizinischen Beistand ein Kind zur Welt zu bringen. Wir haben uns tatsächlich einreden lassen, daß wir ohne »Schulmedizin« nicht gebären können. Wir vertrauen Daten und Zentimetern mehr als unserem Instinkt. Dieses kostbare Gefühl als Gradmesser und Kraftquelle wiederzuentdecken, ist ein Ziel des vorliegenden Buches.

Wir wollen Frauen ermutigen, hellhöriger zu werden für die Signale des Körpers. Die Schwangerschaft bietet dazu eine wunderbare Gelegenheit. Frauen sind in dieser Phase ihres Lebens besonders sensibel und offen für neue Erfahrungen. Trotz all der Hektik um uns herum ist die Schwangerschaft eine Zeit der inneren Einkehr, des Überdenkens der eigenen Wertvorstellungen, der Erinnerung an die eigene Kindheit. Ein Kind im Mutterleib konfrontiert uns mit unserer eigenen Vergangenheit und aus der Auseinandersetzung mit dem Ich wächst die Kraft für die Zukunft, für das werdende, besser gesagt, gewordene Kind.

Sie werden in diesem Buch auch Ratschläge und Tips finden, die Ärzte oft gar nicht kennen. Ilona Schwägerl ist in einer Gemeinschaft aufgewachsen, in der die Hebamme noch eine zentrale Rolle spielte und Zugang zu altem Hebammenwissen hatte, das von einer Generation zur nächsten weitergegeben wurde. Von diesem reichen Erfahrungsschatz konnte Ilona Schwägerl profitieren. Sie bezieht ihr Wissen auch aus dem intensiven Erfahrungsaustausch mit anderen Frauen. Nach ihrer Ausbildung zur Hebamme und einem Jahr im Krankenhaus von Zell am See/Österreich arbeitete sie zwölf Jahre lang im Krankenhaus Baden/Österreich und begleitet seit 1991 als selbständige Hebamme Frauen bei Hausgeburten.

Viele Frauen wünschen sich heutzutage eine schmerzfreie Geburt und bestehen daher auf einem geplanten Kaiserschnitt. Daß ein Kaiserschnitt aber mit weit größeren Schmerzen – sowohl körperlicher als auch seelischer Natur – verbunden sein kann, wissen sie nicht. Wir versuchen Frauen zu helfen, sich für den Geburtsschmerz zu öffnen. Wir kennen die Ängste und zwiespältigen Gefühle während der Schwangerschaft aus eigener Erfahrung und wissen, daß wir sie nicht wegdiskutieren können und dürfen. Es wäre aber genauso falsch, sich von diesen Ängsten »auffressen« zu lassen. Wie wir mit ihnen umgehen können, soll dieses Buch zeigen.

Sie erfahren auch, warum alternative Hilfsmöglichkeiten in sehr vielen Fällen besser sind als Medikamente. Wir stehen an der Schwelle zum 21. Jahrhundert und sind froh über den medizinischen Fortschritt. Niemand will zurück ins Mittelalter. Glücklicherweise können heute im Notfall Mutter und Kind durch einen Kaiserschnitt gerettet werden. Oft ist ein Kaiserschnitt aber nicht notwendig und damit ein medizinischer Kunstfehler. Was hier recht harmlos klingt, bedeutet aber, daß Frauen völlig unnötig operiert und damit gewissen Risiken ausgesetzt werden. Darüber hinaus werden Mutter und Kind einer natürlichen Geburt beraubt, was für beide sehr wohl negative Auswirkungen haben kann. Rund 280 Tage (so lange dauert etwa eine Schwangerschaft) wußte der weibliche Körper genau, wie er mit dem Baby am besten zurechtkommt; warum sollte ausgerechnet am Tag der Geburt der Arzt besser Bescheid wissen? Frauen können mit diesem Buch wieder berechtigtes Vertrauen zu ihrem Körper gewinnen und unterscheiden lernen, für welche Situationen sie selbst die Verantwortung übernehmen sollen und in welchen Fällen Ärzte gefordert sind.

Ein großes Kapitel ist dem Thema Hausgeburt gewidmet. Geht eine Frau tatsächlich ungeheure Risiken bei einer Hausgeburt ein? Wir meinen: nein! Gerade heute, wo uns zahlreiche medizinische Kontrollmöglichkeiten zur Verfügung stehen, ist die Hausgeburt mindestens ebenso sicher wie eine Geburt im Krankenhaus. Wir haben Frauen gebeten, über ihre Geburtserlebnisse sowohl zu Hause als auch in der Klinik zu berichten. Umfassende Informationen sollen Ihnen helfen, den für Sie richtigen Weg zu finden.

Wie kommt eine Lehrerin dazu, ein Buch über Schwangerschaft und Geburt zu schreiben? Ich habe drei Kinder zur Welt gebracht, zwei im Krankenhaus und das dritte zu Hause. Ich besuchte während jeder Schwangerschaft die Geburtsvorbereitungskurse der Hebamme Ilona Schwägerl. Beim ersten Kind war sie noch im Krankenhaus tätig, und es eilte ihr bereits damals ein großer Ruf voraus. Alle meine Freundinnen legten mir ans Herz, ihre Kurse zu besuchen. Und mir war auch bei der ersten Begegnung sofort klar, daß Ilona Schwägerl eine außergewöhnliche Persönlichkeit ist. Ich konnte während meiner drei Schwangerschaften ihre Entwicklung genau verfolgen und jedesmal dachte ich: Warum schreibt sie kein Buch? Da ich meine Schwangerschaften sehr bewußt erlebte und auch sehr viel zum Thema Geburt las, wußte ich, welche Bücher es auf dem Markt gab. Ich empfand sehr viele dieser Bücher, so ausführlich und erschöpfend sie auch waren, als unbefriedigend. Entweder war ständig die Rede von Problemen und Krankheiten, was sich nicht gerade positiv auf die Psyche einer werdenden Mutter auswirkt, oder sie liefen auf die Botschaft hinaus: Kümmere dich um nichts, dein Arzt wird schon wissen, was für dich das beste ist. Diese Art Bücher war zwar auf den ersten Blick beruhigend, weil »frau« eigentlich gar nichts falsch machen kann, aber insgesamt wenig hilfreich. In keinem Buch fand ich einen Satz über die Würde der Frau und des Kindes, die während der Schwangerschaft und der Geburt nicht verletzt werden dürfen. Nirgendwo fand ich die wertvollen Tips und Ratschläge, die Ilona Schwägerl den Frauen während der Geburtsvorbereitungskurse gibt. Durch ihre speziellen Gaben ermöglicht sie es werdenden Müttern, Schwangerschaft und Geburt in einem ganz anderen Licht zu sehen. Dieses Buch soll mehr Frauen die Gelegenheit geben, von diesem Wissen und dieser Weisheit zu profitieren.

Während meiner dritten Schwangerschaft wurde bei mir der Wunsch immer stärker, unser Kind zu Hause zur Welt zu bringen. Für meinen Mann und mich war die Hausgeburt, bei der mir natürlich Ilona Schwägerl beistand, ein besonderes Erlebnis. Ein Jahr nach der Geburt unseres dritten Kindes beschäftigte mich das Thema Geburt immer noch intensiv, bis ich Ilona Schwägerl eines Tages fragte, ob sie nicht ein Buch mit mir schreiben wolle. Sie sagte zu meinem Erstaunen sofort ja. Erst später erfuhr ich, daß sie schon öfter ein derartiges Angebot bekommen, es aber immer sofort abgelehnt hatte. Offensichtlich verband und verbindet uns etwas, das sich nicht mit Worten beschreiben läßt, das aber stark genug ist, um dieses Projekt, das uns beiden am Herzen liegt, voll Vertrauen zu wagen. Ja, so war's. Und jetzt halten Sie es in den Händen und wir wünschen uns von ganzem Herzen, daß Ihnen dabei die Augen aufgehen...

Beate Jorda
Ilona Schwägerl

Von der Geburtsbetreuerin zur Lebensbegleiterin: Werdegang einer Hebamme

Ilona Schwägerl ist seit 21 Jahren Hebamme, hat bisher über 4000 Geburten, davon mehr als 800 Hausgeburten, begleitet und kann daher auf eine große eigene Erfahrung zurückblicken.

Sie wuchs als sechstes von neun Kindern in Saalbach auf. Ihre Mutter brachte alle Kinder zu Hause zur Welt, fünf davon in der Steißlage. Als Kind erlebte Ilona, daß eine Geburt etwas ganz Natürliches ist, ein Fest für die ganze Familie. Es wurde sehr viel über Schwangerschaft und Geburt gesprochen. So wußte jedes Kind genau darüber Bescheid, wie seine Geburt verlaufen war. In der Tat ist es für jeden Menschen äußerst wichtig zu wissen, unter welchen Umständen er gezeugt und geboren wurde. In der Geburt spiegelt sich die Seele eines Menschen wider, und deshalb ist es nicht egal, wie sie verläuft.

Ilona Schwägerls Vorstellung vom Beruf einer Hebamme wurde in ihrer Kindheit geprägt und unterscheidet sich wesentlich von der heute vorherrschenden Anschauung, der Kontakt zwischen der werdenden Mutter und der Hebamme beschränke sich – wenn es der Dienstplan in einem Krankenhaus überhaupt erlaubt – auf die Dauer der Geburt. Ilona erlebte in ihrer Kindheit und Jugend die Hebamme als Vertraute der Familie, als Freundin, die einem bei kleineren und größeren Wehwehchen zur Seite stand, die immer Rat wußte. Dieses Wissen hat sie nicht auf einer Universität gelernt, sondern von anderen Frauen vermittelt bekommen, aus eigenem Erleben erfahren. Bei den Schwangerschaften standen nicht medizinische Probleme im Vordergrund, sondern immer der ganze Mensch, bei dem Körper, Geist und Seele einander bedingen. Die Hebamme kannte die Frauen, die sie bei der Geburt begleitete und sie konnte daher eventuell auftretende Probleme viel leichter einordnen und lösen. Die Hebamme begleitete die Mädchen und Frauen durch das ganze Leben. Als Frau wußte sie, wovon sie sprach, und am meisten lernte sie von den Frauen, die zu ihr Vertrauen hatten und offen über ihre Probleme redeten. All das wird bei den heute üblichen Krankenhausgeburten zwangsläufig stark vernachlässigt.

Als Ilona mit vierzehn Jahren beschloß, Hebamme zu werden, war sie bereits sehr stark vom Berufsverständnis der Saalbacher Hebamme geprägt. Mit zwanzig Jahren besuchte sie die Hebammenschule in Salzburg und wurde erstmals mit der sogenannten »Schulmedizin« konfrontiert. Wie ein Schwamm sog sie alles auf, was sie dort lernte und erzählte zu Hause stolz über ihre neuen Kenntnisse. Zu ihrem Erstaunen konnte allerdings ihre Mutter diese Begeisterung überhaupt nicht teilen, sondern wunderte sich immer nur, wie kompliziert die »Schulmedizin« an eine Geburt heranging. Sie schüttelte bei Ilonas Erzählungen ungläubig den Kopf und meinte verwundert, entweder stimme etwas nicht mit den jungen Frauen, die ihre Kinder nicht mehr normal zur Welt bringen konnten, oder es stimme etwas nicht mit diesen Ärzten und Hebammen, für die Komplikationen offensichtlich im Vordergrund ihrer Betrachtungen stünden. Ilona erinnert sich an zahlreiche heftige Diskussionen zu Hause rund um das Thema Geburt. Sie konnte ihre Mutter damals noch nicht wirklich verstehen, wurde aber von deren Ansichten in dem Sinn beeinflußt, daß sie nicht alles kritiklos übernahm, was die Ärzte sie lehrten.

Nach ihrem Diplomabschluß ging sie für ein Jahr nach Zell am See. Danach ließ sie sich mit ihrem Mann in einem Ort am Fuße der Hohen Wand nieder und begann ihre Tätigkeit im Krankenhaus Baden. Als sie zum ersten Mal schwanger wurde, riet man ihr aufgrund ihres schmalen Beckens (Kleidergröße 36, 48 kg bei einer Größe von 1,73 m) zu einem Kaiserschnitt. Ilona, das Beispiel ihrer Mutter vor Augen, die trotz eines noch schmäleren Körperbaus neun Kinder problemlos zu Hause zur Welt gebracht hatte, wollte den ärztlichen Ratschlag nicht annehmen und wandte sich an ihren früheren Chef, den Primarius von Zell am See, der ihr die Möglichkeit gab, die Geburt auf natürlichem Weg zu versuchen. Ilona brachte innerhalb kürzester Zeit ohne irgendein Problem ihre Tochter zur Welt, ein Jahr später – wieder in Zell am See – schenkte sie ihrer zweiten Tochter das Leben. Ihre Erfahrung lehrte sie, Vertrauen zu haben in das eigene Gefühl und nicht alles widerspruchslos anzunehmen, was von einem Arzt kommt.

Die Geburt ihrer Kinder stellte einen wichtigen Schritt in ihrer Entwicklung als Hebamme dar. Ihre positive Einstellung zur natürlichen Geburt wurde verstärkt und ihre Skepsis gegenüber der Schulmedizin, wie sie vielfach ausgeübt wird, wuchs.

Von 1979 bis 1991 konnte sie im Krankenhaus Baden wertvolle Erfahrungen sammeln und sehr viele ihrer Ideen verwirklichen. Sie setzte sich für eine intensive Geburtsvorbereitung ein und baute so den wichtigen Kontakt zwischen der Schwangeren und der Hebamme bereits vor der Geburt auf. Es zeigte sich deutlich, daß Frauen, die gut vorbereitet sind, mit der Geburt viel besser zurechtkommen als Frauen, die sich mit dem Thema Geburt wenig auseinandergesetzt haben. Großen Einfluß auf ihr Denken hatten Gynäkologen wie Wolf Jaskulski, Michael Adam und Volker Korbei. Sie alle treten für eine größere Selbstbestimmung der Frau während der Geburt ein. Ihre Ansichten leiteten einen großen Umdenkprozeß in der österreichischen Geburtshilfe ein, von dem die Frauen heute profitieren. Diesen Ärzten ist es zu verdanken, daß Frauen die Gebärstellung jetzt weitgehend selbst bestimmen und ihre Kinder auch im Krankenhaus rund um die Uhr bei sich haben können.

Allerdings waren Ilonas Entwicklung im Spital auch Grenzen gesetzt, und sie spürte in zunehmendem Maß, daß sie Frauen anders und vor allem intensiver begleiten wollte. Sie lernte zwar die Frauen während des Vorbereitungskurses kennen, doch dann entschied der Dienstplan, wem sie bei der Geburt beistehen konnte. Außerdem riß der Kontakt zu den meisten Frauen nach der Geburt schlagartig ab, was sie ebenfalls als unbefriedigend empfand. Es gab zwar einen Rückbildungs-

Gymnastikkurs, aber auch hier war eine optimale individuelle Nachbetreuung der Frauen nicht möglich. Ihre Vorstellungen, Wünsche und Ansprüche an sich und die Geburtsbedingungen ließen sich im Krankenhaus allmählich nicht mehr verwirklichen, weshalb sie sich 1991 selbständig machte und ab diesem Zeitpunkt nur noch Hausgeburten betreute.

Um für die Frauen noch besser da zu sein, wenn sie den Kontakt wollten oder Rat und Hilfe suchten, eröffnete sie 1992 das Mütterstudio (das dritte in Niederösterreich) in Bad Fischau. Damit war ein Ort der Begegnung geschaffen, wo sie auch mit Frauen Kontakt hat, die zwar ihre Kinder lieber im Krankenhaus zur Welt bringen möchten, vor und nach der Geburt aber in einer Weise versorgt werden wollen, wie es in einer Klinik nicht möglich ist. All diese Frauen kommen zu Ilona Schwägerl, weil sie wissen, daß sie mit ihren Anliegen ernstgenommen werden und in den meisten Fällen wertvolle Hilfe bekommen. Oft nehmen sie einen weiten Weg in Kauf, weil sie sich hier verstanden und geborgen fühlen. Sie treffen sich mit Gleichgesinnten, um Erfahrungen auszutauschen, um sich manchmal auszuweinen, weil ein Baby eben nicht nur euphorisches Glück, sondern auch zahllose schlaflose Nächte bedeuten kann, um zu erfahren, wie sie ihre Kinder bei bestimmten Beschwerden massieren können, was sie ihnen am besten zu essen geben usw. Ilona Schwägerl bietet in ihrem Mütterstudio immer wieder interessante Vorträge und Kurse an, die weit über das Thema Schwangerschaft und Geburt hinausgehen, weil sie überzeugt ist, daß positive Erfahrungen während dieser Zeit für jede Frau zu einer Kraftquelle werden, die ihnen hilft, ihr Leben umzugestalten. Denn die Geburt jedes Kindes bedeutet Veränderung und Aufbruch und ist damit auch eine Zeit der Krise. Ilona Schwägerl möchte die Frauen und deren Familien während dieser Zeit begleiten, wenn sie das wünschen.

Es war und ist für Ilona Schwägerl persönlich wichtig, durch ihr eigenes Leben zu erfahren, daß Familie und Beruf grundsätzlich vereinbar sind, und daß sich mit Phantasie und gutem Willen viele Probleme lösen lassen.

Jede Geburt ist ein Höhepunkt im Leben der Menschen. Aus dieser Überzeugung heraus ist es Ilonas Ziel, daß alle Frauen und deren Familienangehörige diese Reise ins Leben als Fest empfinden können. Mit einer glücklichen Geburt ist nicht alles vorbei, im Gegenteil, jede Geburt ist ein Aufbruch in Unbekanntes. Die körperliche Abnabelung nach der Geburt soll mit großer Sorgfalt und Liebe erfolgen, denn sie ist der erste Schritt in die Unabhängigkeit. Diesem äußeren Prozeß folgt eine lebenslange innere Abnabelung des Kindes, und wer für die Geburt ein gutes Gefühl mitbringt, wird auch später wissen, wann und in welchem Maße die Kinder loszulassen sind. Die richtige Balance zu finden zwischen Eigenverantwortung des Kindes und Kontrolle durch die Eltern ist der Grundpfeiler für eine gute Erziehung und ein positives Verhältnis zwischen Eltern und Kindern. Eine gute Geburt ist daher viel mehr als ein punktuelles Ereignis im Leben, sie ist ein Schöpfungsakt, der ein Menschenleben hervorbringt und dadurch Menschenleben verändert.

1. Schwanger werden – ist der Boden bereit?

Viele Frauen wollen ein Kind haben. Das ist eine Tatsache. Es ist ebenso eine Tatsache, daß es Frauen gibt, die keine Kinder bekommen können, und es scheint, als ob die Zahl dieser Frauen wachsen würde. Woran liegt das? Manchmal sind es körperliche Ursachen, die sich heute durch eine ärztliche Behandlung beseitigen lassen. Es kommt aber gar nicht so selten vor, daß eigentlich niemand weiß, warum es nicht klappt. Es gibt auch Paare, die sich jahrelang bemühen, ein Kind zu bekommen, und wenn sie sich mit ihrer Kinderlosigkeit beinahe abgefunden haben, ist es plötzlich soweit. Warum? Gewöhnlich wird das damit erklärt, daß durch den Wegfall des Drucks, ein Kind »machen« zu »müssen«, plötzlich die Voraussetzungen für das Entstehen neuen Lebens gegeben sind. Möglich, sogar wahrscheinlich – und doch, es scheint uns keine ausreichende Erklärung zu sein. Die Ursachen liegen unserer Ansicht nach tiefer, viel tiefer: in unserer Seele. Der nur allzu verständliche Wunsch einer Frau: »Ich will ein Kind haben«, ist nur die Spitze des Eisberges. Das, was dahinter steht, ist entscheidend. Vielleicht will eine Frau in Wahrheit noch gar kein Kind. Der Kinderwunsch hat auch etwas mit Konventionen (»weil es halt dazugehört«) und gesellschaftlichem Druck zu tun (»Nur eine Frau, die ein Kind hat, ist eine Frau«). Bei einem Mann käme niemand auf die Idee, seine Männlichkeit mit der Vaterschaft in Verbindung zu bringen, zumindest heute nicht mehr. Frauen stehen in dieser Hinsicht viel stärker unter »Erfolgszwang«. Wir sollten uns dieser Tatsache stärker bewußt sein. Der Gedanke: »Ich will ein Kind haben« hat etwas Zwanghaftes an sich, das hinterfragt werden sollte. Warum eigentlich? Wenn die Antwort etwa in die Richtung geht, »weil ich ein Kind empfangen möchte, weil ich zu einer tiefgreifenden Veränderung in meinem Leben bereit bin, weil ich auf vieles, das jetzt mein Leben bestimmt, gerne verzichte, weil meine Partnerschaft reif ist für neues Leben ...« – wenn Sie zu solchen Überlegungen kommen, dann ist der Boden bereit. Das heißt jetzt nicht, daß diese Veränderungen bedeuten, daß Sie auf Ihren Beruf verzichten sollten. Das meinen wir keinesfalls; die Ideologie »Zurück an den Herd« lehnen wir völlig ab.

Wenn sich nach ehrlicher Auseinandersetzung mit Ihrem Kinderwunsch trotzdem kein Kind einstellt, können Sie durch Ihre Lebensweise sehr viel bewirken. Wir versuchen hier, Tips zu geben, ohne Ihnen das Gefühl vermitteln zu wollen, jeder einzelne müßte beherzigt werden, und dann sind Sie schwanger. Das wäre grundfalsch. Es geht vielmehr darum, gute Bedingungen für einen fruchtbaren Boden zu schaffen.

Was können Sie also tun? Wenn Sie sich ein Kind wünschen, ist es sehr wichtig, ruhiger zu werden, öfter aus der Hektik des Alltags bewußt herauszutreten. Gehen Sie viel und lange spazieren, denken Sie über sich und Ihr Leben nach, gehen Sie geistig in Ihre Kindheit zurück. Was bedeutet Muttersein für Sie, wie haben Sie Ihre Mutter erlebt? Wenn es möglich ist, sprechen Sie mit Ihrer Mutter über Ihre Beziehung zueinander. Arbeiten Sie an Ihrer Partnerschaft, nehmen Sie sich viel Zeit füreinander, fragen Sie sich, was Ihnen wirklich wichtig ist, setzen Sie Prioritäten, versuchen Sie nicht, alles unter einen Hut zu bringen, vermeiden Sie zuviel Streß, pflegen Sie Freundschaften, stellen Sie sich den Themen, die Sie bisher vielleicht beiseite geschoben haben, die Sie aber möglicherweise blockieren. All das und noch mehr könnten Sie tun; es fallen Ihnen bestimmt noch viele Dinge ein. Es geht darum, daß Sie sich selber Zeit und Raum für eine neue Entwicklung schenken. Eine neue Sichtweise kann damit eine Chance erhalten. Durch Wegschauen ist keine Veränderung möglich. Spüren Sie wieder, wer Sie sind. Spüren Sie sich selbst.

Was können Sie noch tun, um die Voraussetzungen für eine Schwangerschaft zu verbessern? Die Ernährung spielt hier zweifellos eine große Rolle. Meiden Sie Schweine-, Puten- und Hühnerfleisch. Nicht Fett und Kalorien sind hier ausschlaggebend, sondern die heutige Massentierhaltung und die barbarischen Schlachtmethoden, die Tiere veranlassen, Hormone auszuschütten, die im begründeten Verdacht stehen, Menschen unfruchtbar zu machen. Es ist auch bekannt, daß die Tiere, um sie »gesund« zu erhalten, mit Antibiotika gefüttert werden, was natürlich ebenfalls katastrophale Auswirkungen auf unsere Gesundheit hat. Meiden Sie diese Fleischarten daher, nicht nur vor bzw. während der Schwangerschaft und in der Stillzeit, sondern am besten immer. Einmal pro Woche sollte Fisch auf Ihrem Speiseplan stehen (Forelle, Makrele, Dorsch). Essen Sie überhaupt bewußter, machen Sie sich Gedanken darüber, was Sie zu sich nehmen, und woher es kommt, wenn Sie das nicht ohnehin schon tun. Eine gesunde Ernährungsweise wird im nächsten Kapitel eingehender behandelt. Hier nur kurz einige Anregungen, die helfen, diese Zeit der Besinnung zu unterstützen.

Als hilfreich erweist sich das Trinken einer Tasse Storchenschnabeltees täglich. Nach sechs bis acht Wochen legen Sie wieder eine längere Pause ein. Die Nervenkekse der Hildegard von Bingen bewähren sich jetzt ebenso wie in vielen anderen kritischen Situationen.

Hier das Rezept:

3/4 kg Dinkelfeinmehl	2 Prisen Salz
1/4 kg Dinkelschrot	1 Packung Weinsteinpulver
1/2 kg Butter	45g Muskatnußpulver
300g Rohrzucker	45g Zimtpulver
4–5 Eier	10g Nelkenpulver

Die Zutaten zu einem Teig verkneten und eine Stunde ruhen lassen. Nochmals kurz kneten, dann dünn ausrollen und mit dem Teigroller Rauten ausschneiden. Mit Eiweiß bepinseln und eventuell jeweils mit einem Stückchen Mandel verzieren. Auf ein eingefettetes Backblech schichten und acht Minuten bei 180 Grad Heißluft backen.

Bitte beachten Sie, daß es sich hier um hochwirksame Substanzen handelt und nicht um eine harmlose Nascherei. Sie sollten daher nur drei bis fünf kleinere Kekse täglich essen.

Beide Partner können zur allgemeinen Stärkung einmal pro Woche einen Eßlöffel norwegischen Dorschlebertran einnehmen. Auch Fasten kann eine bewußte Hinwendung auf eine Schwangerschaft positiv unterstützen, denn es entschlackt nicht nur den Körper, sondern auch die Seele. Nehmen Sie in diesem Zusammenhang Entschlackungsbäder und machen Sie Einlaufkuren; Anleitungen dazu finden Sie in den entsprechenden Kapiteln. Schränken Sie den Konsum von Nikotin und Alkohol weitgehend ein. Weder Männer noch Frauen sollten zu eng sitzende Hosen tragen. Lassen Sie möglichst nur natürliche und unbehandelte Materialien an Ihre Haut. Für Männer ist es nicht günstig, eine Sauna zu besuchen, weil die große Hitze Spermien schwächen kann. Lassen Sie Ihre Schlafstelle auf mögliche Wasseradern untersuchen und stellen Sie die Betten gegebenenfalls um. Ein idealer Schlafplatz wirkt sich günstig aus. Das sind einige Vorschläge, wie Sie gute Voraussetzungen für eine eventuelle Schwangerschaft schaffen können. Es ist nicht so, daß ein einzelner Faktor schuld ist, wenn Sie nicht schwanger werden. Ein Urlaub könnte ebenfalls eine gute Gelegenheit sein, die Empfängnisbereitschaft zu erhöhen; eine neue Umgebung, ein anderes Klima, eine entspannte Atmosphäre wirken oft Wunder in dieser Hinsicht.

Viele Paare machen den Fehler, daß sie unentwegt versuchen, ein Kind zu zeugen. Es wäre weit besser, den Zyklus der Frau genau zu beobachten und nur die Zeit um den Eisprung gezielt zu nützen. Den Geschlechtsverkehr zu funktionalisieren und auf das Zeugen eines Kindes zu reduzieren, ist nicht der Weg, der zum Ziel führt, weil Mann und Frau in dieser Situation nicht frei und unbeschwert sind. Um den weiblichen Zyklus noch besser zu verstehen, empfehlen wir Ihnen, sich mit der Rötzer-Methode auseinanderzusetzen, die Ihnen hilft, die fruchtbaren und unfruchtbaren Tage zu erkennen.[1] Es gibt zahlreiche Frauen, die rund um die Menstruation und während dieser Kinder empfangen können, obwohl sie damit

---

[1] Rötzer, Josef: »Natürliche Geburtenregelung. Der partnerschaftliche Weg«. Wien 1979

überhaupt nicht rechnen. Zur Unterstützung für Frauen mit Kinderwunsch empfiehlt sich täglich ein warmes Sitzbad mit Frauenmanteltee und Schafgarbentee. Nach der Vereinigung ist es vorteilhaft, liegen zu bleiben und sich ein Kissen unter das Becken zu schieben. Eine gute Zeit für die Liebe ist der Morgen, wenn Sie vom Schlaf völlig entspannt sind, und die Spermien kräftiger sind. Verzichten Sie auf die Verwendung von Tampons, tragen Sie luftdurchlässige Binden ohne Plastikstreifen und meiden Sie zu große Anstrengungen (z.B. Sport) während der Periode, weil in dieser Zeit die Gebärmutter sehr viel Energie braucht, die Sie nicht anderwertig vergeben sollten.

Sollte alles nichts helfen und Sie nicht schwanger werden, bestünde die Möglichkeit, die Hilfe eines guten Therapeuten in Anspruch zu nehmen. Sie können natürlich auch die künstliche Befruchtung in Erwägung ziehen. Dies sollte allerdings sozusagen der letzte Ausweg sein und nicht der erste Gedanke, weil hier viele Frauen erst recht unter massiven Druck geraten, der keine ideale Ausgangslage für eine Schwangerschaft ist. Wofür Sie sich auch entscheiden – versuchen Sie noch einen anderen Aspekt mit einzubeziehen. Wir wissen heute, daß eine »richtige« Erziehung nicht geben kann, weil jedes Kind eine eigene, unverwechselbare Persönlichkeit ist, und eine sinnvolle Erziehung immer auf die unterschiedlichen Charaktereigenschaften des Kindes eingehen sollte. Ferner wissen wir, daß bereits in der Schwangerschaft ein Zusammenspiel von Mutter *und* Kind für das Wohlergehen beider sehr wichtig ist. Wenn das jetzt auch merkwürdig klingt: Vielleicht sollten wir dem Kind bereits vor der Schwangerschaft eine Chance zur Mitbestimmung einräumen und ganz einfach auf es warten können. Oft nehmen wir einem Kind jahrzehntelang die Möglichkeit zu kommen, und dann soll es auf einmal sofort klappen. Das wird in vielen Fällen nicht so sein. Körper, Geist und Seele werden zuerst *behutsam* auf Empfang gestellt. Wir sind Menschen und keine technischen Geräte, die auf Knopfdruck funktionieren. Die Planbarkeit und Machbarkeit unseres Lebens stößt hier auf natürliche Grenzen. Empfängnis funktioniert nicht auf Befehl, und die Zeit, in der wir nicht schwanger werden, werden wir wohl brauchen. Das Gefühl »Jetzt tu ich alles,und es geht trotzdem nicht« ist sehr belastend und damit kontraproduktiv. Es gibt Kinder, denen man die größten Barrieren in den Weg legt, und sie kommen dennoch allen widrigen Umständen zum Trotz. Und es gibt Kinder, die nicht kommen wollen. Vielleicht wäre der Gedanke tröstlich, daß das niemandes Schuld ist. Das Leben ist einfach so.

Lassen Sie sich niemals Druck von außen machen. Viel zu häufig wird das Alter von Erstgebärenden überbewertet. Bleiben Sie geduldig und sagen Sie sich: Es ist, wie es ist, und so ist es gut. Halten wir uns bereit und offen für ein Kind, aber lassen wir ihm Zeit.

Wir sollten uns auch nicht zu stark darauf fixieren, in einem bestimmten Alter Eltern zu werden. Junge Eltern haben für Kinder Vor- und Nachteile; dasselbe gilt für ältere Eltern. Es gibt sie nicht, die hundertprozentig passenden Umstände, die wir gerne herbeizaubern würden. Wenn wir das ein bißchen mehr beherzigen könnten und offener für Überraschungen wären, würden viele Zwänge wegfallen, und der Weg würde frei für ... was immer es ist.

Ein Kind ist ein *Geschenk*, das wir uns von ganzem Herzen wünschen können, bestellen können wir es allerdings nicht. Ein Geschenk ist ein Geschenk und kein Rechtsanspruch.

2. Schwanger sein – was jetzt?

Sobald Sie wissen, daß ein Kind unterwegs ist, stellt sich möglicherweise – neben zahlreichen anderen Gefühlen – eine gewisse Ratlosigkeit ein. Die meisten Frauen – egal, ob das Kind geplant oder ungeplant ist – wollen das Bestmögliche tun, um dem Baby einen guten Start zu ermöglichen. Geburtsvorbereitungskurse werden aber erst ab der 25. Schwangerschaftswoche empfohlen, zu einem Zeitpunkt also, an dem die Schwangerschaft bereits weit fortgeschritten ist. Viele Frauen fragen sich aber schon lange vor dieser Zeit, was sie tun können, damit es ihnen und ihrem Kind möglichst gutgeht. Eine gute Ernährung und viel Bewegung an frischer Luft gehören unserer Meinung nach von Anfang an zu einer optimalen Geburtsvorbereitung. Es ist in diesem Zusammenhang zielführend, sich über die bisherige Lebensweise Gedanken zu machen. Oft sind Frauen, die ihr erstes Kind erwarten, in dieser frühen Phase der Schwangerschaft noch ziemlich allein mit der neuen Situation. Vielleicht kann ihnen dieses Buch helfen, sich rechtzeitig einzustimmen.

Im Kapitel über Geburtserleichterungen erfahren wir, daß die Geburt auch ein Spiegel dafür ist, wie es einer Frau während der Schwangerschaft ging. Eine gute Vorbereitung kann also nicht früh genug einsetzen. An einem Bild läßt sich das vielleicht verdeutlichen: Wenn wir die Geburt mit einem Liebesakt vergleichen, die sie ja auch tatsächlich ist, so kommt der Schwangerschaft die Bedeutung des Vorspiels zu. Jede Frau und jeder Mann weiß, wie wichtig das Vorspiel ist, um Erfüllung zu erfahren. Auf sexuellem Gebiet ist uns das durchaus bewußt. Was für das Vorspiel zutrifft, gilt im selben Maß für die Schwangerschaft. Es lohnt sich, seine Phantasie und seine Kraft in dieser Zeit besonders einzusetzen. Auch wenn die Schwangerschaft ungeplant und ungewollt eingetreten ist, haben wir neun Monate Zeit, uns darauf einzustellen und vorzubereiten. Man könnte die Schwangerschaft mit einem richtig verstandenen Advent vergleichen, der ja eine stille Zeit der Vorfreude sein sollte. Auch in der Schwangerschaft ist es günstig, sich ein bißchen zurückzuziehen aus all der Hektik, dem Hickhack des Alltags, den das zwischenmenschliche Klima vergiftenden Banalitäten und – innezuhalten. Kehren wir ein bei uns selbst, um frei zu werden für das neue Lebewesen in uns. Die Ankunft eines Kindes ist eine gewaltige Veränderung im Leben jedes Paares. Nichts wird je mehr so sein, wie es einmal war. Es drängt uns in dieser Situation danach, uns den auftauchenden Fragen zu stellen. Je mehr wir uns auf das Wunderbare und auch Erschreckende einlassen, um so schöner werden wir die Geburt unseres Kindes erleben, auch dann, wenn es eine schwere Geburt ist. Eine Gebärende bringt nicht nur ihr Kind auf die Welt, sie gebiert auch sich selbst neu. Ein bißchen erschafft sie damit die Welt neu. Es gibt nichts »Schöpferischeres« als die Geburt.

Es ist daher wichtig, daß jede Frau besonders in der Schwangerschaft sehr sorgsam mit sich umgeht. Die Kunst des Gebärens und letztlich auch des Lebens besteht darin, im Hier und Jetzt zu sein, sich voll Vertrauen mit sich selbst auseinanderzusetzen, um sich neu zu finden. Schwangerschaft heißt auch, lachenden Herzens hineinzuwachsen in die Verantwortung. Jede Frau kann freudig zur Geburt gehen, wenn sie nur will. Die Geburt ist ja nicht das notwendige Übel, das wir über uns ergehen lassen müssen. Niemand würde so von einem Liebesakt sprechen. Die Geburt gleicht einem Orgasmus, sie ist der Höhepunkt der Schwangerschaft, den wir voll Vorfreude und Vertrauen herbeisehnen. Gebären ist wie ein Liebesakt.

Was ist zu tun, werden Sie nun berechtigt fragen, um die Geburt so erleben zu können? Nehmen Sie sich Zeit, Zeit, Zeit. Zeit ist Balsam für die Seele. Es ist uns selbstverständlich bewußt, daß Zeit heute ein sehr kostbares und rares Gut ist, das uns nicht unbegrenzt zur Verfügung steht. Die meisten Frauen sind heute berufstätig, doch das sollte uns keineswegs hindern, Freiräume für uns zu schaffen. Gehen wir einfach sorgsamer mit der uns zu Verfügung stehenden Zeit um. Planen Sie, sooft es geht, einen Spaziergang in Ihrem Terminkalender ein. Eigentlich sind wir ja allesamt viel zu beschäftigt, um Zeit zum Spazierengehen zu haben. Nur wenn wir es bewußt einplanen, wird es funktionieren. Sich täglich einen Freiraum zu schaffen, in dem Sie mit der Seele baumeln können, sollte Priorität vor anderen Dingen haben. In dieser Zeit ist es ganz besonders bereichernd, eine oder mehrere gute Freundinnen zu haben. Reden Sie sich alle Zweifel und Ängste von der Seele. Das verhindert, daß sie zu mächtig werden. Negative Gefühle werden ganz bestimmt dann und wann auftauchen, auch wenn Sie sich nichts sehnlicher wünschen als ein Kind. Bleiben Sie nicht allein mit diesen zwiespältigen Gefühlen, reden Sie mit Ihrem Partner darüber. Mit *einem* intensiven Gespräch wird die Sache nicht abgetan sein. Mit Reden meinen wir *immer wieder* reden. Glauben Sie bitte nicht, Ihren Partner schonen zu müssen. Geben Sie ihm doch die Chance, Ihre möglicherweise auftretenden Launen besser zu verstehen und darauf mit Rücksichtnahme reagieren zu können. Das ist viel besser, als immer die glückliche Schwangere zu spielen, und die Launen, die sich nicht wirklich unterdrücken lassen, trotzdem auszuleben. Es ist viel schwerer, mit unterdrückten Gefühlen, die sich irgendwann doch ein Ventil suchen, umzugehen, weil die Ursachen schwer faßbar sind. Eine schwangere Frau braucht außerdem das Gefühl, sich fallenlassen zu können. Im Berufsleben müssen wir immer perfekt funktionieren, im Privatleben dürfen wir dieses Korsett hoffentlich ablegen.

Vielleicht sollte eine schwangere Frau auch ihre Fernsehgewohnheiten überdenken. Sie tragen jetzt nicht nur für sich, sondern auch für Ihr Kind, das Ihre Gefühle genau spürt, Verantwortung. Angstmachende, bedrohliche, laute, brutale und problembeladene Filme sollten Sie meiden. Auch wenn diese Filme Sie normalerweise nicht in existentielle Krisen stürzen, oder Sie gar ein Horrorfilmfreak sind, sollten Sie sich solche Filme jetzt nicht anschauen. Eine Schwangerschaft macht jede Frau wesentlich empfindsamer. Ein Kind im Mutterleib hat keine Chance, sich gegen das zu wehren, was Sie ihm vorsetzen. Aber das spüren die meisten Frauen ohnehin. Ähnliches gilt auch für das Musikhören. Musik kann uns sanft und ruhig machen oder uns aufwühlen oder gar deprimieren. Als ich mit meinem ersten Kind schwanger war, davon aber noch nichts wußte, besuchten mein Mann und ich ein Elton-John-Konzert. Nach zirka zehn Minuten war ich, ohne zu wissen warum, in Tränen aufgelöst. Mein Mann starrte mich fassungslos an, denn solche Reaktionen war er von mir nicht gewohnt. Wir verließen fluchtartig die Wiener Stadthalle, und ich hegte keinerlei Wunsch, das Konzert bis zum Ende anzuhören. Erst ein paar Tage später war mir klar, daß dieses für mich unerklärliche Erlebnis mit meiner Schwangerschaft zu tun hatte.

Versuchen Sie auszuwählen, was Sie in Ihr Innerstes hineinlassen. Schützen Sie sich ein bißchen. Überlegen Sie, was Ihrem Kind gefallen würde, und Sie wissen genau, was wir meinen.

Jede Frau stellt während der Schwangerschaft große Veränderungen an sich fest. Seien Sie offen für diese neuen Seiten an sich. Viele Frauen reagieren plötzlich ganz heftig auf bestimmte Gerüche. Es kann leicht sein, daß Sie Ihr Lieblingsparfum plötzlich ekelerregend finden. Lassen Sie es einfach weg, und heben Sie es sich für später auf, für viel später. Babys mögen nämlich auch keine Parfums; sie empfinden sie wie Schranken, die sie vom geliebten Geruch der Mutter fernhalten.

Seien Sie auch auf Veränderungen in Ihrem Liebesleben gefaßt. Vielleicht gefällt Ihnen plötzlich etwas, das Sie bisher nie wollten. Sie dürfen ruhig über Ihre Träume staunen und ganz neue Facetten an sich entdecken, die Ihrem Partner möglicherweise sehr entgegenkommen. Es kann natürlich auch sein, daß Sie allgemein wenig Lust auf Sex verspüren. Das ist ebenso normal wie die Scheu vieler werdender Väter vor sexuellem Kontakt während der Schwangerschaft. Obwohl es nicht erwiesen ist, daß die körperliche Liebe einem Ungeborenen schaden könnte, ist es wichtig, die Gefühle des Partners zu akzeptieren.

Vergessen Sie bitte die immer wiederkehrenden Bedenken, Geschlechtsverkehr könnte eine Fehlgeburt auslösen. Sollte das einer Frau tatsächlich passieren, kann sie sicher sein, daß Ihr Kind in jedem Fall gegangen wäre. Es gibt Kinder, die nicht kommen können. So traurig und schlimm das ist, es sollte kein Gefühl der Schuld entstehen. Wir werden ja für unsere Liebesfähigkeit nicht bestraft, sondern reich beschenkt. Jedes Kind entsteht aus einem Liebesakt (die künstliche Befruchtung ausgenommen) und trotzdem wird, sobald ein Kind unterwegs ist, die Sexualität tabuisiert. Damit gehen viele Chancen auf neue Impulse, Erkenntnisse und besonders Gefühle verloren, vor allem aber die Möglichkeit, eine in jeder Hinsicht erfüllte Schwangerschaft zu erleben.

Nochmals betonen wir, wie wichtig der Partner – sofern es einen gibt – während der Schwangerschaft ist. Er sollte seiner Frau, Lebenspartnerin oder Freundin sooft wie möglich das wertvollste Geschenk machen, das es gibt, nämlich sich Zeit und immer wieder Zeit nehmen. Nur so hat er eine Chance, soviel wie möglich von den Veränderungen, die eine Schwangerschaft mit sich bringt, zu verstehen. Wenn ihm auch manche Launen und Empfindsamkeiten auf die Nerven gehen sollten, durch Flucht aus der Partnerschaft wird alles nur schlimmer. Wenn er die Umstände genauer kennenlernt, wird er begreifen, daß sich viele Aggressionen und Verletzungen nicht gegen ihn persönlich richten, sondern Folgen gewaltiger Veränderungen im Leben seiner Partnerin sind. Damit wird er auch besser umgehen können, und es wird ihm leichter fallen, behutsam und geduldig zu sein.

Gut essen – sinnvolle Tips jenseits von Ernährungsideologien

Es ist ja nichts Neues, daß eine gesunde Ernährung für das Wohlergehen eines Menschen sehr wichtig ist, und doch gibt es – wie es scheint – immer weniger Menschen, die sich ausgewogen und vernünftig ernähren. Ausgewogen essen heißt beispielsweise, deutlich zwischen Wochen- und Feiertagen zu unterscheiden. Täglich Mehlspeisen zu essen ist ungesund. Pro

Woche sollte nur ein- bis zweimal Fleisch auf den Teller kommen. Sowohl Mehlspeisen als auch Fleischgerichte sollten wieder Sonn- und Feiertagen vorbehalten sein. Ideal ist es, jeden Tag ein Getreidegericht zu essen (Müsli, Suppe, Vollkornbrot, etc.). Vor einer süßen Hauptspeise ist es empfehlenswert, eine Suppe zu essen. Salat eignet sich bestens als Vorspeise. Trinken Sie viel Wasser und versuchen Sie einmal Trennkost, vor allem, wenn irgendein gesundheitliches Problem auftritt. Ab 18 Uhr sollte man nach Möglichkeit nur noch leichte Kost zu sich nehmen, kein Obst, kein Gemüse und keinen Zucker. Dies sind nur einige grundsätzliche Empfehlungen.

»Essen und trinken hält Leib und Seele zusammen« – das sollte wieder unser Motto werden. Essen ist nicht nur Nahrungsaufnahme, sondern ein sinnliches Vergnügen. Diese Einsicht kommt leider heute etwas zu kurz, weil Kalorien zählen und übertriebene Vitaminzufuhr und Fertignahrung im Vordergrund unseres Denkens stehen. Dabei müßte doch jedem Menschen einleuchten, daß das nicht der Weisheit letzter Schluß sein kann. Ich kann mich, obwohl ich die »richtige« Anzahl von Kalorien zu mir nehme, trotzdem höchst ungesund ernähren und damit meinem Körper Schaden zufügen. Hinter der krankhaften Jagd nach Vitaminen steckt sehr viel Geschäftemacherei. Der gesunde Menschenverstand sollte einem sagen, daß es heute in unserer im Überfluß lebenden Gesellschaft keinen Vitaminmangel gibt. Im Angesicht hungernder Menschen ist es geradezu obszön, von Mangelernährung in unseren Breiten zu sprechen. Es ist übertrieben, wie viele Vitamine wir mit der Nahrung aufnehmen. Wenn wir zusätzlich noch Vitaminpräparate schlucken, so ist das wenig sinnvoll und kann sogar gefährlich werden. Was Fertiggerichte betrifft, so sind wir natürlich froh, sie zu haben, um ab und zu schnell etwas auf den Tisch zaubern zu können. Trotzdem lohnt es sich, die Liste der Inhaltsstoffe dieser Produkte genau durchzulesen.[1] Sehr oft vergeht uns dann ohnehin der Appetit. Hin-

---

[1] siehe dazu: Grimm, Hans Ulrich: »Die Suppe lügt. Die schöne neue Welt des Essens« Stuttgart 1997

ter Geschmacksverstärkern, Farb-und Konservierungsstoffen verstecken sich oft gesundheitsschädliche Substanzen. Wenn Fertigprodukte die Grundlage unserer Ernährung bilden, kann sich das nicht positiv auf den Menschen auswirken. Das heißt nicht, daß wir täglich stundenlang kochen müssen, um uns gut zu ernähren. Das geht heute gar nicht, weil oft beide Elternteile berufstätig sind. Und doch kann man mit etwas Phantasie und Planung gesundes Essen auf den Tisch bringen, ohne stundenlang an den Herd verbannt zu werden.

Eine Schwangerschaft ist für viele Frauen der Anlaß, sich erstmals bewußt mit Ernährungsfragen auseinanderzusetzen, weil ihnen jetzt klar wird, daß gutes Essen auch ihrem Kind zugute kommt und schlechtes Essen dem Kind schaden kann. Die Schwangerschaft bietet somit einen Anreiz und damit eine große Chance zum Umdenken und zu einer positiven Veränderung. Was sollte dabei beachtet werden? Grundsätzlich ist es günstig, beim Kauf von Lebensmitteln nicht nur auf den Preis zu achten. Sparen ist notwendig und wichtig, aber bitte nicht beim Essen. Bevorzugen Sie Lebensmittel, die in Ihrer Nähe erzeugt oder geerntet wurden. Je länger beispielsweise eine Frucht unterwegs ist, um so stärker muß sie haltbar gemacht werden. Wir finden in unserer Umgebung jahraus jahrein genügend Obst und Gemüse, um uns gesund zu ernähren. Es ist nicht nötig oder gar günstig, den ganzen Winter Orangen, Mandarinen und Kiwis zu essen, auch nicht, wenn uns die Werbung vorgaukelt, wir bräuchten sie, um genügend Vitamin C aufzunehmen. Besonders Kinder können auf diese Früchte allergisch reagieren, und auch für Erwachsene sind sie nicht so gesund, wie man uns glauben machen will. Es ist viel besser, jeden Tag einen Apfel zu essen. Das ist weniger spektakulär, aber bestimmt gesünder und bekömmlicher. Achten Sie beim Kauf heimischer Produkte auf deren Herkunft und Vorbehandlung. Meiden Sie gespritzte und gedüngte Obst- und Gemüsesorten und kaufen Sie, wenn möglich, Ware von einem Biobauern, dem Sie vertrauen. Auch beim Fleisch sollte Ihnen die Herkunft nicht egal sein. Ein mit Hormonen und Antibiotika überfüttertes Huhn aus der Massentierhaltung kann nicht gesund sein. Wir wollen keine neue, unsinnige Ernährungsideologie anbieten, sondern Sie in diesem Kapitel nur ermuntern, mit Verstand und Gefühl an die Ernährung heranzugehen. Auf Ihrem Speiseplan sollten täglich mindestens ein Stück Obst und eine Gemüsesorte oder/und eine Salatportion stehen. Essen und trinken sind zu wichtig, um es beiläufig zwischen Tür und Angel zu »erledigen«. Nehmen Sie sich Zeit dafür! Mit Phantasie, ein bißchen Energie und viel Liebe kann Essen heilsam sein. Entdecken Sie wieder die Kräfte der Natur, aber bitte nicht in Form von Kapseln und Pillen. Jeder wird für sich das »Richtige« und Passende finden, denn es gibt keine allgemein gültige ideale Ernährungsweise für jeden Menschen zu jeder Zeit. Essen Sie mit Verstand und Herz, und es wird Ihnen guttun. Wenn wir von Verstand sprechen, so gilt es, einiges zu bedenken.

Zucker

Zuviel Zucker ist äußerst schädlich für jeden Menschen. Es wird immer davon gesprochen, wie schlecht Rauchen für das Kind im Mutterleib ist, was natürlich stimmt. Übermäßiger Zuckerkonsum kann aber für Mutter und Kind ebenso schädlich sein, wobei davon jedoch weit weniger oft die Rede ist. Hier eine kurze Übersicht, was übermäßiger Zuckerkonsum bewirken kann:

Er kann eine spätere Zuckerkrankheit nicht nur bei der Mutter, sondern möglicherweise auch beim Kind auslösen. Es können massive Konzentrationsschwierigkeiten auftreten. Die Zahnanlage des Kindes kann beeinträchtigt werden. Zu viel Zucker schadet dem Gewebe der Frau, was zu verstärkten Blutungen bei der Geburt führen kann und die Gefahr eines Dammrisses vergrößert. Übertriebener Zuckerkonsum führt zu Verdauungsproblemen (was harmloser klingt als es ist: Giftstoffe bleiben damit länger im Körper und können den Organismus schädigen!). Der Stoffwechsel wird negativ beeinflußt, was in Extremfällen einerseits eine Frühgeburt auslösen oder andererseits ein deutliches Überschreiten des Geburtstermines bedingen kann. Übermäßiger Zuckerkonsum ist auch schlecht für das Blutbild, weil er starken Eisenmangel verursachen kann (Zucker ist der größte Vitamin-B-Räuber. Vitamin B_{12} und der Vitamin B-Komplex werden benötigt, um Zucker umzuwandeln. Muß zuviel Zucker umgewandelt werden, entsteht Eisenmangel). Welch negative Auswirkungen zuviel anscheinend harmloses Naschen haben kann, ist leider allgemein noch nicht genügend bekannt.

Setzen Sie Zucker eher als Gewürz ein und meiden Sie größere Mengen an Süßigkeiten und Fruchtsäften. Die Alternative sollten aber keine künstlich gesüßten Säfte sein, denn diese sind auf jeden Fall schädlich. Wenn Sie Durst haben, trinken Sie ungesüßten Tee oder ganz einfach Wasser, falls das Wasser an Ihrem Wohnort Trinkwasserqualität hat. Wenn Sie sich das angewöhnen, und auch Ihre Kinder mit normalem Leitungswasser aufwachsen, tragen Sie wesentlich zur Gesunderhaltung nicht nur der Zähne bei.

Salz

Verwenden Sie jodiertes Salz und gehen Sie äußerst sparsam damit um. Nur im Sommer, wenn wir viel schwitzen, vertragen wir auch mehr Salz. Vergessen Sie nicht, daß in Wurst, im Schinken und in Räucherwaren das gesundheitsschädliche Pökelsalz enthalten ist. Auch Hartkäse sollte wegen des hohen Salzgehaltes nicht zu häufig gegessen werden. Mineralwasser ist zu salzhaltig, um ständig getrunken zu werden. Trinken Sie lieber Tafelwasser oder Leitungswasser.

Es wäre allerdings nicht gesund, vollkommen salzlos zu essen. Gehen Sie sparsam damit um. Die Verwendung von anderen Gewürzen ist leider etwas in Vergessenheit geraten. Dabei könnte man durch die vielfältige Anwendung der in der Natur vorkommenden Gewürze Salz sparen und nebenbei heilsame Effekte erzielen. Besonders zu empfehlen sind Majoran, Kümmel, Thymian, Anis, Fenchel, Oregano, Liebstöckl, Schnittlauch, Petersilie, Bärlauch, Basilikum, Curry, Kerbel, Safran und Salbei. Auch seltenere Gewürze wie Quendel, Galgant,

Ysop oder Brennnessel sollten in der Küche verwendet werden. Sie werden staunen, wieviel Abwechslung und Geschmacksvielfalt Sie durch Gewürze erzielen können, und welch angenehme und gesunde Nebenwirkungen diese haben. In der Schwangerschaft und in der Stillzeit sollten vor allem folgende drei Gewürze zum Einsatz kommen: Ein Hauch Muskatnuß hebt die Stimmung bei schlechter Laune und vertreibt Müdigkeit und Lustlosigkeit. Etwas Zimt ist günstig bei großer Unzufriedenheit und Unruhe, denn Zimt wärmt Körper und Seele. Nelken verringern die Schmerzempfindung, und sie können daher während der Geburt sehr dienlich sein. Diese drei Gewürze finden sich in den Hildegard-Keksen, von denen Sie ab der 34. Schwangerschaftswoche täglich drei Stück essen sollten, um sich die Geburt zu erleichtern (Rezept siehe S. 19).

Fleisch

In den letzten Jahren sind viele Menschen aus verschiedenen Gründen Vegetarier geworden, was zweifellos gut ist. Gänzlich auf Fleisch zu verzichten, ist vom gesundheitlichen Standpunkt nicht notwendig. Allerdings wird im allgemeinen viel zuviel Fleisch gegessen. Ein- bis maximal zweimal pro Woche ein Fleischgericht wäre optimal, wobei es nur einen kleinen Teil des Tellers bedecken sollte, also eher als Beilage und nicht als Hauptgericht. Schweinefleisch ist eher ungünstig, nicht etwa wegen des hohen Fettgehalts, wie viele glauben, sondern wegen der Massentierhaltung und -schlachtung. Wir essen die Todesangst der Tiere mit, und das muß Auswirkungen auf den Menschen haben. Glücklicherweise gibt es heute schon Metzger (Fleischhauer), die sich darauf spezialisiert haben, nur Fleisch von Bauern zu kaufen, die ihre Tiere gut behandeln. Seien Sie auch beim Kauf von Fleisch sehr kritisch und fragen Sie nach, woher es kommt. Zu empfehlen ist neben gutem Rindfleisch auch Lamm, Schaf, Kaninchen und Ziege. Qualitativ hochwertiges Hühnerfleisch und Truthahn sind sehr schwer zu bekommen. Verzichten Sie im Zweifelsfall darauf. In der Schwangerschaft ausdrücklich verboten ist jegliches rohe Fleisch und roher Fisch, weil dadurch Toxoplasmose übertragen werden kann, eine durch Parasiten hervorgerufene Infektionskrankheit, die bei der Schwangeren nur als grippaler Infekt wahrgenommen wird, die Gesundheit des Kindes aber massiv schädigen kann.

Kuhmilchprodukte

Vegetarier sollten viele Kuhmilchprodukte essen, um genügend tierisches Eiweiß und Fett zu sich zu nehmen. Für Fleischesser allerdings sind sie nur dann gesund, wenn sie selten gegessen werden. Zu viel tierisches Fett und Eiweiß sind für den ganzen Organismus ungesund. Es wäre z. B. kontraproduktiv, Milch als Durstlöscher zu verwenden. Ein Liter Milch entspricht einem durchschnittlichen Menü! Leider gibt es noch immer zu viele Ärzte, die schwangeren Frauen das Milchtrinken wegen des hohen Kalzium- und Magnesiumgehalts besonders empfehlen. Auch die Werbung bläst in ein ähnliches Horn, nicht nur Frauen, auch Kindern wird Milch, oft sogar in Form einer Nascherei, empfohlen.

Um unseren Bedarf an Kalzium und Magnesium zu decken, ist Vollwertgetreide weit besser geeignet. Falls es in Ihrer Familie Allergien gibt, sollten Sie unbedingt auf Milch, Joghurt, Quark (Topfen) und Molke verzichten. Ab und zu Sauerrahm oder Sahne (Schlagobers) ist hingegen kein Problem.

Wenn man logisch überlegt, kann Kuhmilch für den Menschen gar nicht so gesund sein. Kuhmilch ist für ein Kalb ideal, das bei seiner Geburt um ein vielfaches schwerer ist als ein neugeborenes Kind. Sie ist für den Menschen viel zu ausgiebig und fett und enthält zu viele Wachstumshormone, die in diesem Ausmaß für den Menschen nicht gesund sind.

Ziegen- und Schafmilch hingegen können uneingeschränkt genossen werden. Als Alternative bieten sich auch Soja-, Reis- und Mandelmilch an.

Fisch

Fisch, der nicht roh gegessen wird, ist selbstverständlich gesund. Das Problem ist nur, daß er aus einem einigermaßen sauberen Gewässer kommen sollte, was sich ja bei Meeresfischen vollkommen unserer Kontrolle entzieht. Ein besonders empfehlenswerter Fisch ist der Dorsch, wobei Sie ihn in einer Fischhandlung kaufen sollten. Panierte Fischstäbchen aus der Tiefkühltruhe des Supermarktes sollten auf Ihrem Speiseplan eher die Ausnahme bilden. Es wäre gut, viel öfter auf heimische Süßwasserfische, wie beispielsweise Forellen und Makrelen, zurückzugreifen. Von Karpfen raten wir ab, weil er kein ausgewähltes Futter frißt, sondern so ziemlich alles, was ihm unterkommt.

Getreide

Getreide kommt leider heute noch immer viel zu kurz, außer bei Menschen, die sich der Vollwertkost verschrieben haben. Dabei ist Getreide so wertvoll und bietet viele Möglichkeiten, um geschmackvolle Speisen zuzubereiten und Abwechslung auf den Speiseplan zu bringen. Wenn Sie wenig Erfahrung mit den Verwendungsmöglichkeiten von Getreide haben, raten wir Ihnen, sich ein gutes Kochbuch zuzulegen und sich ein bißchen damit zu beschäftigen. *Mais (Kukuruz)* ist äußerst wichtig für die Zahnanlage, *Hafer* strafft und stärkt das Gewebe, was bei Schwangeren besonders wichtig ist, weil dadurch die sogenannten Schwangerschaftsstreifen gemildert auftreten und der Damm eine höhere Spannkraft erhält. Hafer ist ein ausgesprochener Energiespender (Wenn jemand überaus kraftvoll agiert, sagt man in Österreich: »Den sticht der Hafer!«). Sehr temperamentvolle, heißblütige Menschen sollten Hafer eher meiden. Für müde, passive und eher antriebslose Menschen ist der Hafer dagegen ein ideales Lebensmittel.

Hirse enthält viel Kieselsäure und stärkt damit Haut, Haare und Nägel. Nicht vergessen werden darf der hohe Eisengehalt von Hirse. Auch auf *Leinsamen* und *Sesam* sollten Sie besonders in der Schwangerschaft nicht verzichten; er hilft bei der Verdauung und wirkt schleimfördernd. Wichtig für eine gute Verdauung ist es, daß Sie viel trinken, sonst erzielt man mit Leinsamen die gegenteilige Wirkung, nämlich Verstopfung. Sie brauchen sich nun aber nicht krampfhaft überlegen, welche neuartigen Speisen mit Leinsamen zubereitet werden, es genügt völlig, ihn beispielsweise in Saucen und Salatmarinaden zu geben. Mit Leinsamen lassen sich etwa auch Fische panieren. Viele Speisen lassen sich durch die Zugabe von Leinsamen aufwerten.

Die *Gerste* stärkt Haut, Haare und Nägel und kann als »Nervenfutter« bezeichnet werden. Sie hilft unruhigen und nervösen Menschen, ihre Gelassenheit wiederzufinden. Bei großer innerer Unruhe empfiehlt es sich, in einigen Litern Gerstensud zu baden.

Das wertvollste Getreide ist der *Dinkel*, der heute glücklicherweise wieder in Mode kommt. Dinkel enthält alles, was dem Organismus guttut, nämlich Vitamine und Spurenelemente. Er wirkt sich äußerst positiv auf Gesundheit und Gemüt aus. Eine Dinkelsuppe sollte die erste Nahrung für jeden Menschen sein, der krankheitsbedingt lange nichts gegessen hat. Er wird damit im Nu seine Kraft wiedergewinnen und sich wohl fühlen. Aufzuzählen, was der Dinkel noch alles vermag, würde den Rahmen dieses Buches sprengen.

Auch *Roggen* stärkt den Organismus. *Reis*, besonders Vollwertreis, sollte oft gegessen werden, ebenso *Grünkern*. *Weizen* ist selbstverständlich ebenfalls sehr gesund, wobei allergiegefährdete Frauen ihn in der Schwangerschaft jedoch eher meiden sollten. Eine gute Gelegenheit, genug Getreide zu essen, ist das morgendliche Müsli, in das Sie mehrere Getreidesorten mischen können. Selbstverständlich ist es nur ungezuckert wirklich gesund. Der Geschmack kann durch frisches Obst und Nüsse aufgebessert werden.

Obst

Ein englisches Sprichwort sagt: »One apple a day keeps the doctor away« (Essen Sie jeden Tag einen Apfel und Sie werden keinen Arzt brauchen). Ein einfacher Ratschlag, dem wir Beachtung schenken sollten. Die beste Zeit, einen Apfel zu essen, ist der Vormittag. Verwenden Sie nur heimische, ungespritzte, natürliche Äpfel, die sich vielleicht nicht durch Schönheit, aber durch Qualität auszeichnen. Durch seine gute Lagerfähigkeit ist der Apfel das Herbst- und Winterobst. Grundsätzlich gilt für Obst und Gemüse: Sie sollen am besten zu der Zeit gegessen werden, in der sie frisch geerntet werden, denn dann sind sie am bekömmlichsten und am gesündesten. Erdbeeren im Januar sind paradox! Essen Sie einfach das, was frisch und hoffentlich ungespritzt gerade geerntet wurde.

Nach 15 Uhr sollten Sie besonders bei einem empfindlichen Magen- und Darmtrakt kein Obst und kein Gemüse mehr essen, nach 17 oder spätestens 18 Uhr nach Möglichkeit nur noch leichte Kost zu sich nehmen, um einen ruhigen und angenehmen Schlaf zu haben. Was Sie hier an Tips finden, gilt übrigens für jeden Menschen, der gesund leben will, für Schwangere jedoch ganz besonders.

Gemüse

Bohnen sollten öfter auf Ihrem Speiseplan stehen, weil sie den Darm gut reinigen. Durch das Würzen mit Bohnenkraut können Sie schmerzhafte Blähungen verhindern. Linsen entwässern besonders gut. Ein- bis zweimal pro Woche sollte eine Kohlart auf den Tisch kommen: Kraut, Broccoli, Kohlsprossen, Kohl, Kohlrüben und Blumenkohl (Karfiol) sind sehr gesund, weil sie viel Vitamin K enthalten, das für die Blutgerinnung äußerst wichtig ist. Außerdem sind diese Gemüsesorten besonders schmackhaft. Bei der Zubereitung ist es vorteilhaft, dem Kohlgemüse viel Kümmel beizumengen, um es bekömmlich zu machen. Kümmel wirkt gegen Blähungen. Zum Gemüse könnten Sie auch nicht allzu frisches Fenchelbrot essen, das einen ähnlichen Effekt wie Kümmel hat. Neben den bereits genannten Gemüsesorten sind außerdem noch folgende besonders zu empfehlen: Rote Rübe, Sellerie, Fenchel, Kürbis, Zucchini, Mangold, Spinat, Karotten, grüne und gelbe Erbsen.

Salat

Bei der Zubereitung der Marinade sollten Sie nur kaltgepreßte Öle und guten Essig (Rotwein- oder Apfelessig) verwenden. Besonders gesund ist es, immer zwei Salate zu servieren, von denen einer unter (Kartoffeln, Rüben, Sellerie, Karotten, Rettich) und einer oberhalb der Erde (grüne Salate, Bohnen, Blumenkohl, Gurken, Tomaten, Mais) gewachsen ist.

Beilagen

Die Beilagen sollten eigentlich den Hauptteil eines Gerichtes ausmachen. Essen Sie viele Nudelgerichte (wenn möglich Dinkel- oder Hirseteigwaren), Naturreis und ab und zu Kartoffeln.

Trinken

Wie bereits erwähnt, ist es am besten, Wasser oder eventuell Tafelwasser zu trinken. Gegen Bier und einen guten Rotwein in geringen Mengen ist auch nichts einzuwenden. Wenn Sie gerne Kaffee trinken, müssen Sie auch in der Schwangerschaft nicht darauf verzichten, wenn Sie wenig davon trinken und das nicht später als 16 Uhr. Statt Milch sollten Sie allerdings Sahne (Schlagobers) in den Kaffee geben, weil durch Milch das Koffein im Darm gebunden wird und zu lange im Körper bleibt. Ausgesprochen günstig ist es, Malzkaffee zu trinken.

Überaus gesund ist es, jeden Morgen vor dem Frühstück einen viertel Liter nicht zu kaltes Wasser zu trinken, um den Körper gut durchzuspülen.

Zum Abschluß noch einige Teerezepte, auf die Sie – falls es notwendig ist – zurückgreifen können. Grundsätzlich sollte uns bewußt sein, daß Kräutertees Heiltees sind und eine bestimmte Wirkung haben. Sie sind daher nicht für den täglichen Bedarf gedacht, sondern für zirka sechswöchige Kuren bei auftretenden Problemen. Wenn Sie Kräutertee gerne mögen, sollten Sie die Zusammensetzung oft wechseln und nicht immer den gleichen Tee trinken.

In der Schwangerschaft empfiehlt es sich, öfter Kümmel-Fenchel-Anistee zu trinken, weil diese Mischung für den Darm gut ist. Brennnesseltee entwässert und wirkt sich positiv auf das Blutbild aus. Wenn Sie unter Krampfadern leiden, fügen Sie Ihrem Tee Grapefruitsaft bei.

Hopfen- und Melissentee hilft bei Schlafstörungen, bei innerer Unruhe und Ängstlichkeit. Probieren Sie den Tee ein paar Tage lang, und beobachten Sie, ob er bei Ihnen wirkt. Wichtig ist auch, daß er Ihnen einigermaßen schmeckt. Wenn Sie ihn nur widerwillig trinken, lassen Sie es lieber. Frauen, denen oft kalt ist, streuen ein wenig Zimt in den Tee.

Majorantee stärkt die Abwehrkräfte und hilft gegen Anfälligkeit für Schnupfen. Lavendeltee, eventuell vermischt mit Melisse, hilft bei großer Unruhe, Verspannungen und gereizten Nerven. Auch Baldriantee beruhigt.

Wir sollten dem Essen insgesamt wieder eine größere Bedeutung beimessen und uns genügend Zeit dafür nehmen. Essen ist auch ein Gemeinschaftserlebnis, dem wir eine größere Aufmerksamkeit und innere Bereitschaft schenken sollten. Die Festlichkeit des Essens und Trinkens darf sich nicht nur auf zwei- oder dreimal im Jahr beschränken. Auch im Alltag soll das Essen ein sinnliches Erlebnis sein und Freude machen.

In diesem Buch wird im 4. Kapitel unter »Ernährung im ersten Lebensjahr«, S. 160, noch einmal über gesunde Ernährung die Rede sein, wenn es gilt, das Baby allmählich von der Muttermilch auf »normale« Kost umzustellen.

Fruchtwasseruntersuchung –
Babys auf dem Prüfstand

Neben den routinemäßig durchgeführten Blutbildtests und Antikörperbestimmungen macht Sie Ihr Arzt oder Ihre Ärztin auf die Möglichkeit einer Fruchtwasseruntersuchung *(Amniozentese)* aufmerksam. Wenn Sie über 35 Jahre alt sind, wenn es in Ihrer Familie an Down-Syndrom erkrankte Mitglieder gab oder gibt, oder wenn es in einer vorangegangenen Schwangerschaft zu Mißbildungen des Kindes kam, wird Ihnen Ihr Arzt auf jeden Fall dazu raten. Was kann diese Untersuchung, und ist sie wirklich notwendig? Sind damit Risiken verbunden? Wie wird sie durchgeführt?

Die Fruchtwasserpunktion wird meist zwischen der 16. und 18. Schwangerschaftswoche angesetzt. Unter örtlicher Betäubung wird eine hohle Nadel durch die Bauchdecke und die Gebärmutterwand gestochen. Dann wird eine kleine Menge Fruchtwasser abgesaugt und auf Anomalien untersucht. Dieser Vorgang nimmt zwei bis drei Wochen Zeit in Anspruch. Erst dann kann festgestellt werden, ob das Kind unter bestimmten Erbgutschäden wie Trisomie 21 (Down-Syndrom) oder Mißbildungen der Wirbelsäule leidet.[1] Ebenfalls festgestellt werden kann das Geschlecht des Kindes. Ob Sie diese Untersuchung durchführen lassen, ist Ihre ganz persönliche Entscheidung. Es sollten Ihnen nur zwei Dinge bewußt sein. Erstens kann diese Untersuchung nur relativ wenige und selten auftretende Erkrankungen erkennen. Viele Paare glauben, mit dieser Untersuchung hätten sie eine Garantie in der Hand, ein vollkommen gesundes Kind zu bekommen. Diese Annahme ist falsch. Zweitens stellt der Eingriff ein gewisses, wenn auch geringes Risiko dar. In 0,5 bis ein Prozent der durchgeführten Fruchtwasseruntersuchungen kommt es nach dem Eingriff zu einer Fehlgeburt.[2]

---

[1] Van Leeuwen, Christa, Maris, Bartholomeus: »Schwangerschafts-Sprechstunde«, Urachhaus 1995, S. 215

[2] Van Leeuwen: S. 216

Die davon betroffenen Frauen machen sich dann oft Vorwürfe. Überhaupt stellt die Untersuchung eine schwere psychische Belastung sowohl für die Mutter als auch für das Kind dar. Schließlich bedeutet sie zwei bis drei Wochen angstvolles Warten für Mutter und Kind. In dieser Zeit muß die schwangere Frau mit sehr ambivalenten Gefühlen fertig werden. Die Vorfreude auf das Kind muß sie sich gewissermaßen versagen, weil sie ja noch nicht weiß, ob sie dieses Kind auch behalten wird. In dieser Phase des bangen Wartens auf das Untersuchungsergebnis versuchen viele Frauen, die Schwangerschaft einfach zu ignorieren.[3] Was das für das Kind im Mutterleib bedeutet, wissen wir nicht; es ist aber schwer vorstellbar, daß sich ein Kind in dieser Zeit vor dem endgültigen »Urteil« gut fühlt. Dem Kind wird vermittelt: Du darfst nur bleiben, wenn mit dir alles in Ordnung ist, und du vollkommen gesund bist. Es ist möglich, daß eine derartige Belastung des Kindes im Mutterleib später psychische Auswirkungen hat, die schwer zu fassen sind.

Die Fruchtwasseruntersuchung ist ein chirurgischer Eingriff mit gewissen Risiken. Sie sollten sich vor diesem Eingriff gut informieren und ihn nur dann durchführen lassen, wenn Sie fest entschlossen sind, die Schwangerschaft im Falle einer festgestellten Beeinträchtigung des Kindes abbrechen zu lassen. Die Untersuchung sozusagen sicherheitshalber durchführen zu lassen und sich erst dann die Konsequenzen zu überlegen, ist nicht ratsam. Wenn wir davon ausgehen, daß ein Kind die Gefühle und Gedanken der Mutter spüren kann, so muß eine solche Untersuchung eine schwere Krise in einem Lebewesen auslösen, die man nur dann in Kauf nehmen sollte, wenn man meint, mit einem kranken Kind nicht leben zu können. Es wäre hilfreich, sich schon vor der Schwangerschaft mit der Möglichkeit auseinanderzusetzen, daß ein Kind auch krank auf die Welt kommen kann, auch wenn das Risiko sehr gering ist und sich selbstverständlich alle ein gesundes Kind wünschen. Sprechen Sie mit Ihrem Partner eingehend darüber.

---

[3] Adam, Michael u.a.: »Kinder kriegen«. Köln 1986, S. 44

Die Chorionzottenbiopsie ist eine zweite Möglichkeit, Erbgutschäden frühzeitig festzustellen. Chorionzotten sind ein Bestandteil des Mutterkuchens, die mit einem dünnen Schlauch abgesaugt werden. Ein Vorteil dieser Untersuchung ist, daß sie früher, zwischen der neunten und zwölften Woche, durchgeführt werden kann.[4] Der Nachteil ist, daß sie ein etwa doppelt so hohes Risiko einer Fehlgeburt birgt wie die Fruchtwasseruntersuchung.[5]

Seien Sie bitte darauf gefaßt, daß Ihnen Ihr Arzt unter bestimmten Umständen zu einer Fruchtwasseruntersuchung raten wird. Manche Frauen fühlen sich in dieser Situation unter Druck gesetzt. Wenn das bei Ihnen der Fall ist, wechseln Sie den Frauenarzt. Es steht ihm lediglich zu, Sie zu informieren, und nicht, Sie in irgendeine Richtung zu drängen. Leider leben wir in einer Zeit, in der ein starker gesellschaftlicher Druck herrscht, nur gesundes Leben sei lebenswert. Die pränatale Diagnostik bietet heute die Möglichkeit, sehr früh schwere Krankheiten festzustellen. Doch diese medizinische Leistung hat zweifellos gravierende Schattenseiten. Eine schwangere Frau und ihr Partner fühlen sich mit einem möglicherweise ungünstigen Befund allein gelassen und überfordert. Welche Konsequenz stellt sich nun? Viele suchen daher Rat bei ihrem Arzt, dem so eine schwerwiegende Entscheidung aber keinesfalls zusteht. Geben Sie nicht Ihrem Arzt die Macht, über das Leben Ihres Kindes zu entscheiden.

---

[4] Adam, Michael u a.: »Kinder kriegen«. S. 45

[5] Van Leeuwen: S. 217

Vorsorgeuntersuchung und Ultraschall: Wie vermessen, alle 14 Tage ein Kind zu vermessen!

Seit Anfang der achtziger Jahre werden vermehrt Ultraschallgeräte in den Arztpraxen eingesetzt, um das ungeborene Kind möglichst früh und möglichst oft anzuschauen. Zweifellos ist dies eine große medizinische Errungenschaft, die allerdings ebenfalls Nachteile hat. In den seltenen Fällen, wo eine schwere Erkrankung des Kindes festgestellt werden kann, gibt es wieder nur einen kleinen Bruchteil von Krankheiten, die pränatal behandelt werden können. Für diese Fälle läßt sich das Ultraschallgerät optimal einsetzen. Um diese wenigen Fälle zu erfassen, wird in Deutschland und in Österreich zu zwei Ultraschalluntersuchungen geraten. Die erste sollte möglichst im fünften Schwangerschaftsmonat (16. bis 20. Schwangerschaftswoche), die zweite im achten Schwangerschaftsmonat (30. bis 34. Woche) durchgeführt werden. Bis heute wurden durch diese Untersuchungen zwar keine schädlichen Wirkungen auf das Ungeborene nachgewiesen, wobei jedoch niemand Aussagen über die psychischen Auswirkungen auf das Kind machen kann. Inzwischen gibt es vermehrt kritische Stimmen, die vor einem übermäßigen Einsatz von Ultraschalluntersuchungen warnen. Ob es tatsächlich irgendwelche negativen Auswirkungen auf das Ungeborene gibt, wird sicher in der nächsten Zeit genauer untersucht werden. In der ersten Euphorie über die Erfindung der Ultraschallgeräte haben sich die meisten Gynäkologen ein solches Gerät für ihre Praxis angeschafft. Daß diese modernen Geräte eine große finanzielle Belastung darstellen, steht außer Zweifel. Ein Ultraschallgerät ist in einer Arztpraxis nur dann sinnvoll, wenn es auch möglichst oft verwendet wird. Und spätestens hier regt sich Unbehagen. Wir wollen keinem Arzt unterstellen, daß er aus finanziellen Motiven Ultraschalluntersuchungen durchführt, aber sobald das Gerät in seiner Praxis steht, will er es auch einsetzen. Besonders Privatpatientinnen geraten häufiger als Kassenpatientinnen in den »Genuß« vieler Ultraschallaufnahmen ihres Kindes. Sie erfahren besondere »Betreuung« durch besondere Überwachung. Und diese Frauen sind meist auch besonders begeistert darüber. Sie sind geradezu süchtig danach, alle drei bis vier Wochen eine fotografische Bestätigung über den guten gesundheitlichen Zustand ihres Kindes zu bekommen. Diese Frauen würden eine ganz andere Behandlung brauchen. Die jeweiligen Maße ihres Kindes, die Länge, das Gewicht, der Kopfumfang, wird sie immer nur im Moment beruhigen. In Wirklichkeit leiden sie unter einem mangelnden Gespür für ihr Kind. Dieses Defizit sollte keine Frau auf die leichte Schulter nehmen und unbedingt Hilfe in Anspruch nehmen. Das Ultraschallgerät wird ihr dabei sicher nicht helfen.

Unlängst las ich einen Artikel des kanadischen Regisseurs Robert Lepage, der über seine Film- und Theaterarbeit sprach. Was er sagte, läßt sich eins zu eins auf die moderne Medizin übertragen. Lepage meinte: »Die Beziehungen zwischen den Menschen sind heutzutage immer durch die Technologie gefiltert. Wir filtern die Menschen längst, wir versuchen durch sie hindurchzusehen, denn wir können einander nicht mehr vertrauen, oder sollen wir einander etwa vertrauen? Wir leben in einer total geröntgten Welt, werden überall durchsucht und befragt. Aber so findet man keine Wahrheit, nur mechanische und chemische Körperreaktionen.«[6]

Die Autoren Michael Adam, Renate Daimler und Volker Korbei gehen in ihrem Buch »Kinder kriegen« noch einen entscheidenden Schritt weiter und raten vom routinemäßigen Einsatz von Ultraschallgeräten ab, solange es keine ausreichend gesicherte Forschung zum Verhältnis von Nutzen und Schaden des Ultraschalls gibt. Ihrer Meinung nach sollte eine Ultraschalluntersuchung nur in folgenden Fällen durchgeführt werden:[7]

---

[6] »Die Presse« Schaufenster Nr. 1. 2. Januar 1998, Robert Lepage S. 5

[7] Adam, Michael u.a.: »Kinder kriegen«. S. 42f.

- wenn der Termin der letzten Regel oder der Empfängnis nicht bekannt ist
- bei Blutungen und Schmerzen
- bei unklarem Tastbefund
- gegen Ende der Schwangerschaft, zwischen der 32. und 35. Woche bei Verdacht auf Lagewidrigkeiten des Kindes und des Mutterkuchens und Entwicklungsstörungen des Ungeborenen (nur in Verbindung mit einer Plazentahormonbestimmung)
- wenn es Anzeichen für Mehrlinge gibt
- wenn die Herztöne nicht zu hören sind
- wenn das Kind sich längere Zeit nicht bewegt
- bei Verdacht auf Mißbildungen
- vor der Durchführung einer Fruchtwasserpunktation durch die Bauchdecke (Amniozentese) zur Lagebestimmung des Kindes.

Recht häufig bewirkt eine falsche Interpretation der Ultraschalluntersuchung gegen Ende der Schwangerschaft oft unnötige Sorgen und damit ein unnötiges und schädliches Eingreifen in die Natur. Gewicht und Größe des Kindes sollten keine Rolle spielen. Traurigerweise werden häufig geschätzte Werte, die sich oft im nachhinein als falsch erweisen, überbewertet. Aufgrund von Größe und Gewicht werden Geburten eingeleitet, weil man meint, das Kind sei »voll ausgereift« – was immer das heißen mag, und wer immer sich einbildet, das beurteilen zu können! Manchmal werden sogar Kaiserschnitte durchgeführt, weil das Kind angeblich »zu groß« ist, um auf natürlichem Wege zur Welt zu kommen. In dieser Hinsicht kann der Ultraschall nachweislich Schaden anrichten. Betont werden muß natürlich immer wieder, daß alle medizinischen Geräte nur so gut sind wie ihre Bediener. Das medizinische Personal muß schon sehr viel Fingerspitzengefühl und Erfahrung mitbringen, um das Ultraschallgerät optimal einzusetzen. Wenn ein Arzt über dieses Gespür verfügt, braucht er das Gerät in der Regel aber auch viel weniger.

Selbst auf die Gefahr hin, daß wir Sie ein wenig verunsichern, wollen wir erreichen, daß Sie nicht alles, was ein Arzt sagt, kritiklos übernehmen. Auch Ihr Arzt kennt nicht immer alle Auswirkungen bestimmter Aussagen und Ergebnisse. Sie selbst sollten stets die Verantwortung für das übernehmen, was Sie mit sich machen lassen, und sich Ihre eigenen Gedanken darüber machen. Sie können nur versuchen, sich so gut wie möglich zu informieren und sich stärker auf Ihr Gefühl zu verlassen. Lassen Sie sich nicht durch medizinische Daten blenden, auch wenn diese Ihnen das Gefühl vermitteln, Sie seien zuwenig Experte. Um ein Kind zur Welt zu bringen, brauchen Sie keine Experten, sondern nur ein gutes Gefühl für sich selbst.

Muß, kann, darf, soll der Mann bei der Geburt dabeisein?

Solange Geburten vorwiegend zu Hause stattfanden, war es eine Selbstverständlichkeit und manchmal auch notwendig, daß der Mann seiner gebärenden Frau zumindest teilweise beistand. Während und nach dem Zweiten Weltkrieg wurde es immer üblicher, im Krankenhaus zu gebären. Mit einem Schlag war der werdende Vater vom Geburtsgeschehen total ausgeschlossen. In alten Filmen kann man sie noch sehen, die Männer, die vor den Kreißsälen – mit einem Blumenstrauß bewaffnet – ruhe- und rastlos auf- und abgehen und auf die erlösende Botschaft der Schwester oder des Arztes warten. So komisch das in Filmen wirken mag, so furchtbar müssen sich viele Männer gefühlt haben: nutzlos, überflüssig, ohnmächtig, ausgeliefert, vollkommen ausgeschlossen von einem der wichtigsten Momente in ihrem Leben. Sie sind Opfer einer Gynäkologie geworden, die Technik und Fachwissen über den Menschen und die Natur stellt. In dieser Zeit waren alle Opfer: Frauen, Kinder und Männer, denen jedes Recht auf Miterleben abgesprochen wurde.

Und heute? Heute läuft auf den ersten Blick alles ganz anders, viel freier ab. Umgekehrt traut sich heute ein Mann kaum noch zuzugeben, daß er bei der Geburt seines Kindes lieber nicht dabeisein will. Allein das Aussprechen dieses Ansinnens macht ihn schon fast zu einer »Unperson«. Und das sollte uns zu denken geben. Wir fallen nämlich von einem Extrem in das nächste. Ständig lassen wir uns von den jeweils geltenden gesellschaftlichen Normen bestimmen und vergessen dabei, daß wir uns eigentlich stets von neuem frei entscheiden können und auch sollen, um nicht Marionetten des Zeitgeistes zu werden. Welcher Mann darf sich heute ehrlich mit dieser Frage auseinandersetzen, ohne gleich als altmodisch oder rücksichtslos abgestempelt zu werden? Wir sind davon überzeugt, daß es keine endgültige Antwort auf die Frage geben kann, ob ein Mann bei der Geburt seines Kindes dabeisein soll oder nicht. Leider wird die Anwesenheit von Vätern bei der Geburt heute überbewertet. Es scheint fast, als ob ein Mann, der – aus welchem Grund auch immer – bei der Geburt seines Kindes nicht dabei war, keine Chance mehr hätte, ein positives Verhältnis zu seinem Kind aufzubauen. Das ist natürlich vollkommen absurd. Er wird noch viele Gelegenheiten haben, sich als guter und liebender Vater zu erweisen. Umgekehrt ist es ebenso unsinnig zu glauben, ein Mann, der bei der Geburt des Kindes dabei war, sei automatisch ein guter Vater. Wir möchten an jede Frau appellieren, bei der Geburt nicht auf der Anwesenheit ihres Mannes zu bestehen. Er soll sich wirklich frei entscheiden können. Wenn schon unsere Gesellschaft diese Freiheit nicht bietet, schenken Sie sie Ihrem Mann, Partner oder Freund. Er soll sich ehrlich mit dieser Frage auseinandersetzen und nicht nach vermeintlichen gesellschaftlichen Zwängen handeln. Das würde seine Anwesenheit auch entwerten, weil er ja gar keine Wahl hatte. Reden Sie eingehend und oft über dieses Thema und versuchen Sie, den für Sie und Ihren Mann besten Weg zu finden. Der beste Weg ist nicht unbedingt der, den alle gehen. Haben Sie Mut zu Ihrer Individualität. Vor allem sollte der Mann genug Vertrauen haben, um über seine Ängste zu sprechen und sich die Möglichkeit offenlassen zu können, während der Geburt in einen anderen Raum zu gehen, ohne sich deswegen als Versager zu fühlen. Überlegen Sie als Frau auch, welche Menschen Ihnen sehr nahestehen und wen Sie sich bei der Geburt als Begleiterin wünschen. Denken Sie dabei eventuell auch an Ihre Mutter, Schwester oder Freundin. Viele Frauen machen mit diesen Menschen wunderbare Erfahrungen und öffnen Tore für eine neue Dimension in der gegenseitigen Beziehung.

Die Anwesenheit einer Vertrauensperson, sei es der Mann oder eine andere, der Gebärenden nahestehende Person, ist besonders im Krankenhaus von großer Wichtigkeit. Sie kann der Frau das Gefühl der Geborgenheit vermitteln, sie trösten und ihr gut zusprechen, ihr durch Massieren die Geburt erleichtern und – was entscheidend sein kann – ihr Sprachrohr sein. Sie sollte der Frau das Gefühl geben, mit dem Geburtsteam gut zurechtzukommen, um – falls es notwendig sein sollte – der Frau zu helfen, ihre Wünsche auch im Krankenhaus weitgehend durchzusetzen. Im Wehenschmerz stellt sich bei manchen Frauen eine gewisse Gleichgültigkeit ein, und sie lassen sich dann vielleicht Dinge einreden (ein Schmerzmittel etwa), die sie eigentlich ablehnen. Die Vertrauensperson wird in solchen Situationen zum Anwalt der Gebärenden und hat genügend Energie, um Probleme in diesem Sinne zu lösen. Voraussetzung dafür sind selbstverständlich zahlreiche Gespräche vor der Geburt, damit die Begleitperson die Wünsche der Frau überhaupt kennt.

Manche Männer, die bei der Geburt dabei sind, sind nachher enttäuscht, weil sie sowenig helfen konnten. Vielleicht sollten Sie sich mit dieser Möglichkeit schon vorher auseinandersetzen. Es kann tatsächlich sein, daß sich eine Frau in ihrem Wehenschmerz sehr auf sich konzentriert und alles rundherum »vergißt« oder daß sie auf jede Zuwendung aggressiv reagiert. Dahinter steckt natürlich keine Lieblosigkeit, sondern es ist ihre Art, mit der Situation fertig zu werden, und das muß unbedingt respektiert werden. Nicht jede Frau will – selbst wenn sie sich das vorher so vorstellt – gestreichelt oder massiert werden. Für viele ist eine Berührung während einer Wehe eher unangenehm oder gar unerträglich. Alles ist möglich – keine Frau weiß vorher, wie sie sich während der Geburt verhalten wird. Sie selbst und auch ihr Begleiter sollten darauf eingestellt sein. Wenn beide die notwendige Offenheit mitbringen, wird das kein Problem darstellen.

Schwangerschaftsbeschwerden – was jetzt?

Bei vielen Frauen treten während der Schwangerschaft kleinere oder manchmal auch größere Probleme auf, die recht lästig sein können. Wir beschreiben die am häufigsten auftretenden Beschwerden und versuchen, Ihnen gute Ratschläge zu geben, wie Sie sich am besten helfen können. Unser Hauptanliegen ist es auch hier, möglichst sanfte Lösungen anzubieten, die keinerlei schädliche Nebenwirkungen haben.

Oft bekommen Frauen, die unter verschiedenen Beschwerden leiden, die nur wenig tröstlichen Worte zu hören: »Nach der Geburt sind alle Wehwehchen weg.« Mag sein, aber bis dahin ist es oft ein weiter Weg. Ständige Schmerzen machen jedem Menschen zu schaffen; sie beeinträchtigen unsere Lebensqualität. Es ist daher nicht ratsam, alles tapfer durchzustehen, denn es gibt vielfältige sanfte Methoden, die alle möglichen Beschwerden lindern oder sogar verschwinden lassen können. Es muß nicht sein, daß Frauen aus Unwissenheit oder weil sie nicht oder nicht gut beraten werden, unnötig leiden.

Schlaf- und Einschlafprobleme

Wenn Sie Schwierigkeiten haben, ein- oder durchzuschlafen, gibt es vielleicht etwas, das Ihnen Sorgen macht. Versuchen Sie im Gespräch mit einem Ihnen vertrauten Menschen die Gründe für Ihre Einschlafprobleme herauszufinden. Nehmen Sie ein entspannendes Bad und lassen Sie den Abend nach Möglichkeit ruhig ausklingen. Autogenes Training, Meditation oder einfache Entspannungsübungen können ebenfalls sehr hilfreich sein. Sehr bewährt hat sich auch eine einwöchige Teekur. Überbrühen Sie dazu einen schwach gehäuften Eßlöffel Tee (Hopfen und Melisse zu gleichen Teilen gemischt) mit einem viertel Liter kochendem Wasser, und lassen Sie den Tee fünf bis sechs Minuten ziehen (nicht länger, sonst wird er zu bitter). Trinken Sie diesen Tee eine Woche lang (nicht länger) eine halbe Stunde vor dem Schlafengehen.

Viele Frauen schlafen während der Schwangerschaft deshalb so schlecht, weil sie in der Nacht mehrmals auf die Toilette gehen müssen. Das ist vollkommen natürlich, aber trotzdem lästig, weil sie dann oft lange nicht einschlafen können. Hier raten wir Ihnen, tagsüber zwar viel zu trinken, aber ab ungefähr 16 Uhr sparsamer mit Getränken umzugehen, damit Sie Ihren Schlaf nicht allzuoft unterbrechen müssen. Ein schlechter Schlaf kann aber auch andere Gründe haben: Das Schlafzimmer ist zu warm oder zu kalt, Sie brauchen mehr Sauerstoff, die Matratze ist schlecht, oder der Schlafplatz ist nicht optimal. Manchmal hilft es auch, die Füße höher zu lagern als den übrigen Körper oder auf einem Schaffell zu schlafen.

Helfen diese Tips alle nicht, sollten Sie es mit Kinesiologie versuchen. Darunter versteht man eine Technik, bei der man aus dem Zustand und vor allem der Reaktion bestimmter Muskeln auf äußere Reize Rückschlüsse auf den Zustand einer Person ziehen kann. Krankheiten, Schmerzen und Spannungen sollen nicht als Fehler der Natur gewertet, sondern als an uns gerichtete Botschaften verstanden werden.

Verstopfung

Was können Sie neben einer ausgewogenen und gesunden Ernährung noch tun, um das Problem Verstopfung zu beheben? Nehmen Sie jeden Tag einen Teelöffel einer Mischung aus Sesam- und Leinsamenöl zu sich oder essen Sie vermehrt Sesam- und Leinsamenkörner. Außerdem sollten Sie viel trinken, vor allem Wasser oder/und ungezuckerten Tee. Fruchtsäfte sollten Sie in jedem Fall meiden, denn auch ungesüßte, natürliche Fruchtsäfte enthalten Fruchtzucker, der das Problem Verstopfung noch verschlimmern kann. Sauerkraut ist sehr gesund und regt die Verdauung an. Es sollte daher möglichst oft auf Ihrem Speiseplan stehen. Viele Frauen haben gute Erfahrungen mit dem Trinken eines Glases warmen Wassers gleich nach dem Aufstehen gemacht. Viel Bewegung, Schwimmen und Spazierengehen regen ebenfalls die Verdauung an. Auch wenn es banal klingt, ist es doch wichtig, sich stets genügend Zeit für den Gang auf die Toilette zu nehmen. Ab und zu ein Einlauf mit einer Teemischung aus Kümmel, Fenchel und Anis kann ebenfalls rasche Abhilfe verschaffen. In diesem Fall sollten Sie nur einen und nicht, wie sonst üblich, drei Einläufe machen.

Mit einer Fußreflexzonenmassage kann man die Darmtätigkeit ebenfalls sehr positiv beeinflussen. Sehr oft wird Verstopfung ausgelöst oder verschlimmert durch die Einnahme bestimmter Eisenpräparate. Überlegen Sie, ob das bei Ihnen der Fall sein könnte. Eisenmangel während der Schwangerschaft ist nichts Ungewöhnliches und kann meistens auch ohne Vitaminpräparate durch natürliche Mittel behoben werden. Lesen Sie dazu die Tips gegen Eisenmangel, die Sie in diesem Kapitel finden.

Rückenschmerzen

Durch die Schwangerschaft verändert sich die Haltung und damit die Form der Wirbelsäule, was vielen Frauen Rückenprobleme bereitet. Nehmen Sie bei Kreuzschmerzen öfter ein Entspannungsbad. Allein das warme Wasser kann Wunder wirken. Danach lassen Sie sich den Rücken mit Johanniskrautöl oder Geburtsöl (siehe Kapitel 13 »Aromatherapie« S. 291) massieren. Eine ausgesprochen gute Übung zur Entlastung des Kreuzes ist der »Adler«. Legen Sie sich dazu auf eine weiche Unterlage auf den Boden, stellen Sie die Beine auf, strecken Sie die Arme von sich, wobei die Handflächen nach oben schauen. Atmen Sie ruhig ein, halten Sie den Atem eine kurze Pause lang an; beim Ausatmen drehen Sie den Kopf nach rechts und gleichzeitig die Knie nach links. Halten Sie kurz die Luft an und verbleiben Sie in dieser Position. Beim

Einatmen gehen Sie mit dem Kopf und den Knien wieder zur Mitte zurück. Mit der Ausatmung wenden Sie diesmal den Kopf nach links und die Knie nach rechts usw. Wiederholen Sie den »Adler« mehrmals.

Rückenschmerzen treten auch häufig in Verbindung mit Verstopfung auf. Oft genügt es, dieses Problem zu lösen, und die Rückenschmerzen sind ebenfalls wie weggeblasen.

Es ist bei Rückenbeschwerden ratsam, sich schonend und behutsam zu bewegen und sich beispielsweise nicht zu bücken. In die Hocke zu gehen ist aus mehreren Gründen wesentlich gesünder. Sehr gut bewähren sich auch Heilmassage und Fußreflexzonenmassage oder – bei fortgeschrittener Schwangerschaft – das Tragen eines Schwangerschaftsmieders. Sollten all diese Tips nichts helfen, könnten Sie es mit Akupunktur, craniosacraler Ostheopathie oder Kinesiologie versuchen. Die letztgenannte Methode ist auch bei Rückenschmerzen ohne Schwangerschaft allgemein empfehlenswert.

Wadenkrämpfe

Sie treten häufig nachts auf und weisen auf einen Magnesium-, Kalium- oder Kalziummangel hin. Abhilfe verschaffen allabendliche Wechselduschen der Beine bis übers Knie. Essen Sie über einen längeren Zeitraum (maximal 14 Tage lang) täglich zwei Bananen und eine halbe Grapefruit. Lagern Sie die Beine sooft wie möglich hoch, wobei sie in der Nacht höher liegen sollten als der übrige Körper. Am Abend können Sie eine Venenmassage durchführen (siehe Kapitel »Das Bedürfnis, sich etwas Gutes zu tun«, S. 58). Verwenden Sie dazu ein gutes Massageöl (Johanniskraut- oder Venenöl – siehe Kapitel »Aromatherapie« S. 291). Lagern Sie mehrmals täglich die Beine hoch. Homöopathische Tips finden Sie unter Kapitel »Homöopathie während Schwangerschaft, Geburt, Wochenbett und Stillzeit«, S. 272.

Kribbeln in den Füßen

Auch hier helfen Wechselduschen, das tägliche Einreiben bzw. Massieren mit Venen- oder Johanniskrautöl und das oftmalige Hochlagern der Beine.

Krampfadern

Tragen Sie eine Stützstrumpfhose und führen Sie täglich eine Venenmassage mit Johanniskraut- oder Venenöl durch oder mit einer vom Arzt verschriebenen Venensalbe. Duschen Sie die Beine jeden Tag kalt ab und essen Sie öfter eine Wacholderbeere, allerdings erst ab der 25. Schwangerschaftswoche, weil Wacholderbeeren treibend wirken. Ernährungsmäßig gelten dieselben Regeln wie bei Hämmorhoiden.

Hämorrhoiden

Reduzieren Sie Kuhmilchprodukte, besonders Molkegetränke. Erlaubt sind Sahne (Schlagobers), Sauerrahm, Ziegen- und Schafmilch. Essen Sie viele Getreideprodukte, um genügend Kalzium und Magnesium aufzunehmen. Es empfiehlt sich, nichts Stopfendes zu essen und relativ kühle Sitzbäder zu nehmen. Geben Sie Eichenrindenextrakt, Salbeitee und drei Eßlöffel Meersalz ins Wasser. Ein- bis dreimal täglich kann man sich zehnprozentigen Quark (Topfen) vermischt mit Eichenrindenextrakt und Salbeiblättern auflegen. Statt einer Salbe können Sie Johanniskraut- oder Venenöl auf die schmerzenden Stellen geben. Gute Erfolge werden auch mit der Homöopathie erzielt.

Mattigkeit und Erschöpfung

Trinken Sie eine Woche lang täglich folgende Mischung: 1/8 Liter roter Rübensaft, 1/8 Liter Karottensaft, Saft einer Orange, 1 Kaffeelöffel Weizenkeimöl. Diese Mischung bewährt sich auch bestens bei häufigen Verkühlungen und einer verminderten Abwehrkraft des Körpers. Spazierengehen, Mittagsruhe, wenig Zucker, viel Gemüse und Vollkornprodukte steigern das Wohlbefinden ebenfalls. Trinken Sie öfter frühmorgens lauwarmes Wasser mit einem Eßlöffel Apfelessig und einem Teelöffel Honig. Besorgen Sie sich aus der Apotheke Aufbaukalk.

Entzündetes Zahnfleisch oder Zahnfleischbluten

Entzündetes Zahnfleisch ist oft auf Vitaminmangel zurückzuführen, wobei es bei Problemen mit dem Zahnfleisch allgemein empfehlenswert ist, Apfelkompott statt frischer Äpfel zu essen. Verwenden Sie viel Vollkorngetreide (Roggen, Gerste, Hirse und Dinkel) und Petersilie (eventuell gemischt mit Salbei). Spülen Sie den Mund täglich mehrmals mit einem Gemisch aus Salbeitee und Zitrone. Diese Flüssigkeit können Sie auch in die Munddusche geben oder als Spülmittel beim Zähneputzen verwenden. Homöopathisch empfiehlt sich Arnica D6, von dem Sie drei bis fünf Globuli 14 Tage lang ein- bis zweimal täglich unter der Zunge zergehen lassen.

Symphyseschmerzen

Schwangere leiden oft unter mehr oder minder heftigen Schmerzen im Bereich der Schambeinfuge, das ist jener Knorpel, der den vorderen Beckenring zusammenhält. Die Übung »Adler« ist hier wieder eine bewährte Hilfe. Häufig wird übersehen, daß die Schmerzen auf Probleme mit dem Kreuzbein zurückzuführen sind. Kreuzbeinmassagen mit Johanniskraut- oder Geburtsöl oder auch das Tragen eines Schwangerschaftsmieders können das Problem oft sehr schnell lösen.

Sodbrennen

Beobachten Sie zunächst, welche Nahrungsmittel bei Ihnen Sodbrennen auslösen und meiden Sie diese. Grundsätzlich sollten Sie fünf bis sechs kleinere Mahlzeiten pro Tag einnehmen, nicht drei große. Meiden Sie saure Speisen. Apfelkompott ist besser verträglich als frische Äpfel. Drei bis fünf ungeschälte Mandeln mehrmals täglich gekaut wirken gewöhnlich gegen Sodbrennen. In der Nacht sollten Sie auf möglichst vielen Polstern schlafen. Die Aromatherapie hat Sandelholzöl anzubieten, um das Leiden zu lindern. Ein Eierbecher voll Honig wird mit sieben Tropfen Sandelholzöl gemischt. Nehmen Sie immer dann eine Messerspitze davon, wenn Bedarf besteht. Zwischendurch verschaffen einige Bissen von einem altbackenen Brötchen (einer Semmel) Erleichterung.

Homöopathie, Akupunktur und Kinesiologie können in besonders hartnäckigen Fällen helfen.

Hautprobleme

Hautprobleme treten in der Schwangerschaft hauptsächlich in zwei Arten auf:

Bei trockener Haut hilft eine öfter durchgeführte Massage mit kaltgepreßtem Olivenöl, das Sie auch – eventuell mit etwas Honig – ins Badewasser geben können.

Bei juckendem Hautausschlag ist es günstig, die Ernährung auf Trennkost umzustellen und folgende Zutaten ins Badewasser zu geben: Lindenblüten- und Lavendeltee, 250 Gramm Meersalz und fünf Tropfen Teebaumöl. Nach dem Bad kann zusätzlich ein wenig homöopathischer Puder auf die betroffenen Stellen aufgetragen werden.

Bei trockener Haut und juckendem Hautausschlag sollten Sie sich in der Apotheke norwegischen Dorschlebertran besorgen und eine Woche lang täglich einen Eßlöffel davon einnehmen.

Kalte Füße

Nehmen Sie täglich einmal ungefähr zehn Minuten lang ein warmes Fußbad, in das Sie Honig, Zimt-, Nelken- und Ingweröl hineingeben (je ein Tropfen Öl wird mit einem Eßlöffel Honig vermischt). Ebenso empfehlenswert sind tägliche Wechselduschen und das Tragen von Schafwollsocken.

Kreislaufbeschwerden

Sie müssen vom Arzt kontrolliert werden.

Niedriger Blutdruck

Bei niedrigem Blutdruck sollten Sie viel spazierengehen, viel trinken und warm-kühle Wechselduschen vornehmen. Mischen Sie eine Tasse schwarzen Tee mit Rosmarintee und trinken Sie diesen schluckweise auf den ganzen Tag verteilt. Auch ein bis zwei Tassen Kaffee pro Tag können bei niedrigem Blutdruck helfen. Geben Sie statt Milch Sahne (Schlagobers) in den Kaffee. Akupunktur und Homöopathie helfen in hartnäckigen Fällen.

Hoher Blutdruck

Besonders wichtig ist es bei hohem Blutdruck, diesen sehr häufig zu messen, um entscheiden zu können, ob es sich um echten, behandlungbedürftigen Bluthochdruck oder um einen durch den Arztbesuch hervorgerufenen Hochdruck handelt. Ideal ist es, den Blutdruck über einen längeren Zeitraum täglich zur gleichen Zeit zu messen.

Reduzieren Sie den Konsum von Zucker und Salz auf ein Minimum. Verzichten Sie völlig auf Pökelsalz, das in Wurst, Speck, Schinken und Geräuchertem enthalten ist. Ein- bis zweimal pro Woche sollten Sie einen Apfel-Brottag einlegen: Essen Sie nur altbackenes Brot oder Knäckebrot, dazu Äpfel oder ungezuckertes Apfelkompott, und zwar so viel Sie wollen. Trinken Sie viel Wasser oder ungesüßten Tee. Halten Sie, wenn möglich, Mittagsruhe, gehen Sie spazieren, schonen Sie sich und legen Sie sich am Abend früh schlafen. Daß Streß generell weitgehend vermieden werden sollte, versteht sich von selbst.

Scheidenpilz

Hier möchten wir Sie auf Kapitel 5, »Der Einlauf«, S165 verweisen. Reduzieren Sie auch hier den Zuckerkonsum und
nehmen Sie eine Woche lang dreimal täglich drei bis fünf Globuli Borax D12.

Eisenmangel

Sehr viele Frauen leiden während der Schwangerschaft unter
Eisenmangel. Mit ganz wenigen Ausnahmen läßt sich dieser
ohne medizinische Präparate beheben. Was können Sie alles
tun?

- Eine Woche lang täglich einmal folgende Saftmischung
  trinken: 1/8 l Rote-Bete-Saft, 1/8 Karottensaft, Saft einer
  Orange, ein Teelöffel Weizenkeimöl.
- 14 Tage lang täglich einen Teelöffel norwegischen Dorschlebertran zu sich nehmen (aus der Apotheke).
- Vollwertgerichte (Dinkel!), Frischgemüse, bittere Salate
  wie Radicchio oder Endiviensalat, Löwenzahn- und
  Brennnesselblätter, Bärlauch, Obst nach Jahreszeit, zweimal pro Woche Fleisch, möglichst biologisches, ab und zu
  Schaf-, Ziegen- oder Rehleber. Viel Sesam, Hirse und Leinsamen zur Nahrung geben.
- Wenig Zucker konsumieren, denn er ist der größte Vitamin-
  B_{12}- und B-Komplex-Räuber. Diese Vitamingruppe ist un-
  erläßlich für die Eisenbildung.
- Zweimal pro Woche 1/8 l guten Rotwein trinken.
- 14 Tage lang täglich eine Schale Brennnesseltee trinken.
- Auch ins Lindenblütenbad Brennnesseltee geben.
- Stecken Sie am Abend einen Eisennagel in einen Apfel und
  lassen Sie ihn über Nacht liegen. Ziehen Sie den Nagel am
  nächsten Tag wieder heraus und essen Sie den Apfel.
- Mischen Sie in ein Glas lauwarmes Wasser einen Eßlöffel
  Apfelessig und einen Teelöffel Honig. Trinken Sie dieses
  Gemisch am Morgen. Es hilft auch bei Müdigkeit.

- Kräuterblutsäfte trinken.
- Rote-Bete-Saft trinken. Nicht erschrecken! Nach dem Trinken dieses Saftes können Urin und Kot rot sein – kein Problem!
- Aufbaukalk essen (in der Apotheke erhältlich)

Hoher Puls

Ein hoher Puls sollte stets ärztlich kontrolliert werden. Helfen können Baldriantropfen oder eine Mischung aus Baldrian- und Lavendeltee. Trinken Sie von diesem Tee täglich eine Tasse über einen Zeitraum von ein bis zwei Wochen.

Haarausfall

Geben Sie Brennnesseltee in die letzte Spülung der Haare. Achten Sie auf eine ausgewogene und gesunde Ernährung und essen Sie Aufbaukalk.

Nabelbrennen

Brennen des Nabels entsteht durch die starke Überdehnung der Bauchmuskulatur. Reiben Sie die schmerzende Stelle mehrmals täglich mit Geburtsöl ein. Das Tragen eines Schwangerschaftsmieders kann in diesem Fall Linderung bewirken.

Nabel- und Leistenbruch

Bei Nabel- und Leistenbruch empfiehlt sich ebenfalls das Tragen eines Schwangerschaftsmieders.

Herpes

Herpes kann häufig homöopathisch geheilt werden. Wenn die Krankheit rechtzeitig und erfolgreich behandelt wird, kann die Geburt auch auf natürlichem Wege erfolgen. Aber das muß selbstverständlich mit dem Arzt besprochen werden.

Blasenentzündung

Trinken Sie viel, auch Blasentee, den Sie in der Apotheke erhalten. Homöopathie und Kinesiologie erzielen bei der Behandlung von Blasenentzündung gute Erfolge.

»Verstopfte« Ohren

Wenn Sie das Gefühl haben, Ihre Ohren seien ständig zu oder verstopft, lassen Sie bitte den Blutdruck öfter kontrollieren.

Das Bedürfnis, sich etwas Gutes zu tun: Körperpflege, Brust- und Dammpflege, Massage, Schwangerschaftsgymnastik

Sobald Sie wissen, daß Sie schwanger sind, versuchen Sie einfach, vermehrt in sich hinein zu horchen. Erspüren Sie, was Sie brauchen. Wenn Sie sich dafür Zeit nehmen, werden Sie die Signale Ihres Körpers zu deuten wissen. Deckt sich eine Frau dagegen mit Arbeit zu und nimmt keine Rücksicht auf ihr Inneres, verdrängt sie ihre Schwangerschaft so perfekt, daß sie weniger spürt. Wo immer eine Frau zum Zeitpunkt des Eintritts der Schwangerschaft steht: Sie sollte nun innehalten und ihre Lebenssituation neu überdenken, und sich möglichst viele Freiräume schaffen. Wenn Ihr Körper sich nach Ruhe sehnt, sollten Sie auch als berufstätige Frau nicht davor zurückschrecken, diesem Bedürfnis nachzugeben. Notfalls können Sie sich krankschreiben lassen. Eine schwangere Frau darf ruhig egoistisch sein, weil es ja auch ihr Kind betrifft. Manche Frauen fühlen sich in den ersten drei Schwangerschaftsmonaten müde und unsicher. Wenn es sich einrichten läßt, sollten Sie täglich ein Mittagsschläfchen abhalten, sich viel in der frischen Luft bewegen und gut essen. Dann werden sich Müdigkeit und Niedergeschlagenheit bald geben, und neue Energien werden wach.

Soviel Bewegung wie möglich in der frischen Luft ist eine gute Basis für eine angenehme Schwangerschaft. Jede Frau weiß selbst am besten, was ihr guttut und wo ihre ganz persönlichen Grenzen liegen. Für die Zeit der Schwangerschaft ideal sind folgende sportliche Aktivitäten: Schwimmen, ausgedehnte Spaziergänge und leichte Gymnastik. Diese Tätigkeiten sind nicht zu anstrengend und können psychische Anspannung, innere Blockaden und Streß lösen. Wichtig ist, daß nicht Hochleistungssport betrieben wird, sondern maßvoller Ausdauersport.

Auch im Bereich der Körperpflege gibt es positive Auswirkungen auf eine schwangere Frau, schon allein deshalb, weil sie sich dabei Zeit für sich selbst nimmt. Ein entspannendes Bad mit natürlichen, duftenden Zusätzen wirkt oft Wunder und kann die Stimmungslage enorm verbessern. Geben Sie Honig, kaltgepreßtes Öl und ein ätherisches Öl nach eigener Wahl (besonders wohlduftend ist echtes Rosenöl) in das Badewasser. Sollten Sie unter Schlafproblemen leiden, empfiehlt sich ein Hopfen- und Melissenbad. Sehr angenehm und wohltuend wirkt sich auch ein Lindenblütenbad aus.

Wir sollten wieder eine Badekultur entwickeln, die uns in unserer hektischen Zeit abhanden gekommen ist. Baden ist mehr als reinigen, es ist ein Eintauchen in das Urelement Wasser. In der Badewanne liegend können Sie sich gut vorstellen, wie es Ihrem Kind geht, das geborgen im warmen, weichen, wohligen Naß in der Fruchtblase schwimmt. Schließen Sie genußvoll die Augen und erzählen Sie Ihrem Kind Geschichten. Sie werden es beide auskosten und genießen.

Es könnte sein, daß eine Frau vor allem während des letzten Teils der Schwangerschaft das Gefühl hat, besonders schnell zu schwitzen. Sehen Sie das einfach als natürliche Begleiterscheinung an, die sich ganz sicher wieder gibt. Duschen Sie öfter und lassen Sie sich vom Wasser erfrischen.

Wenn Sie Angst vor Schwangerschaftsstreifen haben, können Sie Ihren Bauch regelmäßig mit Öl massieren und leicht zupfen. Auch hier brauchen Sie nicht zur teuren Spezialcreme greifen, denn ein gutes Massageöl (z. B. Johanniskrautöl) hilft mindestens ebensogut. Manche Frauen empfinden das Eincremen als unangenehm. Wenn das der Fall ist, lassen Sie es einfach sein und trösten Sie sich damit, daß Eincremen zwar vieles lindern kann, aber keinerlei Garantie gegen das Auftreten von Schwangerschaftsstreifen darstellt. Es ist eher so, daß man mit der Eitelkeit gute Geschäfte machen kann. Ob die Haut einer Frau nach der Schwangerschaft Streifen aufweist oder nicht, hat viel eher etwas mit erblicher Veranlagung und mit der eigenen Ernährung zu tun. Hafer, Hirse und Gerste stellen sicher eine wesentlich bessere, weil von innen kommende Vorbeugung gegen Schwangerschaftsstreifen dar. Eine schwangere Frau, ihr Körper, Geist und ihre Seele verändern sich. Das gilt es anzunehmen. Wir können nicht die Reife einer Frau haben, die geboren hat, und gleichzeitig den Körper einer Vierzehnjährigen.

Das Geheimnis eines tieferen Glückes liegt im Annehmen der Veränderung. Eine Schwangerschaft kostet Kraft und Energie, sie verleiht aber auch Kraft. Das heißt selbstverständlich nicht, daß wir uns total gehen lassen sollten, weil es ohnehin egal ist, wie wir aussehen. Wir sollen uns nur etwas von diesem unnötigen Streß und der falschen Vorstellung befreien, daß nur die Figur eines magersüchtigen Models begehrenswert ist. Eine schwangere Frau, die zu ihrem runden Bauch »Ja« sagt, kann oft weit begehrenswerter und weiblicher sein, auch wenn die Werbung das nicht so sieht. Begehrenswert ist eine Frau immer dann, wenn sie mit ihrem Inneren versöhnt ist.

Sie können Ihre Brust schon jetzt auf das Stillen vorbereiten, um wunden Brustwarzen vorzubeugen. Massieren Sie die Brustwarzen öfter mit Jojobaöl oder Dammöl (siehe »Aromatherapie« S. 291) oder mit einem guten, parfumfreien Fett (Melkfett, Vaseline) ein.

Eine wunderbare Gelegenheit, die Schwangerschaft genußvoll auszukosten, ist die Partnermassage. Vorausschicken möchten wir, daß manche Männer Probleme mit dieser Art der Zuwendung haben, während Frauen von der Partnermassage begeistert sind. Männern mangelt es oft an Geduld, Einfühlungsvermögen und Hingabe. Eine mögliche Erklärung dafür ist, daß sie selbst in ihrer Kindheit zuwenig körperliche Zuwendung bekommen haben. Manchmal sind einige Gespräche notwendig, um einen Mann positiv zu motivieren. Erzwingen läßt sich seine Bereitschaft zu einer Partnermassage selbstverständlich nicht.

Partnermassagen können Sie ein ganzes Leben lang begleiten, stellen sie doch eine sinnvolle Gesundheitsvorsorge dar, die Sie zu Hause anwenden und bei der Sie das Angenehme mit dem Nützlichen verbinden können. Sie tun dabei Ihrem Körper und Ihrer Seele etwas Gutes. Vom Partner Zeit und Zuwendung geschenkt zu bekommen, tut sehr wohl. Viele Männer fragen sich während der Schwangerschaft ihrer Partnerinnen oft, was sie eigentlich für ihr Kind tun können. Sie beklagen manchmal, daß ihnen der gefühlsmäßige Zugang zum Kind in dieser Zeit verwehrt ist und fühlen sich dadurch ausgeschlossen. Die Partnermassage ist eine wunderbare Gelegenheit, gegen dieses Defizit Abhilfe zu schaffen. Ein Mann massiert nicht nur seine Frau oder Freundin, er massiert dabei auch das Kind mit. Was seiner Partnerin gut tut, genießt auch das Kind. Der Weg zum Kind führt somit über die Mutter.

Im Idealfall besuchen Sie gemeinsam einen Partnermassagekurs bei einer Hebamme, die auch Geburtsvorbereitung anbietet. Sie können dann gleich die verschiedenen Möglichkeiten ausprobieren. Falls so ein Kurs für Sie nicht in Frage kommt, stellen wir Ihnen hier einige Möglichkeiten vor, wie Sie einander während der Zeit der Schwangerschaft etwas Gutes tun können und wie Ihr Partner Sie während der Geburt wirkungsvoll unterstützen kann. Viele Frauen klagen über Rückenbeschwerden. Würden sie von ihren Partnern regelmäßig massiert, könnten sie sich bei der Geburt unnötige Schmerzen ersparen. Eine Massage ist nie vergeblich.

Vereinbaren Sie gemeinsam einen Termin, an dem Sie wirklich Zeit füreinander haben. Zwischen zwei Fernsehsendungen schnell eine Partnermassage einzulegen, macht nicht viel Sinn. Lassen Sie einen Abend schön ausklingen. Schließen Sie die Tür hinter sich ab und sorgen Sie dafür, daß Sie von keinem Telefonanruf oder anderweitig gestört werden.

Was Sie brauchen, ist ein gutes, kaltgepreßtes Öl (Sesam-, Arnika-, Jojoba- oder Johanniskrautöl; wenn Sie einander etwas besonders Gutes tun wollen, fügen Sie noch einen Tropfen Rosenöl bei), und Ihre innere Bereitschaft. Je nach Lust und Laune könnte man gemeinsam duschen oder baden. Wichtig ist, daß Ihnen angenehm warm ist. Sie sollen weder kalte Hände noch kalte Füße haben. Suchen Sie sich einen bequemen Ort, sei es ein Bett, ein gemütliches Sofa, ein Gymnastikball oder eine weiche Unterlage auf dem Fußboden. Bis auf die Massage des Dammes und die Fußreflexzonenmassage, die nur für schwangere Frauen sinnvoll ist, können alle anderen Massagen abwechselnd durchgeführt werden, so daß jeder in den Genuß kommt. Partnermassage ist keine Einbahnstraße, sondern eine gegenseitige Bereicherung. Wenn Sie fragen, mit welcher Geschwindigkeit massiert werden soll, so gilt grundsätzlich für alle Massagen, daß Sie Ihren eigenen Rhythmus entwickeln. Ihr Wohlbefinden entscheidet über die Geschwindigkeit der Bewegung.

Entspannungsmassagen

Diese sind besonders wohltuend für die gesamte Rückenmuskulatur und sollten bei jeder Art von Rückenschmerzen angewandt werden. Bei allen im folgenden geschilderten Massagen nimmt die Frau (nochmals sei betont, daß alle Massagen – bis auf zwei – auch von der Frau am Mann durchgeführt werden können) die sogenannte Vierfüßler-Stellung ein.

Die Frau kniet sich dabei mit leicht gegrätschten Beinen auf eine angenehme, weiche Unterlage und stützt sich nach vorne mit durchgestreckten Armen auf ihre Handflächen. Zur Erleichterung dieser Stellung und zur Entlastung ihrer Schulterpartie kann sich die Frau auch mit dem Oberkörper auf einen Gymnastikball oder auf eine bequeme Sofalehne legen. Der Mann kniet sich direkt hinter die Frau. Vor jeder Massage verteilt er großzügig Öl auf ihrem Rücken und auf seinen Handinnenflächen. Grundsätzlich sollen alle Bewegungen mit genügend Druck erfolgen. Die Massage soll der Frau angenehm sein und den Mann nicht zu sehr ermüden. Probieren Sie es einfach aus und reden Sie über die Empfindungen miteinander. Massieren Sie nicht nur mit sanften Händen, sondern mit dem ganzen Herzen.

Herz-Lungenmassage

Der Mann legt beide Handflächen ungefähr in der Nierengegend nebeneinander auf den Rücken der Frau. Dann streicht er die Handflächen parallel den Rücken hinauf bis in die Höhe der Schulterblätter. Dort bewegen sich die Handflächen auseinander, über die Schultern und die Seiten hinunter und schließen sich wieder über der Hüfte. Die Linien dieser Bewegung beschreiben die Umrisse eines Herzens. Anschließend streichen die Handflächen über das Gesäß hinunter und verlassen den Körper in einer sanften Bewegung nach außen. Dann werden die Handflächen wieder in der Nierengegend auf den Rücken gelegt, und die Massage wird wiederholt.

Günstig ist diese Massage auch bei beginnenden Wehen. Dann wird mit stärkerem Druck massiert, um die Frau vom Schmerz abzulenken.

Blasen-Meridianmassage

Zeigefinger und Mittelfinger beider Hände werden gespreizt. Eine Hand wird knapp unterhalb der Halswirbelsäule auf den Rücken der Frau gelegt, wobei Zeige- und Mittelfinger links und rechts des Wirbelkammes zu liegen kommen. In kurzen, nur wenige Zentimeter langen Bewegungen gleiten nun die Handflächen beider Hände abwechselnd (!) den Rücken hinunter. Die Massage endet am Kreuzbein. Besonders wichtig dabei ist, den jeweils angenehmen Rhythmus der kurzen, aufeinanderfolgenden Streichbewegungen zu finden.

Diese Übung dient auch dem Aufmuntern und Beleben; verloren geglaubte Energie, Wohlbefinden und Lebendigkeit kehren zurück.

Schulterblattmassage

Die Handflächen werden unter den Schulterblättern auf den Rücken gelegt. Dann massieren Sie ungefähr siebenmal in kreisenden Bewegungen die Schulterblätter und streichen anschließend über die Oberarme aus.

Horizontalmassage

Die Handflächen des Partners werden mit den Fingerspitzen zueinander auf den Rücken gelegt (die Handflächen liegen dadurch horizontal). Dabei werden die Finger der einen Hand in die Zwischenräume der anderen Hand geführt. Dann streichen die Hände von der Mitte des Rückens nach außen. Diese Bewegungen werden mehrmals wiederholt, beginnend auf Schulterhöhe bis hinunter ins Kreuzbein.

Kreismassage

Die Finger beider Hände werden auf Höhe der Schulterblätter links und rechts der Wirbelsäule aufgelegt. In kreisförmigen Bewegungen (Durchmesser ca. fünf Zentimeter) massieren sie

den Rücken hinunter bis zum Gesäß. Dort streichen die Handflächen das Gesäß hinunter und über die Oberschenkel aus.

Diagonalmassage

Diese Massage ist speziell geeignet bei Kreuzbein- oder
Ischiasschmerzen.

Die rechte Handfläche wird auf die linke Hüfte gelegt.
Dann streicht sie quer über das Kreuzbein und die rechte Ge-
säßhälfte. Über den rechten Oberschenkel wird die Handfläche ausgestrichen. Diese Bewegung wird ungefähr fünf- bis
siebenmal wiederholt, dann die andere Seite mit der anderen
Hand massiert. Wenn es der Frau angenehmer ist, kann auch
jedesmal gewechselt werden.

Große Beckenmassage

Diese Massage zeichnet sich dadurch aus, daß dabei die Hän-
de nie den Körper der Frau verlassen. Die Frau öffnet im
Vierfüßlerstand die Beine, der Mann kniet sich zwischen ihre
Unterschenkel und beugt sich tief über die Frau.

Dann greift er hinunter und legt die Handflächen auf die Innenseiten der Oberschenkel, knapp über den Knien. Beide
Handflächen streichen hinauf bis in die Leisten, über die Hüften; danach werden die Handflächen über dem Kreuzbein zu-
sammengeführt, wobei die Daumen einander berühren. Schließlich werden die Handflächen wieder auseinander und über das
Gesäß und über die Oberschenkel hinuntergeführt; knapp oberhalb der Kniekehle streichen sie wieder auf die Innenseite der
Oberschenkel und damit in die Ausgangsstellung zurück.

Kreuzbeinmassage

Eine Handfläche massiert in kreisenden Bewegungen das
Kreuzbein. Ob dabei die linke oder rechte Hand verwendet
wird, ob die Bewegung im Uhrzeiger- oder Gegenuhrzeiger-
sinn erfolgt, hängt von Wohlgefühl von Mann und Frau ab.

Knöchelmassage

Der Mann ballt beide Hände zu Fäusten und massiert in kleinen, kreisförmigen Bewegungen (Durchmesser ca. fünf Zentimeter) mit den Knöcheln oder den Fingergelenken das Areal rund um das Kreuzbein. Besonders wichtig dabei: Die Bewegung der Fäuste muß ganz locker aus den Handgelenken kommen, und die Haut sollte sehr gut eingeölt sein.

Kleine Kreuzbein-Dehnmassage

Diese Massage läuft ähnlich wie die Horizontalmassage ab. Die Handflächen des Mannes werden mit den Fingerspitzen zueinander auf das Kreuzbein (!) gelegt (die Handflächen liegen dadurch horizontal). Dabei werden die Finger der einen Hand in die Zwischenräume der anderen Hand geführt. Dann streichen die Hände mit sanftem Druck von der Mitte des Kreuzbeins nach außen und werden über Gesäß und Oberschenkel ausgestrichen.

Kleine Kreuzbein-Herzmassage

Die Handflächen werden nebeneinander an den Beginn der Gesäßfalte gelegt. Dann streichen sie hinauf bis zum Kreuzbein und kehren in einem kleinen Bogen in die Ausgangsstellung zurück. Dabei beschreiben die Hände die Umrisse eines Herzens.

Schüttelmassage

Eine Handfläche wird auf das Kreuzbein gelegt, die andere mit Druck daraufgesetzt. Die obenliegende Hand bewegt die andere in kurzen, vibrierenden Bewegungen *(schütteln)*.

Dies ist auch eine äußerst hilfreiche Massage während der Geburt, wenn das Kind im Becken noch nicht die richtige Startposition eingenommen hat. Der Kopf des Kindes wird sich dadurch besser einstellen können. Die Massage ist natürlich nur zu empfehlen, wenn sie von der Frau positiv aufgenommen wird. Was der Frau während der Geburt guttut, kann nur sie bestimmen. Seien Sie als Mann darauf gefaßt, daß Sie, obwohl Sie glauben, die ideale Massage für eine bestimmte Situation zu wissen, Ihre Frau oder Freundin barsch zurückweist. Nehmen Sie das nicht persönlich. Die Geburt ist eine Ausnahmesituation und darf es auch sein.

Venenmassage

Diese Massage ist eine hochwirksame Übung vor allem für Frauen mit Krampfadern und/oder Besenreißern und für Frauen, denen die Beine weh tun und die an geschwollenen Beinen leiden. Die Venenmassage kann von der Schwangeren täglich selbst ausgeführt werden, wann immer sie das Gefühl hat, ihre Beine seien schwer, oder wenn sie lange gesessen oder gestanden ist. Allerdings ist die Massage noch wirkungsvoller, wenn sie von einem anderen durchgeführt wird.

Die Frau begibt sich in die Rückenlage (bei Bedarf Polster unterlegen). Die Beine werden locker an die Wand gelegt. Dabei sind sie durchgestreckt, leicht geöffnet und zeigen möglichst senkrecht nach oben. Bevor mit der Massage begonnen wird, sollten die Beine ungefähr zehn Minuten lang in dieser Stellung gelagert werden. Die Handflächen des Mannes werden links und rechts an die Kanten eines Fußes gelegt. Sie streichen das Bein hinunter, erst hinter die Knöchel (über die Achillessehne), dann über Unter- und Oberschenkel. Dabei umfassen die Handflächen das Bein. Schließlich gleitet eine Hand über die Leiste, die andere über das Gesäß und beide treffen einander am äußeren Hüftknochen. Für ein Bein werden ungefähr drei bis fünf Minuten aufgewandt, dann wird das andere massiert.

Besondere Massagen für Schwangere

Bauchmassage

Die Frau sitzt bequem auf dem Boden und lehnt sich mit dem Rücken an. Der Mann setzt sich mit gespreizten, angewinkelten Beinen der Frau direkt gegenüber. Sie legt ihre geöffneten, abgewinkelten Beine über seine Oberschenkel.

Der Mann legt beide Handflächen über dem Nabel auf den Bauch, streicht hinauf bis zu den Rippen und führt die Handflächen in einem Bogen nach außen hinunter bis in die Leisten. Sie schließen sich über dem Schambein. Die Hände beschreiben dabei wieder die Umrisse eines Herzens.

Aber unbedingt darauf achten, daß nur sanft massiert wird. Es sollte kein Druck auf den Bauch ausgeübt werden. Besonders angenehm empfinden Frauen diese Massage, wenn sich der Bauch hart anfühlt. Auch in den Wehenpausen während der Geburt wirkt diese Massage entspannend und angenehm. Wenn es von Ihrer Partnerin gewünscht wird, können Sie noch leicht um den Nabel herum massieren. Aber Achtung! Der Nabel ist ein sehr empfindsamer und heikler Teil unseres Körpers, was ja eigentlich nicht verwunderlich ist, wenn man bedenkt, daß er die unmittelbare Verbindung zu unserer Mutter war, und das Symbol für den Anfang unseres Seins darstellt.

Geburtserleichterung

Die Kombination von Akupressur und Fußreflexzonenmassage dient der Geburtserleichterung und kann ab der vollendeten 34. Schwangerschaftswoche angewandt werden. Vor allem die Geburtsmuskulatur wird dadurch besser durchblutet.

Die Frau nimmt auf einem bequemen Sofa Platz, der Mann sitzt auf einem Sessel gegenüber. Die Füße der Frau müssen warm sein. Bei der Massage sollte das Geburtsöl (siehe Kapitel »Aromatherapie«, S. 291) verwendet werden.

Ist die Frau Rechtshänderin, legt sie zuerst das linke Bein auf den rechten Oberschenkel des Mannes. Der Fuß zeigt dabei nach außen.

Der Mann legt seine Hand sanft auf den Fußrücken der Frau und den Daumen der Hand mit sanftem Druck in die Mitte einer gedachten Linie zwischen dem Innenknöchel und der Fersenspitze. Dann streicht der Daumen parallel zur Fußkante in Richtung Zehen; etwa in der Mitte des Fußes ändert der Daumen die Richtung um 90 Grad und streicht über die Fußkante bis in die Mitte der Fußsohle. Schließlich ändert sich die Richtung wieder im rechten Winkel und der Daumen streicht – immer mit sanftem Druck! – bis über die große Zehe hinaus. Die gesamte Bewegung des Daumens soll natürlich nicht ruckartig, sondern fließend erfolgen. Immer geht die Hand mit dem Daumen mit und übt auf den Fußrücken ebenfalls einen sanften Druck aus.

Der Mann umfaßt mit beiden Händen den Fuß der Frau, so daß beide Daumen unter dem Innenknöchel zu liegen kommen. Dann werden sie links und rechts um den Knöchel herumgeführt, bis sie parallel oberhalb des Knöchels wieder zusammentreffen. Anschließend streichen sie am inneren Rand des Schienbeins entlang, ungefähr ein Drittel des Unterschenkels hinauf.

Der Mann massiert das Areal rund um den äußeren Knöchel mit den Daumen in kleinen, rhythmischen Kreisen, die rund um den Knöchel ausgeführt werden.

Das Fußgelenk ist ganz locker. Der obere Fuß zwischen den beiden Knöcheln wird mit den Daumen rhythmisch massiert. Nach ein paar Minuten werden die beiden Hände fest entlang des Fußes über die Zehen ausgestrichen.

Dammassage

Die Dammpflege sollte ab der 34. Schwangerschaftswoche viermal pro Woche durchgeführt werden, da sie helfen kann, einen Dammschnitt oder -riß zu vermeiden. Außerdem kann durch die Massage während der Schwangerschaft der Dehnungsschmerz während der Geburt gemildert werden. Es erübrigt sich wohl zu betonen, daß diese Massage nur für Frauen geeignet ist. Falls es keinen Partner für die Dammassage gibt, kann sich die Frau auch selbst massieren. Das ist zwar etwas schwieriger, aber die Mühe lohnt sich.

Falls Sie bereits einen Dammschnitt oder -riß von einer früheren Geburt haben, empfiehlt es sich, zur Massage eine Kupfersalbe (Cuprum 0,4%) zu verwenden. Ansonsten verwenden Sie ein gutes, kaltgepreßtes Öl: Sesam-, Arnika-, Jojoba-, Johanniskraut- oder ein speziell zusammengestelltes Dammöl.

Zwischen Scheideneingang und After befindet sich der Damm, der durch eine regelmäßige Massage gestärkt und unempfindlicher gemacht werden soll. Der Mann massiert mit dem eingeölten Daumen, die Frau mit dem Mittelfinger. Es gibt insgesamt drei Dammassagen, die jeweils ungefähr eine Minute lang durchgeführt werden sollten. Insgesamt dauert eine Massage also nicht länger als fünf Minuten – kein großer Aufwand, wenn man bedenkt, was sich die Schwangere damit alles ersparen kann!

Bei der ersten Massageart massiert der Partner den Damm mit dem Daumen in kreisenden Bewegungen, zunächst ganz sanft, dann etwas stärker. Durch mehrmaliges Wiederholen wird die Frau immer weniger druck- und damit auch schmerzempfindlich.

Als weitere Möglichkeit kann der Partner seinen Daumen in Öl tauchen und damit eine Minute lang einmal links und einmal rechts den Damm hinauf in Richtung der Schamlippen streifen.

Bei der dritten Variante werden zwei Finger ein kleines Stückchen in die Scheide eingeführt und mit dem Daumen am Damm sanft gezupft. Diese Massage wird von den Frauen zunächst als unangenehm empfunden, überzeugt aber rasch durch ihre Effektivität.

Wehenmassage

Diese Massage dient der Entspannung und Schmerzlinderung während der Wehen und sie ist hochwirksam. Ob sie direkt während der Wehen oder der Wehenpausen angewandt wird, richtet sich nach dem Wohlgefühl der Frau.

Die Gebärende nimmt im Bett die Seitenlage ein (gleichgültig welche, in unserem Fall wählen wir zur Beschreibung die rechte Seite). Sie winkelt die Beine an und legt sich ein Polster zwischen die Knie. Ihr Partner sitzt oder kniet hinter dem Gesäß der Frau. Er legt zunächst die rechte Handfläche auf das Kreuzbein, führt die linke Hand zwischen die Beine der Frau und legt den Handballen auf das Schambein. Dann führt er mit beiden Händen sanfte, kleine Schaukelbewegungen nach links und rechts durch, nicht nach oben und unten. Sind der Frau diese Schaukelbewegungen unangenehm, dann genügt es auch, wenn der Partner seine Hände ohne Bewegungen nur auflegt.

Schwangerschaftsgymnastik

Abschließend noch einige Tips für eine besonders effiziente Schwangerschaftsgymnastik. Die Geburt wird erleichtert durch eine regelmäßig durchgeführte Dehnung der Symphyse, jener Knorpel, die eine Erweiterung des Beckens möglich machen.

- Strecken Sie sich. Machen Sie sich selber so lang wie möglich und vergessen Sie den alten Aberglauben, Strecken schade dem Kind. Atmen Sie tief ein und aus und kreisen Sie dabei mit Ihren Armen.
- Stellen Sie sich breitbeinig hin und gehen Sie in die tiefe Hocke. Wichtig ist, daß Ihre Fußsohlen ganz auf dem Boden bleiben. Die tiefe Hocke ist eine wunderbare Geburtsvorbereitung für jede Erstgebärende. Für eine Frau, die bereits Kinder hat, ist die Hockstellung, freiwillig und unfreiwillig, längst gang und gäbe. Sie sollte dabei aber immer auf die richtige Ausführung achten.

- Gehen Sie in die Hocke, stützen Sie sich auf Ihre Hände, winkeln Sie abwechselnd ein Bein an, während Sie das andere ausstrecken.
- Gehen Sie wieder in die tiefe Hocke; die Fersen sind dabei auf dem Boden. Drücken Sie mit Ihren Ellbogen beim Ausatmen die Knie auseinander. Beim Einatmen lassen Sie wieder locker.

Um eine bessere Konzentrationsfähigkeit zu erlangen, können Sie folgende Übung durchführen: Gehen Sie in den Vierfüßlerstand. Strecken Sie das rechte Bein und die linke Hand gleichzeitig von sich. Dann machen Sie es umgekehrt.

Eine wohltuende Übung, die uns noch öfter begegnen wird, ist der »Adler«. Legen Sie sich auf den Rücken, strecken Sie die Arme von sich (Handflächen schauen nach oben), drehen Sie Kopf und Beine gleichzeitig diagonal von der Mitte weg und atmen Sie dabei aus. Beim Einatmen kehren Sie langsam wieder zur Mitte zurück. Die Übung beruhigt, beugt Rückenschmerzen vor und hilft vor allem auch Frauen, deren Mutterbänder schmerzen.

Um die Bauchmuskulatur einer Mehrgebärenden zu stärken, empfiehlt es sich, sich hinzuknien und sich beim Ausatmen auf die rechte Seite zu setzen. Beim Einatmen geht die Frau wieder hoch, beim Ausatmen setzt sie sich auf die linke Seite usw.

In diesem Kapitel haben wir versucht, Ihnen verschiedene Möglichkeiten aufzuzeigen, wie Sie sich optimal auf die Geburt vorbereiten können. Das waren Anregungen und Empfehlungen, die Sie aufgreifen können, wenn Sie möchten. Falls Sie keinerlei Lust verspüren, etwas für sich und Ihr Kind zu tun, ist das genauso gut. Vielleicht ist der eine oder andere Tip dabei, der für Sie wertvoll ist. Keinesfalls sollten Sie den Eindruck gewinnen, Schwangerschaft zwinge Sie zu ständiger Aktivität. Am wichtigsten ist und bleibt Ihre innere Einstellung.

Schwangerschaftswehen –
kein Grund zur Panik

Eine schwangere Frau darf ihre Schwangerschaft spüren. Die Gebärmutter leistet während dieser Zeit Unglaubliches. Es ist völlig normal, wenn es da oder dort zwickt, zieht und manchmal auch etwas schmerzt. Ihr erster Gedanke sollte nicht sein: »Oje! Was ist los mit mir? Stimmt etwas nicht?« Versuchen Sie sich statt dessen vor Augen zu führen, was in der Schwangerschaft passiert: Die Gebärmutter dehnt sich auf ein Vielfaches ihrer Größe aus, und es wäre eher verwunderlich, wenn Sie von diesen enormen Veränderungen gar nichts mitbekommen würden. Vom Moment der Einnistung des befruchteten Eies an beginnt die Gebärmutter sich »aufzulockern«, um dem wachsenden Kind genug Raum zu geben. Hier verspüren Sie meist die ersten Wachstumswehen, die Ihnen anzeigen, daß die Gebärmutter auf Hochtouren arbeitet. Während der gesamten Schwangerschaft können Sie diese Arbeit immer wieder als ein mehr oder minder starkes Ziehen spüren. Es ist nicht notwendig, daß Sie mit Furcht und Verzweiflung darauf reagieren. Haben Sie einfach Freude an dem Wunder, das sich in Ihnen vollzieht. Diese Wachstumswehen können Sie von der Einnistung des Eies bis zur Geburt begleiten; meist treten sie aber in drei großen Schüben auf:

• **Zwischen der 8. und 12. Schwangerschaftswoche (nur ein ungefährer Richtwert!):**
Jetzt verspüren viele Frauen Schmerzen, die sich wie leichte Mentruationsschmerzen anfühlen können, oder sie bemerken ein Ziehen im Rücken. Bei vielen Frauen tritt auch zwischendurch eine leichte Blutung auf. Sollte das bei Ihnen der Fall sein, holen Sie bitte ärztlichen Rat ein, aber geraten Sie dabei nicht in Panik. Dazu besteht nämlich keinerlei Anlaß. Es ist fast nie nötig, der schwangeren Frau in dieser Zeit Hormone zu spritzen. Am besten ist es, auf das Auftreten von Blutungen oder Schwangerschaftswehen mit größtmöglicher Ruhe zu reagieren. Durch Reduzieren des Alltagsstresses und durch

die Einnahme entsprechender homöopathischer Arzneien ist die Blutung nach zwei oder drei Tagen meist beendet. Leider gibt es noch immer Ärzte, die in solchen Fällen viel zu schnell zur Curettage (Ausschabung der Gebärmutter) raten, was selbstverständlich das Ende der Schwangerschaft bedeutet. Lassen Sie sich Zeit zum Überlegen. Für eine Curettage ist es noch immer früh genug, wenn die Blutung allzu heftig wird und überhaupt nicht mehr aufhören will. Auch hier wieder gilt als oberstes Gebot: abwarten, schonen, kontrollieren und geduldig sein.

Bis zur zwölften Woche sind bereits alle Organe des Kindes angelegt, und die Gebärmutter kommt etwas zur Ruhe.

• **Zwischen der 16. und 24. Schwangerschaftswoche:**
Jetzt spüren Sie zum erstenmal Ihr Kind. Vor allem bei der ersten Schwangerschaft entgehen uns diese Momente manchmal, so zaghaft sind die Kindsbewegungen. Es ist, als ob uns ein kleiner Vogel leicht und kaum wahrnehmbar streifen, nein, streicheln würde, oder als ob wir einen Schmetterling in uns flattern spürten. Mit jedem Tag werden die Bewegungen des Kindes eindringlicher, intensiver und fordernder. Im letzten Schwangerschaftsdrittel können sie richtig lebhaft und stark sein. Während Sie in dieser Zeit also allmählich die ersten Kindsbewegungen wahrnehmen oder auch nicht, kann es vorkommen, daß sich Ihre Gebärmutter mehrmals täglich kurz anspannt, was sich als Hartwerden des Bauches bemerkbar macht. Bei meiner ersten Schwangerschaft spürte ich diese Wachstumswehen sehr früh und sehr deutlich. In einem Schwangerschaftsratgeber hieß es, daß das zu diesem Zeitpunkt ein Alarmsignal sei (wie beruhigend!). Meine Frauenärztin meinte dagegen nur, die Gebärmutter übe, und ich bräuchte keinen weiteren Gedanken daran zu verschwenden. Das hat mich damals sehr beruhigt. Verstärkt wird das Hartwerden des Bauches durch zu viel Arbeit, Streß und seelische Anspannung. Das ist völlig normal, da wir uns ja während der Schwangerschaft nicht unter eine Glasglocke stellen und jede Aufregung vermeiden können. Versuchen Sie lediglich, wenn

die Anspannung der Gebärmutter für Sie unangenehm ist, sich ein paar Minuten irgendwohin zurückzuziehen, die Beine hochzulagern, die Augen zu schließen und ein bißchen zu träumen. Das wird nicht immer möglich sein, vor allem, wenn Sie berufstätig sind. In so einem Fall könnten Sie sich aber zumindest auf eine Toilette zurückziehen und alle Sorgen und alle Hektik für ein paar Minuten bewußt aussperren. Es gibt sicher angenehmere Orte zum Entspannen, aber im Notfall tut's die Toilette auch.

Manche Frauen vermögen bereits vor der 16. Schwangerschaftswoche die ersten Kindsbewegungen zu verspüren. Auch das ist möglich – lassen Sie sich von niemandem einreden, das gäbe es nicht.

• **Zwischen der 28. und 32. Schwangerschaftswoche:**
Wie groß hier der Entwicklungsschub ist, zeigt folgende Überlegung: Früher, als die Frühgeborenen-Intensiv-Medizin noch kaum entwickelt war, hatte ein in der 28. Schwangerschaftswoche zur Welt gekommenes Baby praktisch keine Überlebenschancen, während ein in der 32. Woche geborenes sich oft auch ohne medizinische Apparate gut entwickeln konnte. In diesen vier Wochen tut sich also Entscheidendes, das Sie auch spüren können. In dieser Phase der Schwangerschaft kann es sein, daß Sie sehr schnell sehr müde werden, daß Ihr Blutbild wegen des Eisen-, Kalzium- und Magnesiummangels nicht optimal ist, daß Sie vielleicht in der Nacht Wadenkrämpfe haben, daß sich der Muttermund bereits ein bis zwei Zentimeter öffnet, daß Sie ein Ziehen in der Leistengegend, im Unterbauch und/oder im Rücken spüren. Die Gebärmutter wächst jetzt sehr schnell; das Kind wiegt in der 28. Schwangerschaftswoche ungefähr (!) 700 bis 900 Gramm und einen Monat später zwischen 1,70 und 2,20 kg!!! Wie sollten Sie das nicht spüren? In dieser Zeit holt sich das Kind alles, was es für seine Entwicklung braucht, und es holt sich alles von Ihnen. Kein Wunder, wenn Ihre Reserven allmählich erschöpft sind. Aber keine Sorge, Sie füllen all Ihre Kraftdepots durch eine gute Ernährung wieder auf. Es handelt sich in die

ser Zeit um einen temporären »Notstand«, der im Plan der Natur durchaus vorgesehen ist. Wenn Sie jetzt Ihr Blutbild untersuchen lassen, nehmen Sie das Ergebnis gelassen hin und lassen Sie sich nicht zu viele Tabletten verschreiben. Achten Sie aber auf eine gesunde Ernährung.

In dieser Phase der Schwangerschaft darf sich die Gebärmutter sieben- bis zehnmal pro Tag anspannen. Sie verspüren vielleicht ein Ziehen, das Frauen, die schon einmal geboren haben, oft glauben läßt es handle sich bereits um Senkwehen. Auch leichte Schmierblutungen sind jetzt möglich. Viele Frauen leiden unter Kurzatmigkeit. Wie können Sie auf all diese Signale reagieren? Mit Kürzertreten, dem Einhalten einer Mittagsruhe, gutem Essen, frühem Schlafengehen und allgemeiner Schonung. Vielleicht sollten Sie sich zwischendurch immer wieder krankschreiben lassen. Das hat in dieser Situation nichts mit Drücken vor der Arbeit zu tun. Wenn Sie jetzt Ruhe brauchen, und Ihr Körper deutet Ihnen dieses Bedürfnis an, schenken Sie sich und Ihrem Kind diese Ruhe.

• **Ab der 34. Schwangerschaftswoche kommen zu den Wachstumswehen Senkwehen.**

Darunter versteht man einen Druck nach unten, der sich durch ein Ziehen im Schambeinbereich, in den Oberschenkeln oder/und in der Scheide bemerkbar macht. Dieses Ziehen kann regelmäßig oder unregelmäßig auftreten. Jede Frau hat vor der Geburt Senkwehen, auch wenn sie diese vielleicht nicht spürt. Es kann sich (muß aber nicht) dadurch der Bauch sicht- und spürbar nach unten senken. Durch die Senkwehen macht sich das Kind startbereit für die Geburt. Der Bauch wird öfter hart, es können ein- oder beidseitige Leistenschmerzen auftreten, die als Krampf empfunden werden können. Es mehren sich die Zeichen der nahenden Geburt. Achten Sie jetzt auf eine gute Bauchpflege und schützen Sie Ihre Beine, indem Sie diese so oft wie möglich hochlagern. Spätestens jetzt beginnen die meisten Frauen mit einer intensiven Geburtsvorbereitung und stimmen sich so körperlich, geistig und seelisch auf die Geburt ein. Frauen, die bereits geboren haben, haben oft das Gefühl, es könnte schon losgehen. Wie können Sie herausfinden, ob es wirklich schon so weit ist? Ganz einfach: Nehmen Sie ein Entspannungsbad und warten Sie ab. Wenn es noch nicht so weit ist, werden die Wehen durch das Bad wieder vergehen, wenn nicht, dann wissen Sie ebenfalls Bescheid. Auch ein Einlauf wäre jetzt eine Möglichkeit festzustellen, ob es ernst wird oder ob es sich um einen Fehlalarm handelt. Machen Sie sich keine Sorgen, daß Sie auf diese Weise eine Geburt auslösen könnten, die nicht ohnehin unmittelbar bevorstünde.

3. Die Geburt

Kann ich den Geburtsverlauf beeinflussen? Eine sinnvolle Geburtsvorbereitung

Ja, Sie können den Geburtsverlauf beeinflussen. Es ist eindeutig erwiesen, daß Frauen, die sich auf die Geburt ihres Kindes gut vorbereitet haben, viel besser mit der Geburt zurechtkommen. Es zahlt sich also wirklich aus, sich mit dem auseinanderzusetzen, was in Ihrem Körper vorgeht. Je selbstbewußter und gefühlssicherer eine Frau ist, um so leichter wird ihr das Gebären fallen. Damit kein Mißverständnis aufkommt: Auch der beste Vorbereitungskurs kann eine Geburt nicht schmerzfrei machen, aber er kann das Verständnis für den Ablauf der Geburt intensivieren und damit in gewissem Sinn die Geburt erleichtern. Etwa ab der 20. Schwangerschaftswoche (Halbzeit!) ist es günstig, mit einer Hebamme Kontakt aufzunehmen. Viele Frauen besuchen einen Geburtsvorbereitungskurs nur bei der ersten Schwangerschaft und meinen dann, ohnehin schon alles zu wissen. Wir sind nicht dieser Meinung. Erstens gibt es immer wieder etwas Neues zu erfahren, da jede gute Hebamme immer weiterlernt und immer neue Erfahrungen in den Kurs einbringt. Es geht aber oft gar nicht sosehr um das Wissen, um etwas Technisches. Es geht um die Zeit, die Sie sich nur für sich und Ihr Kind nehmen. Sie haben Kontakt zu anderen werdenden Müttern, und der Erfahrungsaustausch mit diesen könnte sehr wichtig sein. Hätten wir Schwangerschaft und Geburt in unser Leben wirklich integriert, wäre wertvolles Hebammenwissen Teil unseres Allgemeinwissens, und eine Generation könnte es an die nächste weitergeben, wie es früher einmal war. Doch wir leben in einer anderen Zeit; die Generationen vor uns haben durch verschiedene, zum Teil auch verständliche Umstände diese Wissenskette abreißen las-

sen. Eine intensive Geburtsvorbereitung ist also heute besonders wichtig, auch noch beim fünften Kind. Der Ablauf der
Geburt liegt nicht nur in den Händen der Mutter. Jedes Kind
agiert und reagiert anders und hat ein gewichtiges Wörtchen
mitzureden. Jede neuerliche Schwangerschaft ist auch ein
neues Ringen um eine gute Beziehung, die nur glücken kann,
wenn wir ihr die Chance geben, das heißt, wenn wir uns auf sie
einlassen.

Frauen, die sich gedanklich zu sehr auf einen bestimmten
Geburtsverlauf fixieren, haben oft große Schwierigkeiten, weil
sie nicht gemeinsam mit ihrem Kind gehen. Jedes neue Lebewesen bedarf der gleichen Aufmerksamkeit und Zuwendung.

Die sanfte Geburt

Die sogenannte sanfte Geburt ist ein wunderbarer Begriff, der
heute in aller Munde ist. Er wurde von dem französischen
Gynäkologen Frederic Leboyer in den 80er Jahren geprägt.
Leboyer war der erste, der die Würde der Frau zum Thema
machte, und den Rückzug der Technik und des medizinischen
Personals während der Geburt forderte. So positiv der Begriff
der sanften Geburt ist, er birgt Gefahren in sich. Er könnte
nämlich Frauen zu der irrigen Annahme verleiten, sie würden
schmerzfrei und lächelnd gebären. Das soll zwar vorkommen,
aber es ist eindeutig die Ausnahme. Fast jede Geburt ist
schmerzhaft, hochdramatisch (im positiven Sinn!), gewaltig
und schöpferisch. Das Geheimnis des Gebärens liegt in der
Erkenntnis und in dem Gefühl, daß in diesem Schmerz ein
ganz tiefes Glück verborgen ist. Jede Frau, die gebiert, darf einen Blick tun in das Geheimnis des Universums. Sie hat Anteil
an der Schöpfung. Jedes Neugeborene hat diesen geheimnis-
vollen, weisen Ausdruck, der von weit, weit herkommt. Manche meinen, die Babys seien häßlich, und erschrecken förmlich beim ersten Anblick. Neugeborene haben etwas Greisen-
haftes, das uns zutiefst irritiert. Es scheint, als würden sie alles
wissen. Doch ein paar Tage später, oft schon ein paar Stunden

nach der Geburt, verlöscht dieser »alte« Blick und das Kindliche, Ahnungslose, Hilfsbedürftige, das uns so berührt, tritt in den Vordergrund. Staunen über ein Neugeborenes – das ist ein großes Geschenk. Sanft gebären heißt nicht, Schmerzen aussparen, sondern für einen großen Schmerz bereit zu sein, für den sinnvollsten Schmerz der Welt offen zu sein. Die Geburt selbst ist nicht sanft, sie ist ein gewaltiger Akt; sanft soll die Einstellung der Frau sein und sanft die Umgebung, in die das Kind hineingeboren wird. Mildes Dämmerlicht, leise Musik, ein schönes Zimmer, alle Wohlgerüche der Welt sind sehr, sehr wichtig, aber für eine sanfte Geburt nicht genug. Eine liebende Mutter und herzliche Menschen, die die Würde des Kindes in jedem Moment der Geburt achten, sind noch viel wichtiger. Wir meinen damit, daß wir dem Kind nicht mißtrauen sollten, indem wir es ständig überwachen, kontrollieren, belästigen, sondern es voll Vertrauen auf seinem Weg ins Leben begleiten sollten, ohne daß sich irgend jemand wichtig macht und allzu schnell eingreift, wie das leider bei vielen Ärzten und Ärztinnen noch immer der Fall ist. Fakten, Zahlen, Werte sind genormt, dem Kind wird jede Individualität genommen. Alles muß nach unseren Vorstellungen ablaufen. Ein Kind wird manchmal bei einer Geburt regelrecht vergewaltigt. Das sind starke Worte, aber nur starke Worte machen uns hellhörig und sensibel. Wer fragt danach, was in der Seele eines Menschen vor sich geht, der ohne Not mittels Saugglocke, Zange oder durch Kaiserschnitt auf die Welt geholt wurde? Was spürt ein Kind, wenn die Wehen, nur weil der Geburtstermin deutlich überschritten ist, künstlich erzeugt werden, um es vor seiner Zeit aus der Gebärmutter zu treiben? Und das geschieht oft nur, weil wir nicht genug Geduld haben oder weil der Herr Doktor rechtzeitig seinen Urlaub antreten möchte.

Eines muß allerdings auch klar sein: Zange, Saugglocke und Kaiserschnitt sind Mittel der sanften Geburt, wenn es dem Kind schlechtgeht. Immer muß die Sicherheit des Kindes und der Mutter im Zentrum stehen. Ein Kind, dem es schlechtgeht, wird auch dankbar sein für den medizinischen Eingriff, weil es aus einer Notlage befreit wird. Die normale Geburt ist für das Kind zwar Schwerstarbeit, aber keine Notlage. Es braucht uns nicht leid zu tun, es liebt und braucht die Herausforderung Geburt und sehnt sich nach dem Licht des Lebens. Manche Babys marschieren kraftvoll und zügig durch den Geburtskanal und manche zögern, rasten, tasten sich dann wieder ein wenig weiter, ehe sie Mut fassen, das Licht der Welt zu erblicken. Die meisten kommen auf ganz natürlichem Wege zum Ziel, wenn man sie läßt. Warum wollen wir das nicht begreifen und meinen, immer nachhelfen zu müssen? Geburtsbegleiter sollten sehr demütig sein und Respekt vor der Natur haben, dann würden sie nicht so leichtfertig über Frauen und Kinder bestimmen. Die zur Geburt notwendige Sensibilität kann man wohl auf keiner Universität lernen. Der Ort, wo Ihr Kind zur Welt kommt, sollte nicht überbewertet werden, viel wichtiger sind Ihre Einstellung und die Haltung Ihres Geburtsteams. Erkundigen Sie sich daher vor der Geburt, in welchem Krankenhaus die Wünsche der Frauen respektiert werden, und welchen Stellenwert Ihr Kind dort hat. Es gibt leider auch Krankenhäuser, die Ihnen alles versprechen, was Sie wollen. Hier sollten Sie ruhig ein bißchen skeptisch sein. In einem Krankenhaus sind viele Dinge aufgrund der dort herrschenden Strukturen nicht möglich. Sprechen Sie auch mit Frauen über ihre Erfahrungen mit bestimmten Krankenhäusern.

Es ist für eine gute Geburt sehr wichtig, sie nicht als Leistungsschau zu betrachten. Es geht nicht darum, perfekt, schnell und problemlos zu gebären. Wir brauchen niemandem die hundertprozentig perfekte Frau und Mutter vorspielen. Liebe klammert Fehler nicht aus. Sie sind immer für Ihr Kind die beste und einzige Mutter. Vor dem Geburtsteam die Starke zu spielen, sollte endgültig der Vergangenheit angehören. Seien Sie gesund egoistisch. Der Ausdruck *sanfte Geburt* könnte Frauen unbewußt unter Druck setzen und die Geburt verharmlosen. Damit ist niemandem gedient. Es wäre so, als ob wir den Liebesakt nur unter dem Aspekt der Zärtlichkeit sehen wollten. Er ist auch dynamisch, vital, kraftvoll und leidenschaftlich. Ganz wie die Geburt.

Sanft gebären heißt in Geborgenheit und Sicherheit gebären, heißt auf die Weisheit der Natur vertrauen, heißt mit gesunder Gelassenheit der Geburt entgegensehen, heißt, die Mutter in sich zu entdecken, heißt guter Hoffnung sein, heißt offen sein für Ihren ganz persönlichen Weg, heißt der Geburt ihr Geheimnis zu lassen, heißt fein und behutsam mit dem Kind umgehen, heißt für das Geburtsteam, eine Frau liebevoll zu begleiten statt anmaßend zu beherrschen, heißt für die Frau auch, sich um ihren inneren Frieden zu bemühen.

Atmen hilft

In der Schwangerschaft ist es wichtig, innerlich ehrlich ruhig zu werden. Dabei kann Ihnen eine Atemtechnik (eigentlich das falsche Wort in diesem Zusammenhang) helfen, die sich auch bei der Geburt bewährt. Nun ist diese Atmung keineswegs so schwierig zu erlernen, daß Sie schon in der Schwangerschaft damit beginnen müssen, trotzdem empfehlen wir Ihnen, sich bereits vor der Geburt mit der meditativen und intensiven Atmung auseinanderzusetzen, und zwar aus zwei Gründen. Erstens hilft sie Ihnen, sich in der Schwangerschaft immer wieder zu entspannen und Ihre innere Ruhe zu finden, und zweitens haben Sie diese Atemtechnik bis zur Geburt dann so weit automatisiert, daß sie Ihnen jederzeit, ohne daß Sie erst nachdenken müssen, zur Verfügung steht. Sie haben sie dann vollständig integriert.

Wie können Sie sich also vorbereiten? Wählen Sie eine Lage, in der Sie sich wirklich wohl fühlen. Schließen Sie die Augen und atmen Sie mit der Nase oder dem Mund, ganz wie es Ihnen angenehm ist, langsam und ruhig ein. Schicken Sie den Atemzug gedanklich zu Ihrem Kind, und er ist weit mehr als nur Teil einer Atemtechnik. Halten Sie den Atem kurz an, um ihn dann spürbar und hörbar aus sich herauszulassen. Kurze Pause. Atmen Sie wieder sanft ein, halten inne und atmen dann durch den Mund wieder aus. Stellen Sie sich vor, Sie atmen Ruhe ein und lösen sich beim Ausatmen kraftvoll von allem, was Sie anspannt und blockiert. Diese Atmung ist für beide, Mutter und Kind, ein Gewinn. Sie ist kein mechanischer Vorgang, sondern eine Atmung mit Gefühl. Jeder Atemzug in der Schwangerschaft oder bei der Geburt bedeutet einerseits eine optimale Sauerstoffversorgung für die werdende Mutter *und* das Kind, andererseits ist er ein Geschenk an das Leben.

Entspannungsübungen dieser Art werden in jedem Geburtsvorbereitungskurs angeboten. Aber auch außerhalb dieser Kurse sollten Sie immer wieder auf eine bewußte Atmung achten. Sie stellt wirklich eine wertvolle Hilfe in allen schwierigen Lebenssituationen dar. Wenn Sie unter großer nervlicher Anspannung stehen, wenn Sie vor einem bestimmten Ereignis Angst haben, wenn Sie zerstreut sind, wenn Ihre Kinder Sie »auf die Palme bringen«, wenn Sie ein wichtiges Gespräch führen müssen, in das Sie optimal hineingehen wollen, vor einer schweren Prüfung, bei großen Schmerzen: Bewußt atmen hilft Ihnen ganz bestimmt. Je schlechter Sie sich fühlen, um so lauter und kraftvoller atmen Sie aus. Wir sprechen dann nicht mehr von der meditativen, sondern von der intensiven Bauchatmung. Sie allein spüren, wieviel Energie Sie in die Atmung legen müssen, damit Sie Kraft bekommen.

Im Prinzip ist diese Atmung keine neue Erfindung, sie ist nur eine Möglichkeit, um besser loslassen zu können. Tief Atem holen, seufzen und stöhnen bringen Erleichterung und tun uns gut. Es gilt sie zurückzuholen, die alten, aber äußerst wirkungsvollen Hilfsmittel.

Was tun, wenn die Blase springt?

Viele Frauen geraten in Panik, wenn sie spüren, daß sie plötzlich eine größere Menge Flüssigkeit verlieren. Dabei ist das die natürlichste Sache der Welt. Bei rund einem Drittel aller Frauen kündigt sich dadurch die nahende Geburt an. In diesem Kapitel wird viel von den Ausscheidungen (was für ein häßliches Wort für unsere Körpersafte!) die Rede sein, um Frauen ihre Ängste und unnötigen Schamgefühle davor zu nehmen.

Warum bei manchen Schwangeren die Blase springt, kann niemand sagen. Hebammen sprechen oft vom »Blasensprungwetter«, wenn auffallend viele Frauen bei Föhn oder Sturm einen Blasensprung haben, ohne daß sie Wehen verspüren. Wann, wo und warum auch immer – nehmen Sie den Geburtsbeginn, wie er ist, und sagen Sie sich: Es ist alles gut, bei mir soll es so und nicht anders sein. Es darf auch ruhig ein bißchen Blut dabei abgehen (vergleichbar mit den Schmierblutungen am Ende der Periode), auch das ist völlig normal. Nur in zwei Fällen sollten Sie sofort ins Krankenhaus fahren: Wenn das Fruchtwasser »mißfärbig« oder trübe ist, worunter man eine grünlich-bräunliche Färbung versteht, oder wenn Sie sehr viel Blut (wie etwa am stärksten Tag der Periode) verlieren. Diese Umstände müssen sofort ärztlich abgeklärt werden, denn sie könnten ein Zeichen dafür sein, daß es Ihrem Kind nicht gutgeht oder es ihm irgendwann nicht gutgegangen ist. Gründe dafür können in einer großen psychischen Belastung, einer entzündlichen Erkrankung der werdenden Mutter oder in der Unterversorgung des Kindes durch die Plazenta liegen. Falls Ihr Baby Steißlage einnimmt, brauchen Sie sich über »mißfärbiges« oder trübes Fruchtwasser ebenfalls keine Sorgen zu machen, denn hier kann beim Blasensprung automatisch *Mekonium* (Kindspech) ausgeschieden werden.

Doch zurück zum »normalen«, massiven Blasensprung. Sollte Sie der Gedanke an einen möglichen Blasensprung im Supermarkt oder im Theater peinigen, legen Sie sich zur Sicherheit in den letzten Wochen eine Binde ein und vergessen Sie alle Horrorgeschichten, die Sie von wohlmeinenden Freundinnen rund um den Blasensprung gehört haben. Eine solche Legende ist beispielsweise die Vorstellung, nach einem Blasensprung bestünde die Gefahr einer sogenannten Trockengeburt, die für Mutter und Kind besonders beschwerlich und gefährlich sei. Bitte vergessen Sie diesen Unsinn und seien Sie sicher: ein Blasensprung kann nie und nimmer zu einer Trockengeburt führen. Selbst wenn eine große Menge Fruchtwasser in einem Schwall abgeht, und Sie das Gefühl haben, plötzlich in der Badewanne zu sitzen, bleibt genug Fruchtwasser übrig, um

Ihr Baby ohne Probleme zur Welt zu bringen. Die Natur hat alles perfekt eingerichtet. Haben Sie Vertrauen zu Ihrem Körper, denn er weiß, was für Sie und Ihr Baby gut ist. Für das Kind ist es am besten, wenn die Fruchtblase erst bei den letzten Wehen springt, weil das Baby dann besser herausschlüpfen kann. Das läßt sich allerdings nicht beeinflussen, denn Ihr Kind sucht sich das selbst aus. Wenn es schon vor der Geburt das Wasser »ablaufen« läßt, wird es einen Grund dafür haben. Manche Babys wiederum kommen sogar mit einer noch intakten Fruchtblase, der sogenannten »Glückshaube« zur Welt. Sie sehen, alle Varianten sind möglich, seien Sie also für alles offen. Versuchen Sie überhaupt, alles rund um die Geburt nicht zu eng zu sehen. Viele Frauen blockieren sich selbst, wenn sie unbedingt so gebären wollen wie ihre beste Freundin, oder wenn sie sich allzu festgelegte Vorstellungen machen, wie die Geburt zu verlaufen hat. Seien Sie ruhig und gelassen, und haben Sie keine Angst. Das ist der beste Beitrag, den Sie zur Geburt leisten können, und wenn Sie sich selbst gut kennen, ist das auch gar nicht so schwer. Das wichtigste ist das volle Vertrauen zu Ihrem wunderbaren Körper.

Sollte also Fruchtwasser abgehen, ohne daß Sie Wehen haben, spricht man von vorzeitigem Blasensprung. Geht wenig Flüssigkeit ab, so handelt es sich möglicherweise um einen *hohen* Blasensprung, für den der Spieltrieb und die Neugier des Kindes Ursachen sein können. Das Baby erkundet mit seinen Fingern die Umgebung, trifft auf einen Widerstand und bohrt ein kleines Loch in die Wand der Fruchtblase. Dabei geht etwas Fruchtwasser ab, und die werdende Mutter hat das Gefühl, daß sie vor sich hin *tröpfelt*. Nach einiger Zeit kann sich das wiederholen, muß aber nicht. Innerhalb von zwölf Stunden verklebt sich die undichte Stelle wieder, und das fehlende Fruchtwasser bildet sich nach. Manche Frauen bemerken gar nichts von diesen Vorgängen, und das spielt auch keine Rolle. Ein hoher Blasensprung muß noch nicht der Beginn der Geburt sein.

Im Gegensatz dazu kann man den *massiven* Blasensprung, bei dem eine größere Menge Fruchtwasser entweder langsam – mit Pausen – oder in einem großen Schwall abgeht, nicht übersehen. Dabei entsteht ein Riß im unteren Drittel der Fruchtblase und leitet die Geburt ein, auch wenn noch keine Wehen zu spüren sind. Vor einigen Jahren noch waren Ärzte sehr ungeduldig und leiteten oft schon vier Stunden nach einem massiven Blasensprung die Wehen künstlich ein. Dieser voreilige Eingriff führte dann oft zu Komplikationen während der Geburt, die sich die Frau leicht hätte ersparen können. Welche schwerwiegenden Folgen künstlich eingeleitete Wehen haben können, erfahren Sie im Kapitel »Medikamentöse Einleitungen: Vor- und Nachteile« S.95. Heute ist es üblich, ungefähr zehn Stunden nach dem massiven Blasensprung einfach zu warten. Frei praktizierende Hebammen warten oft bis zu 24 Stunden, denn mit der nötigen Geduld und einigen Tricks gelingt es fast immer, die Geburt in Gang zu bringen. Voraussetzung ist allerdings, daß mit dem Baby alles in Ordnung ist. Sollten die Herztöne des Kindes schlecht sein, so ist ein ärztliches Eingreifen absolut notwendig. Dafür verfügt die Schulmedizin heute glücklicherweise über genügend geeignete Mittel. Das Wohl des Kindes steht selbstverständlich immer im Vordergrund. Diese Grundvoraussetzung beherzigen Hebammen allerdings weit öfter als Ärzte, die es manchmal gar nicht erwarten können, endlich einzugreifen. Man kann das den Ärzten nur bedingt zum Vorwurf machen, da der Routinebetrieb in einem Krankenhaus auf die individuellen Umstände rund um eine Geburt nicht immer Rücksicht nehmen kann. Jede Frau sollte sich dessen bewußt sein, wenn sie sich für eine Krankenhausgeburt entscheidet, und nicht automatisch annehmen, daß im Krankenhaus grundsätzlich keine Fehler gemacht werden. Jedes künstliche Einschreiten hat Folgen, die man nur im Notfall in Kauf nehmen sollte. Die meisten Hebammen nehmen sich Zeit und scheuen keine Mühe, beim Baby sanft anzuklopfen und es zur großen Reise zu bewegen. In der überwiegenden Mehrzahl der Fälle läßt sich das Kind zum Reiseantritt motivieren, ohne irgendwelche Nebenwirkungen oder schädlichen Folgen. Sollte sich das Baby zu lange Zeit lassen, gibt es einige verläßliche Methoden, um ihm einen sanften Schubs zu geben. Ganz wichtig ist, daß sich die Frau nach einem Blasensprung frei bewegen kann. Langes Liegen verzögert den Geburtsbeginn bzw. -vorgang. Und hier sind wir gleich beim nächsten Problem, das bei Krankenhausgeburten auftreten kann: Wenn der Kopf des Kindes nach einem Blasensprung noch immer sehr hoch oben liegt, besteht ein gewisses, theoretisches Risiko, daß die Nabelschnur vor den Kopf des Kindes fällt und sich das Kind beim Beginn der Wehen die Energiezufuhr durch das Abdrücken der Nabelschnur selbst blockiert. Bei Erstgebärenden kommt das fast nie vor, denn der Kopf des Kindes ist hier nicht so hoch oben, daß diese Gefahr gegeben wäre. Ob die Nabelschnur wirklich vor den Kopf gefallen ist, können der Arzt oder die Hebamme eindeutig ertasten, und dann bleibt nur noch der Ausweg über den Kaiserschnitt, um das Kind zu retten. Wir können gar nicht genug betonen, wie selten dieser Fall eintritt, und plädieren dafür, daß sich eine schwangere Frau mit dieser Eventualität gar nicht belasten sollte. Dafür sind dann wirklich Ärzte da. Es passiert aber leider sehr oft, daß Frauen mit massivem Blasensprung dazu angehalten werden, im Bett liegen zu bleiben. Damit wird zwar das Restrisiko des Nabelschnurvorfalles ausgeschaltet, aber eine Vielzahl von Frauen wird gerade durch diese unnötige Maßnahme am natürlichen Fortgang der Geburt gehindert, was im schlimmsten Fall ebenfalls zu einem Kaiserschnitt führt. In Krankenhäusern werden aus vermeintlichen Sicherheitsgründen immer noch zu viele Kaiserschnitte durchgeführt, die, sollten sie nicht wirklich indiziert sein, einen schweren körperlichen und seelischen Eingriff in die Gesundheit von Mutter und Kind darstellen. Wie absurd die Aussagen rund um den gefürchteten Nabelschnurvorfall manchmal sind, zeigt folgendes: Es gibt Gynäkologen, die bei der letzten Vorsorgeuntersuchung Frauen erklären, der Kopf des Kindes sei schon weit unten. Dieselben Ärzte erklären dann im Fall eines massiven Blasensprungs, der Kopf des Kindes sei noch zu hoch oben, um den Nabelschnurvorfall ausschließen zu können. Mitdenkende Frauen müßten spätestens hier hellhörig werden. Wo ist nun der Kopf des Kindes, zu weit oben oder zu weit unten? Was kann eine Frau im Krankenhaus tun, wenn sie zum Liegen angehalten wird? Nun, sie kann immer wieder versuchen, ihre Position zu verändern. Sie sollte das Gespräch mit dem Ärzteteam suchen und sich erkundigen, ob es wirklich notwendig ist, dauernd zu liegen. In solchen Fällen kann der Partner sehr hilfreich sein, der – vorausgesetzt er hat sich ein bißchen mit der Geburt auseinandergesetzt – seiner Partnerin bei der Erfüllung ihrer Wünsche beisteht. Wenn die Herztöne des Kindes in regelmäßigen Abständen überwacht werden, kann nichts passieren. Es ist natürlich für Ärzte bequemer, die Verantwortung abzuschieben, indem sie die Frauen prophylaktisch hinlegen lassen, solange es rechtlich nicht hinterfragt wird, welch schwerwiegende Folgen derartige Anordnungen haben können. Falls Sie also aus reiner Vorsichtsmaßnahme zum Liegen »verurteilt« werden, stellen Sie sich symbolisch und buchstäblich auf Ihre eigenen Füße.

Was kann eine Frau mit massivem Blasensprung und ohne Wehen tun, um die Geburt natürlich anzuregen und eine künstliche Einleitung zu vermeiden?

Ein Einlauf ist ein geeignetes Mittel. Sieben Zutaten haben sich als optimal erwiesen: zwei Liter Tee aus Schafgarbe, Himbeerblättern, Brombeerblättern, Eisenkraut, Frauenmantel, Kreuzkümmel und Wermutkraut zu gleichen Teilen gemischt.

Wahre Wunder wirkt auch der berühmte »Hebammentrunk«: Geben Sie in ein Glas heiße Milch je eine Prise Zimt und Nelkenpulver, zwei Schnapsgläser guten Cognac und vier bis sechs Eßlöffel Rizinusöl (vier Eßlöffel für Frauen unter 60 kg, fünf Eßlöffel für Frauen von 60 bis 80 kg und sechs Eßlöffel für Frauen über 80 kg). Zugegeben, das klingt nicht sehr verlockend, aber es hilft. In den meisten Fällen geht die Geburt nach Einnahme dieser Mischung innerhalb von zwei bis sechs Stunden ganz natürlich los, ohne daß die Gebärende unter Wehenstürmen leiden muß, wie das oft der Fall ist, wenn die Wehen künstlich eingeleitet werden.

Sie können auch einen wehenfördernden Tee trinken. Er besteht wieder aus den sieben Zutaten Schafgarbe, Himbeerblätter, Brombeerblätter, Eisenkraut, Kreuzkümmel, Wermut und Frauenmantel.

Probieren Sie in aller Ruhe diese Möglichkeiten aus, und Sie werden sehen, daß eine davon auch bei Ihnen wirkt.

Früher öffneten Ärzte manchmal sogar die Fruchtblase, um die Geburt in Gang zu bringen – ein verhängnisvoller Fehler. Denn nicht immer nahm die Geburt dann einen natürlichen Verlauf, sondern mußte per Kaiserschnitt beendet werden. Wenn die Fruchtblase von selbst springt, ist das ein sicheres Indiz dafür, daß die Geburt bald beginnt. Daraus aber den Schluß zu ziehen, man brauche nur die Fruchtblase öffnen und schon komme das Kind, ist ein ärztlicher Kunstfehler. Der Körper der Frau ist dann noch gar nicht bereit und wehrt sich. Glücklicherweise wird diese künstliche Fruchtblasensprengung in den Krankenhäusern mittlerweile nicht mehr so oft durchgeführt. Sollten Sie wider Erwarten doch an einen Arzt geraten, der bei Ihnen einen derartigen Eingriff plant, protestieren Sie auf das heftigste oder, noch besser, ergreifen Sie die Flucht. Eine frei praktizierende Hebamme wird sich hüten, die Fruchtblase zu sprengen, sie ist ihr heilig. Sie hat viel zu große Achtung und Ehrfurcht vor ihr, um sie zu verletzen. Ilona Schwägerl fiel bei ihrer Tätigkeit als Hebamme im Krankenhaus immer wieder auf, daß nach einer Fruchtblasensprengung auffallend oft die Scheide der Frau trocken wurde, was sich für den Geburtsverlauf ungünstig auswirkte. Erklärbar ist dieses Phänomen durch den Umstand, daß die Frauen durch die Fruchtblasensprengung eine Art Schock bekamen und sich sofort verkrampften. Trockenheit in der Scheide hat immer eine große Bedeutung. Sie ist ein Hinweis darauf, daß sich eine Frau zurückzieht, daß sie zur vollen Hingabe nicht bereit ist. Das gilt beim Geschlechtsverkehr genauso wie bei der Geburt. Auch die Geburt ist kein bloßer Akt, sondern hat sehr viel mit Gefühl zu tun. Daher sollte man solche schwerwiegenden Eingriffe wie die Sprengung der Fruchtblase unter allen Umständen vermeiden.

In der Hoffnung, die Geburt schneller zu beenden, fordern manche Frauen diese Sprengung sogar von sich aus. In Momenten äußerster Schmerzen ist das nur allzu verständlich, aber sagen Sie sich dann: Die Fruchtblase beschützt mein

Kind vor argen Schmerzen! Und es wird Ihnen leichter fallen auszuharren. In solchen Situationen sind gute Geburtsbegleiter, seien das nun der Partner, die Hebamme oder der Arzt, sehr wichtig. Sie sollen den Frauen in solchen kritischen Situationen durch liebevolle Zuwendung Mut machen.

Nicht nur Fruchtwasser kann abgehen; in der Schwangerschaft werden Sie vielleicht auch andere abgehende Flüssigkeiten wahrnehmen. Freuen Sie sich darüber, denn dies ist völlig normal, und Ihr Körper arbeitet perfekt. Unsere Freude wird oftmals leider durch unsere übertriebenen Hygienevorstellungen getrübt. Alles, was wir ausscheiden, assoziieren wir mit Schmutz. Wir verlernen dabei völlig, zu unserem Körper »Ja« zu sagen, und uns selbst mit unseren Körpersäften (dieses Wort ist weitaus schöner als der Begriff »Ausscheidungen«) und Düften (nicht Ausdünstungen!) anzunehmen. Es muß uns klar sein, daß mehrmaliges tägliches Waschen mit Seife im Intimbereich gesundheitliche Schäden nach sich zieht. Über die Wichtigkeit der Sauberkeit brauchen wir hier nicht ausführlich diskutieren, aber Seifen und Intimsprays stellen einen Angriff auf unsere natürliche Bakterienkultur dar. Und wer das nicht versteht oder beherzigt, wird früher oder später wahrscheinlich mit Scheideninfektionen zu kämpfen haben. Ebenso ungünstig ist es, Nylonwäsche zu tragen, unter der die Haut schlecht atmen kann. Auch Tampons trocknen die Scheidenwand aus. Das bedeutet nicht, daß eine Frau grundsätzlich auf Tampons verzichten soll, sondern daß sie diese bewußt im Wechsel mit Binden verwendet. Warum können wir nicht zu unseren natürlichen, gesunden Körpersäften stehen? Spätestens während der Schwangerschaft sollten wir versuchen, uns selbst besser kennnenzulernen und anzunehmen.

Übertriebene Hygiene kann also den Säureschutzmantel im Scheidenbereich austrocknen und dadurch kann das Kind nicht optimal hinausschlüpfen, es sei denn, die Fruchtblase ist noch intakt und kann so wie ein Gleitmittel wirken, das dem Baby das Entschlüpfen erleichtert. Günstig ist es, auch in diesem Zusammenhang auf die Ernährung zu achten. Essen Sie einmal am Tag Sesam und Leinsamen (im Brot, Müsli oder Joghurt) und trinken Sie viel. Das fördert die Schleimbildung, die für jede Geburt benötigt wird.

Wenn Sie während der Schwangerschaft merken, daß aus Ihrer Scheide Schleim fließt, so ist das ein wunderbares Zeichen, daß Ihr Körper sich optimal auf die Geburt vorbereitet. Das ist kein Ausfluß, der behandelt werden müßte! Seien Sie froh darüber, daß Ihr Körper genau weiß, wie er dem Baby bei der Geburt helfen kann.

Sollten Sie während der Schwangerschaft an einer Scheidenentzündung erkranken, ist es wichtig, nicht zu schnell zu Zäpfchen zu greifen, sondern das lästige Leiden natürlich zu behandeln. Ernähren Sie sich zuckerarm und verwenden Sie besonders oft Majoran zum Würzen. Nehmen Sie an drei hintereinanderliegenden Tagen eine Scheidenspülung täglich vor, danach zweimal wöchentlich und abschließend noch einmal. Verwenden Sie eine Teemischung aus Malve, Schafgarbe und Salbei. Binden Sie einen Eßlöffel Meersalz vom Toten Meer mit fünf Tropfen Teebaumöl und mischen Sie beides in den Tee. Am besten ist es, die Scheidenspülung im Bad oder in der Dusche vorzunehmen. Führen Sie dabei das Ansatzstück für die Scheidenspülung (es liegt dem Einlaufgerät bei) in die Scheide ein, bis Sie anstoßen. Halten Sie den Irrigator (das Einlaufgerät) hoch und öffnen Sie den Hahn des Ansatzstückes. Dadurch werden alle Krankheitskeime herausgespült, die dem Kind bei der Geburt schaden könnten.

Neben dem vermehrten Scheidenschleim kann ab der 30. Schwangerschaftswoche auch Zervixschleim mit oder ohne Schmierblutung abgehen. Auch das ist vollkommen in Ordnung. Es handelt sich dabei um einen weißen und voll elastischen Schleimpfropfen. Er dient als zusätzlicher Schutz im Zervixkanal und kann auch abgehen, ohne daß Sie es merken. Glasklarer Muttermundschleim wird ebenfalls abgehen, und auch er ist ein Zeichen, daß alles bestens funktioniert. Der natürliche Scheidenschleim, Muttermundschleim und der Zervixschleim sind in der Schwangerschaft und während der Geburt äußerst wichtig und sollten Sie keineswegs in Panik versetzen. Sie sind im Gegenteil ein Zeichen dafür, daß Ihr Körper gut arbeitet. Vermehrter Schleimabgang ist auch in der Eröffnungsphase ab einem vier Zentimeter geöffneten Muttermund zu erwarten. Er dient dem kindlichen Kopf dazu, aus dem Muttermund zu schlüpfen. Lernen Sie Ihren Körper lieben, wie er ist, und haben Sie Vertrauen in Ihre eigenen Kräfte.

Hellhörig werden sollten Sie nur bei scharf riechendem und/oder grünlichem Ausfluß oder bei starkem Juckreiz. Führen Sie dann eine Scheidenspülung durch. Tritt keine Besserung ein, ziehen Sie Ihren Arzt zu Rate.

Abschließend möchten wir hier noch einige Worte zum Geschlechtsverkehr sagen. Sexualkontakt ist bis zum Schluß der Schwangerschaft möglich und kann keinen Schaden anrichten. Sollte nach einem Geschlechtsverkehr die Fruchtblase springen, so ist das völlig in Ordnung. Sie wäre in diesem Fall auch ohne Geschlechtsverkehr gesprungen, und Sie sollten sich deswegen nicht beunruhigen. Nach sexuellen Aktivitäten kann auch Scheidensekret mit einer leichten Schmierblutung oder ein leichtes Ziehen im Unterbauch (vergleichbar mit leichten Menstruationsschmerzen) auftreten. Dies ist alles kein Grund zur Aufregung. Durch Geschlechtsverkehr können nur dann Wehen ausgelöst werden, wenn Sie oder Ihr Kind für die Geburt bereit sind.

Geburtseinleitungen:
Wann, warum? Leider viel zu oft!

Der errechnete, von allen ersehnte Geburtstermin ist da und Sie verspüren nichts, keine Anzeichen, daß die Geburt naht. Die meisten Frauen rechnen insgeheim damit, daß das Kind möglicherweise früher als erwartet kommt; die wenigsten Frauen können sich – zumindest beim ersten Kind – vorstellen, daß sie den Geburtstermin überschreiten. Diese oft unbewußte Erwartungshaltung und unsere Zahlen- und Datengläubigkeit führen dazu, daß viele werdende Mütter und Väter und die Ärzte allzu schnell ungeduldig werden. Ein errechneter Geburtstermin ist ein Richtwert, nicht mehr und nicht weniger. Er kann falsch sein trotz aller technischer Einrichtungen, die uns zur Verfügung stehen. Ob ein Kind reif für die Geburt ist, bestimmt es selbst und nicht die Ärzte und nicht die lieben Verwandten, die jeden Tag anrufen und sich erkundigen, ob es schon soweit sei. Mit jedem bedauernden »Nein, leider« Ihrerseits wachsen Ihre Zweifel, ob wirklich alles in Ordnung ist. Die Anfragen Ihrer fürsorglichen Verwandten sind vielleicht nett gemeint, wirken sich aber mit Sicherheit nicht gut auf Sie aus. Sie setzen eine schwangere Frau unter Druck, unter einen größeren Druck, als sie sich selbst eingestehen will. Spätestens acht bis zehn Tage nach dem errechneten Termin werden selbst die stärksten Frauen unsicher. Ein guter Tip, was die Verwandten betrifft: Schwindeln Sie beim Geburtstermin, setzen Sie ihn vierzehn Tage später an, und Sie werden zu gegebener Zeit nicht ständig mit lästigen Fragen konfrontiert.

Sehen Sie den Geburtstermin nicht zu eng. Selbst wenn Sie die Stunde der Zeugung wissen, sagt das noch lange nichts darüber aus, wie lange Ihr Kind in Ihnen bleiben will. Lassen Sie es doch in Ruhe kommen. Das klingt alles sehr selbstverständlich, ist es aber keineswegs. Zu viele Frauen sind noch immer bereit, zu schnell ihren Ärzten zu »gehorchen«. Sie lassen die Geburt künstlich einleiten, nur weil der Termin um ein paar Tage überschritten ist. Wenn das der alleinige Grund ist, sind sie noch nicht mündig genug. Lassen Sie alle möglichen Untersuchungen durchführen um festzustellen, ob es Ihrem Kind gutgeht. Und wenn das der Fall ist, stoßen Sie Ihr Kind nicht zu früh von sich. Es gibt allerdings sehr wohl einige Gründe, die Geburt so rasch wie möglich einzuleiten: wenn die Herztöne des Kindes schlecht sind, oder wenn das Fruchtwasser »mißfärbig« ist oder bei Schwangerschaftsvergiftung. Für solche seltenen Fälle gibt es glücklicherweise medizinische Mittel und Möglichkeiten, einzugreifen. Aber wie kommen die anderen Frauen und Kinder dazu – und das sind wesentlich mehr –, bei denen die Geburt sozusagen prophylaktisch eingeleitet wird? Sie werden aus Ungeduld und Unwissenheit um den natürlichen Weg betrogen. Und wir können uns nicht vorstellen, daß dieser Betrug ohne Folgen bleibt. Vielleicht sind das jene Kinder, die im ersten Lebensjahr unverhältnismäßig viel schreien. Keiner kann sich dann erklären, warum. Sie haben doch alles, werden geliebt, umhegt und bestens versorgt. Und trotzdem schreien sie, daß die Eltern schier verzweifeln. Sie können ja nicht reden und erzählen, was sie so schmerzt. Vielleicht ist es eine schwere Geburt, die sie erst verarbeiten müssen, vielleicht wurden sie zu früh aus dem Nest verstoßen, vielleicht hätten sie noch ein, zwei Tage gebraucht und man hat sie ihnen nicht gegönnt. Was uns unbedeutend erscheint, kann für ein Kind von größter Wichtigkeit sein. Es gibt keine diesbezüglichen wissenschaftlichen Untersuchungen, es kann ja auch gar keine geben, denn nicht alles läßt sich wissenschaftlich beweisen und ist doch wahr. Leider gilt aber heute nur, was wissenschaftlich belegt ist. Gefühlsmäßig faßbar ist, daß es einem Kind nicht egal sein kann, ob es jetzt freiwillig und gern den Mutterleib verläßt oder ob es hinausgetrieben wird in die Welt. Wer einen Funken Gefühl hat für das Wesentliche, müßte das begreifen. Wenn Sie schwanger sind, denken Sie darüber nach, möglichst bevor Sie zur Kontrolluntersuchung ins Krankenhaus fahren. Es ist oft sehr schwer, standhaft zu bleiben, wenn Sie im Krankenhaus mit der Aussage eines Arztes konfrontiert werden, daß Ihr Kind »reif« sei, und es »notwendig« sei, die Geburt mit einem Vaginalzäpfchen einzuleiten. Stellen Sie sich diese Situation schon vorher vor, damit Sie dann nicht überrumpelt werden. Informieren Sie sich in den zwei folgenden Abschnitten über die medikamentösen Einleitungsmöglichkeiten, die nur in äußersten Notfällen zum Zug kommen sollten und über alternative Möglichkeiten, die Geburt sanft und ohne jegliche Nebenwirkungen in Gang zu bringen. Der alles entscheidende Unterschied ist, daß eine künstlich eingeleitete Geburt in jedem Fall losgeht, ob es dem Kind paßt oder nicht. Die natürlichen Methoden stellen einen Anreiz für Mutter und Kind dar, eine liebevolle Aufforderung, die Reise ins Leben zu wagen.

Kein Kind wird dabei genötigt und gegen seinen Willen gezwungen. Wenn es noch nicht soweit ist, dann hat das seinen Grund, und Sie können darauf vertrauen, daß es gut ist.

Diesen gewaltigen Unterschied sollten Sie vor Augen haben, wenn man Ihnen leichtfertig eine Einleitung anbietet, und Sie niemand über mögliche Nebenwirkungen informiert.

Medikamentöse Einleitungen:
Vor- und Nachteile

Ein schweres Geschütz ist die sogenannte Vaginaltablette, die direkt vor den Muttermund geschoben wird. Dieses Medikament ist hochwirksam, aber nicht immer zum Vorteil von Mutter und Kind. Noch vor ein paar Jahren war man begeistert von dieser neuen und scheinbar optimalen Möglichkeit, die Wehen in Gang zu bringen, konnte sich die Frau doch eine halbe Stunde nach dem Einsetzen der Tablette wieder frei bewegen. Damit unterschied sich die Vaginaltablette wohltuend vom bis dahin zum Einsatz gekommenen Wehentropf, bei dem die Frau eine Infusion erhält, die ihre Bewegungsfreiheit während der Geburt sehr einschränkt. Doch wie fast jedes Medikament hat auch die Vaginaltablette einen gravierenden Nachteil: Sie wirkt sich auf die Frauen ganz verschieden aus, was auch logisch ist. Wenn die hormonelle Bereitschaft zur Geburt bei der Frau noch nicht gegeben ist, dann zeigt die Tablette optimale Wirkung, und die Geburt kommt in Gang, ob das dem Kind jetzt paßt oder nicht. Sehen wir von der wichtigen psychischen Komponente ab, stellt die Vaginaltablette in diesem Fall zumindest keine weitere Gefahr für den Ablauf der Geburt dar. Was aber passiert, wenn die Frau nur mehr einen kleinen Anstoß gebraucht hätte, um zu gebären, und sie bekommt die Tablette eingesetzt? Dann kann das Medikament wie eine Bombe wirken, die Wehen können äußerst heftig und ohne Pause hereinbrechen, und die Frau viel mehr Kraft kosten als natürliche Wehen. In diesem konkreten Fall ist die Vaginaltablette der Auslöser für weitere und immer neue Eingriffe in den natürlichen Vorgang der Geburt. Da die künstlichen Wehen zu stark sind, müssen sie wieder gedämpft werden, und so beginnt ein Teufelskreis, der nicht selten im Kaiserschnitt endet, einem Kaiserschnitt, der nicht notwendig gewesen wäre, hätte man zu Beginn der Geburt mehr Geduld und Vertrauen gehabt. So gleicht das Einsetzen der Vaginaltablette ein bißchen dem Lotteriespiel: Niemand weiß, wie es ausgeht. Noch vor ein paar Jahren war es an einigen Krankenhäusern üblich, Frauen Vaginaltabletten einzusetzen, ohne sie vorher davon zu informieren, nach dem Motto: errechneter Termin abgelaufen, Kind hinaus. Diese Phase der Entmündigung ist glücklicherweise heute vorüber. Was geblieben ist, ist die immer noch allzu große Bereitschaft, einzugreifen, nur weil laut Ultraschalluntersuchung das Kind vielleicht schon sehr (?) groß und sehr (?) schwer ist. Der Segen, den der Ultraschall manchmal darstellt, wird hier zum Fluch.

Es gibt noch eine andere Möglichkeit, die Geburt einzuleiten, den Syntotropf. Hier wird das wehenfördernde Mittel in Form einer Infusion verabreicht. Ein gewaltiger Nachteil des Wehentropfs besteht in der eingeschränkten Bewegungsfreiheit der Frau. Viele Stellungs- und Bewegungsmöglichkeiten, die den Geburtsschmerz wesentlich erleichtern und die Geburtsdauer verkürzen können, entfallen hier. Ein großer Vorteil gegenüber der Vaginaltablette ist, daß das Wehenmittel wesentlich differenzierter und der jeweiligen Situation entsprechend eingesetzt werden kann. Beim Wehentropf ist eine Dosierung und ein sofortiges Abschalten möglich. Trotzdem sollte auch dieses Mittel nicht wahllos eingesetzt werden. Jeder künstliche Eingriff in die Natur hat größere oder kleinere Nebenwirkungen. Das wird leider oft nicht wahrgenommen. Und wenn eine Frau schon einige Stunden im Kreißsaal verbracht hat, ohne daß sich »Wesentliches« tat, wird sie jegliches Eingreifen befürworten, weil sie psychisch zermürbt ist. Für diesen Fall kann es sehr wichtig sein, den Partner bei der Geburt dabeizuhaben. Er kann Anwalt für Mutter und Kind sein; er sollte einen einigermaßen kühlen Kopf bewahren und seine Frau ermutigen durchzuhalten. Dem Partner kommt hier eine ungeheuer wichtige Rolle zu, die er nur erfüllen kann, wenn er sich gemeinsam mit seiner Frau oder Freundin intensiv auf die Geburt vorbereitet und sich mit der Problematik beschäftigt hat. Er kann sich in Notfällen selbstverständlich nicht in die ärztliche Kompetenz einmischen, aber es ist hier nicht die Rede von Notfällen, sondern von einer »Übermedizinisierung« des Geburtsvorganges.

Es wäre natürlich zu wenig, die schulmedizinischen Einleitungen zu kritisieren, ohne alternative Möglichkeiten aufzuzeigen. Was können Sie tun, wenn der errechnete Geburtstermin deutlich überschritten ist? Die Antwort finden Sie im nächsten Kapitel.

Über ET

Alternative Möglichkeiten

Es stellt sich die Frage, ob man überhaupt etwas tun soll, wenn der Geburtstermin erreicht ist. Wenn sie genug Vertrauen und Zuversicht und ein gutes Gefühl für sich selbst mitbringt, dann sollte sich die Schwangere durch die nun folgenden Rezepte nicht verunsichern lassen. Es handelt sich hier um Kann-Programme. Es gibt aber auch Frauen, die das Bedürfnis verspüren mitzuhelfen, ohne das Kind zu drängen oder gar zu nötigen. Alle alternativen Möglichkeiten sind lediglich liebevolle »Stupser«, herzliche Einladungen und Ausdruck geduldiger Sehnsucht.

Was essen und worauf verzichten?

Allen schwangeren Frauen möchten wir ans Herz legen, weitgehend auf Zucker zu verzichten. In den letzten Wochen vor der Geburt wäre es sehr gut, viele Haferflockengerichte zu sich zu nehmen. Was homöopathisch angezeigt ist, lesen Sie bitte im Kapitel »Homöopathie«, S. 265 nach. In der letzten Woche ist es optimal, weniger zu essen, und vor allem abends nur etwas Leichtes zu sich zu nehmen. Wurst, Speck, aber auch mageren und feinsten Schinken sollte Sie ebenso meiden wie Hartkäse. Milde Weichkäsesorten sind hingegen empfehlenswert. Snacks sollten nicht auf dem Speisezettel stehen. Trinken Sie nur ungezuckerten Tee oder gutes Trinkwasser. Falls Sie je magnesiumhaltige Tabletten eingenommen haben, setzen Sie diese ein paar Wochen vor der Geburt unbedingt ab. Sollten Sie allerdings homöopathisch behandelt werden, gilt das nicht. Ein ausgedehnter Spaziergang sollte unbedingt täglich auf dem Programm stehen.

Das wöchentliche Entspannungsbad

Einmal pro Woche genießen Sie am Abend ein Entspannungsbad mit Lindenblütentee, Honig und Geburtsöl. Falls Sie unter Ödemen leiden, fügen Sie dem Badewasser noch 250 Gramm Meersalz bei.

Wir raten Ihnen dringend davon ab, daß Ihr Partner ab dem errechneten Geburtstermin Urlaub nimmt. Das bringt eine Frau wieder unnötig in Streß. »Jetzt ist er meinetwegen schon eine Woche umsonst (!) zu Hause, und es geht immer noch nicht los.« Diese Gedanken sind kontraproduktiv und vermeidbar. Wenn es irgendwie möglich ist, richten Sie es so ein, daß sich Ihr Mann oder Partner den Urlaub erst nach der Geburt nimmt, bzw., wenn Sie Ihr Kind im Krankenhaus zur Welt bringen, erst nach Ihrem Aufenthalt dort.

Nachfolgend finden Sie drei Rezepte, die Sie anwenden können, um die Geburt auf natürliche Art in Gang zu bringen, und die nach den langjährigen Erfahrungen Ilona Schwägerls sehr wirksam sind.

Rezept 1 – Basisprogramm ab dem Geburtstermin bis fünf Tage danach

Suchen Sie sich *einen* Tag aus, an dem Sie viel Zeit haben, und führen Sie ein intensives Entschlackungsprogramm durch. Dazu gehört Fasten; essen Sie in dieser Zeit nur altes Brot oder Knäckebrot, dazu eine Sorte Obst (z.B. Äpfel, Birnen oder Weintrauben). Das Obst kann auch durch ungezuckertes

Kompott ersetzt werden. Von Brot und Obst können Sie essen, soviel Sie wollen. Wichtig ist, daß Sie viel trinken (Wasser, ungezuckerten Tee). Nehmen Sie dreimal drei bis fünf Globuli Pulsatilla D6 und dreimal Cimicifuga D6 abwechselnd über den Tag verteilt (siehe auch Kapitel »Homöopathie« S. 265).

Am Vormittag machen Sie einen einstündigen Spaziergang. Mittags ruhen Sie sich bei einem Mittagsschläfchen aus. Am Nachmittag steht wieder ein einstündiger Spaziergang auf dem Programm. Den Abschluß dieses Tages bildet ein gemütliches Entschlackungsbad, dem Sie Lindenblütentee, Honig und einen Eßlöffel Geburtsöl beifügen. Trinken Sie mit Ihrem Mann oder Partner ein kleines Glas sehr guten Rotwein und machen Sie sich einen schönen Abend ...

Nach diesem Basisprogramm geht die Geburt in 40 Prozent der Fälle los.

Rezept 2 –
zwischen fünften bis zehntenTag nach dem errechneten Geburtstermin

Prinzipiell läuft dieses Programm ähnlich ab wie das erste, nur etwas intensiver. Essen Sie den ganzen Tag nur altes Brot oder Knäckebrot und eine Sorte Obst bzw. ungezuckertes Kompott. Trinken Sie viel Wasser oder/und ungezuckerten Tee. Nehmen Sie dreimal drei bis fünf Globuli Caullophyllum. Das Mittagsschläfchen sollte jetzt mindestens eineinhalb Stunden betragen. Nach dem Nachmittagsspaziergang machen Sie sich zwei bis drei Einläufe (im Abstand von einer halben oder einer ganzen Stunde) mit wehenförderndem Tee, der aus sieben Bestandteilen zusammengesetzt ist: Himbeer- und Brombeerblätter, Schafgarbe, Frauenmantel, Eisenkraut, Wermutkraut und Kreuzkümmel. Setzen Sie drei Liter Tee an, wobei Sie von jedem Bestandteil gleich viel nehmen. Nach den Einläufen genießen Sie ein Bad. Falls Sie noch Tee übrig haben, fügen Sie ihn dem Badewasser bei. Auch an diesem Tag sollte das Gläschen Rotwein nicht fehlen. Mit hoher Wahrscheinlichkeit (zirka 60 Prozent) wird die Geburt bald darauf losgehen.

Rezept 3 –
alle Weichen sind gestellt

Falls es immer noch nicht soweit ist, besteht kein Grund zum
Zweifeln und schon gar keiner zum Verzweifeln! Ihr Kind weiß
warum, vertrauen Sie ihm! Reden Sie mit ihm und holen Sie
sich von ihm Kraft.

Ihr Arzt oder Ihre Ärztin wird Sie regelmäßig zu CTG-Kontrollen (elektronische Herzton-Wehenüberwachung) schicken,
damit Sie sicher sein können, daß es Ihrem Kind gutgeht. Es
besteht auch die Möglichkeit der Doppler-Ultraschalluntersu-
chung, die die Funktionstüchtigkeit der Plazenta überprüft.
Gehen Sie nicht enttäuscht nach Hause, wenn es immer noch
keine Anzeichen für die Geburt gibt. Verlassen Sie das Krankenhaus vielmehr gelassen. Nach der Geburt werden Sie sich
dann über Ihre eigene Ungeduld wundern und gar nicht mehr
verstehen, was Sie so gedrängt hat. Wenn Sie allerdings mit der
Verzögerung Probleme haben, probieren Sie das dritte Rezept
aus, das zugegebenermaßen sehr anstrengend ist. Nehmen Sie
auf nüchternen Magen drei bis fünf Globuli Arnica C30 ein.
Essen Sie Brot zum Frühstück und gehen Sie dann zwei Stunden lang spazieren. Nehmen Sie folgende drei homöopathische Arzneien je dreimal täglich abwechselnd zu sich: drei bis
fünf Globuli Pulsatilla D6, drei bis fünf Globuli Cimmicifuga
D6 und drei bis fünf Globuli Caullophyllum D6. Zum Mittagessen gibt es wieder nur Brot und Obst. Die Mittagsruhe sollte
jetzt drei Stunden lang dauern, und am Nachmittag sollte ein
zweistündiger Spaziergang auf dem Programm stehen. Dabei
ist es notwendig, daß Sie jemand begleitet, denn schließlich
kann es ja jederzeit losgehen. Der Einlauf entfällt bei Programm Nummer drei, aber freuen Sie sich nicht zu früh, es ist
noch nicht alles überstanden. Am Abend nehmen Sie ein Entschlackungsbad mit Lindenblütentee, Honig und einen Eßlöffel Geburtsöl. Dieses Bad dauert zweieinhalb Stunden, ja, Sie
lesen richtig! Reiben Sie Ihren ganzen Körper dick mit Terpentinseife ein und legen Sie sich dann 20 Minuten lang in das Badewasser. Diesen Vorgang wiederholen Sie fünfmal, wobei Sie

selbstverständlich immer wieder frisches warmes Wasser zulaufen lassen, damit Ihnen ja nicht kalt wird. Wozu diese ganze Prozedur? Durch diese Intensivreinigung werden Darm und Haut optimal entschlackt und von Giftstoffen befreit, alles, was blockieren könnte, wird aus dem Körper geschwemmt. Da dieses Entschlackungsbad die Haut stark entfettet, reiben Sie Ihren ganzen Körper nach dem Bad mit Geburtsöl ein. Danach wartet noch eine Spezialität auf Sie, der berühmt-berüchtigte »Hebammentrunk«. Dazu vermischen Sie einen viertel Liter heiße Milch, zwei Schnapsgläser Cognac (beste Qualität!), vier bis sechs Eßlöffel Rizinusöl, das Sie sich in der Apotheke besorgen können (vier Eßlöffel für Frauen unter 60 kg, fünf Eßlöffel für Frauen zwischen 60 und 80 kg und sechs Eßlöffel für Frauen über 80 kg) und Zimt und Nelkenpulver. Diese Komposition, die heiß getrunken werden soll, bewirkt nach zwei bis acht Stunden Durchfall, der fast immer den Beginn der Geburt anzeigt. Nach dem Trunk legen Sie sich sofort ins Bett. Sie werden garantiert fest schlafen, aber keine Sorge: Wenn es losgeht, wachen Sie bestimmt rechtzeitig wieder auf.

Von großer Bedeutung ist der Hebammentrunk auch bei einem Blasensprung ohne Wehen.

Das intensive Entschlackungsprogramm inklusive Bad sollte uns – allerdings ohne homöopathische Arzneien – unser ganzes Leben begleiten, natürlich nicht zu oft, aber wenn wir uns, egal ob Mann oder Frau, extrem müde, kraftlos und depressiv verstimmt fühlen, kann dieses Programm Wunder wirken. Es klingt wie eine Roßkur, ist auch eine und zeigt enorme Wirkung bei den verschiedensten Wehwehchen, die uns zu schaffen machen, nämlich bei Migräne, Verstopfung, Hautproblemen, Willensschwäche, Darmproblemen, Erschöpfungszuständen, Ängstlichkeit, Antriebslosigkeit und anderen mehr. Es lohnt sich wirklich, die zugegebenermaßen mühselige Prozedur auf sich zu nehmen. Damit könnten viele gesundheitliche Probleme bereits früh abgefangen werden und würden erst gar nicht auftreten.

Manchen Frauen wird diese Methode zu suspekt und brachial erscheinen, und sie werden sich lieber ins Krankenhaus begeben und sich an den Wehentropf hängen lassen. Andere wiederum würden alles tun, was in ihrer Macht steht, um das Kind so natürlich wie möglich auf die Welt zu bringen. Diesen Frauen wollen wir Möglichkeiten aufzeigen und ihnen Mut machen.

Wie kann ich mir und meinem Kind die Geburt erleichtern?

Die allerwichtigste Geburtserleichterung ist Ihre positive Einstellung. Sehen Sie die Schwangerschaft als ein großes Kompliment Ihres Kindes an Sie an. Es hat sich Sie zur Mutter auserwählt, und darüber können Sie sich gar nicht genug freuen, selbst dann, wenn Sie die Schwangerschaft nicht geplant haben. Das heißt nicht, daß Sie negative Gefühle verdrängen sollten. Jede Schwangere kennt diese Zweifel und Ängste, sie sind völlig normal. Gefühle der Unsicherheit sollen und dürfen die Schwangere *bewegen*, aber nicht *belasten*. Diese Unterscheidung ist sehr wichtig. Jede Enge und jeder Zwang wirken sich schlecht auf das Gemüt – nicht nur der Schwangeren – aus. Freudige Gelassenheit, fröhliche Zuversicht, eine Sehnsucht nach innerem Frieden, ausgesöhnt sein mit sich und seiner Umgebung, kurz gesagt eine gesunde seelische Verfassung sind viel, viel wichtiger als jede noch so ausgefeilte »Geburtstechnik«. Die Geburt ist kein Tummelplatz für Aktivitäten, sondern bei aller »Dramatik« (im positiven Sinn!) ein Ort der dynamischen Ruhe. Alles ist wichtig rund um die Geburt, das Wichtigste ist, *daß Sie stets bei sich und Ihrem Kind sind*. Dieses Ganz-bei-sich-Sein ist in allen Lebenslagen von großer Bedeutung, und man kann es bis zu einem gewissen Grad auch erlernen. Doch davon später.

Für eine gute Geburt ist also die richtige Einstellung, die wichtigste Voraussetzung. Daneben gibt es drei Dinge, die Ihnen und Ihrem Kind bei der Geburt helfen: die WEHE, die ATMUNG und die für Sie passende GEBÄRSTELLUNG.

Die Wehe, Ihre beste Freundin bei der Geburt

Ein Geheimnis der Kunst des Gebärens ist es, die Wehe als Freundin zu betrachten. Jede einzelne Wehe bringt Sie näher zu Ihrem Kind. Keine Geburtstechnik kann einer Frau den Schmerz der Wehe abnehmen. Wir können den Schmerz nur annehmen, wie er ist. Es wird in diesem Kapitel von Geburtserleichterungen die Rede sein, die den Schmerz lindern, aber nicht ausschalten können. Jede Frau sollte sich die Situation rund um die Geburt so schön und angenehm wie möglich machen, aber keine noch so optimale Geburtsvorbereitung, keine Hebamme, kein Arzt und auch nicht der Partner können der Frau den Schmerz ersparen. Es ist eine Illusion, das zu glauben. Und trotzdem braucht keine Frau allzu große Angst davor zu haben. Es liegt soviel Sinn in diesem Schmerz, und das macht ihn erträglich. Dieses Glücksgefühl nach der Geburt, wenn das nackte Kind (hoffentlich wird es nicht gleich in einen noch so entzückenden Strampelanzug gesteckt!) auf Ihrem Körper liegt, ist mit keinem anderen Gefühl vergleichbar. Spätestens in diesem Augenblick wissen Sie, daß es der Mühe wert war. Es ist also für die Geburt sehr wichtig, den Wehenschmerz anzunehmen, sich mit ihm vertraut zu machen, und es ist ja Gott sei Dank nicht so, daß wir überfallartig von furchtbaren Schmerzen erfaßt werden, sondern daß wir in den Schmerz hineinwachsen können. Versuchen Sie, gelassen in den Schmerz hineinzugehen und sich tragen zu lassen. Die Wehe ist wie eine Meereswoge, die Sie mitnimmt, wehren Sie sich nicht, sondern geben Sie sich hin. Vertrauen Sie darauf, daß alles gut wird. Vertrauen, Zuversicht und Freude sind Ihre großen Helfer bei der Geburt. Wann immer Sie fürchten, daß Ihre Kraft nachläßt, wenden Sie sich an Ihr Kind. Es lebt von Ihnen und ist völlig auf Sie angewiesen; gleichzeitig kann es Ihnen aber auch sehr viel Kraft schenken. Seien Sie sich dieser Möglichkeit bewußt und lassen Sie diese Hilfe zu. Es ist absolut nicht notwendig, oft sogar kontraproduktiv, wenn Sie dem Kind die perfekte Mutter vorspielen. Ihr Kind kennt Sie und liebt Sie so, wie Sie sind.

Was geschieht eigentlich bei einer Wehe? Die Gebärmutter-muskulatur spannt sich an, die Gebärmutter wird dadurch kleiner, und das Kind wird nach unten geschoben. Mit jeder Wehe wird Arbeit verrichtet; ohne Wehen geht die Geburt nicht voran. Es gibt drei Arten von Geburtswehen: Einstel-lungswehen, Eröffnungswehen und Preßwehen.

Einstellungswehen

Sie können regelmäßig oder unregelmäßig auftreten. Diese Wehen dauern 20 bis 30 Sekunden lang. Was spüren Sie da-bei? Das ist von Frau zu Frau verschieden. Die Wehe kann sich durch ein leichtes Ziehen im oberen oder unteren Teil der Gebärmutter oder im Kreuz bemerkbar machen. Sie können das Ziehen auch im gesamten Bauchbereich oder nur in der Scheide spüren; das Ziehen kann sich sogar bis in die Ober-schenkel auswirken. Manche Frauen vergleichen die ersten Wehen mit Regelschmerzen.

Die Einstellungswehen dauern ein bis 25 Stunden. Bitte er-schrecken Sie nicht vor der langen Zeit. Viele Frauen haben einen Horror vor einer lang dauernden Geburt. Dazu besteht gar kein Grund und die Einstellungswehen empfinden die meisten Frauen noch als harmlos. Die Anfangsphase wird oft so beschrieben: Es tut sich etwas, jetzt geht es los. Das bedeu-tet nicht, daß das Kind in zwei Stunden da sein muß. Es drängt Sie nichts. Drängen auch Sie sich selber nicht. In unserer heu-tigen Zeit will jeder effizient, tüchtig und schnell sei. Bei der Geburt haben diese Kriterien keine Bedeutung. Hetzen Sie sich nicht, lassen Sie sich Zeit, Ihr Kind weiß am besten, wann es soweit ist, überlassen Sie sich Ihrem eigenen Rhythmus. In der Einstellungsphase geht der Muttermund noch nicht auf, doch das braucht keine Frau zu beunruhigen, denn das Baby macht sich erst startbereit. Stellen Sie sich darauf ein, daß es lange dauern kann, seien Sie nicht ungeduldig. Die Atmo-sphäre in einem Krankenhaus verleitet viele Frauen dazu, es schnell hinter sich bringen zu wollen. Ein Tag, ohne daß sich scheinbar etwas tut, macht viele unruhig und ungeduldig. Gehen Sie einfach wieder nach Hause, gönnen Sie sich Ruhe und genießen Sie den Tag, machen Sie sich innerlich bereit für die große Reise, sprechen Sie mit Ihrem Kind, werden Sie ganz ruhig und finden Sie zu sich. Das wäre ideal. Bei Hausgeburten ergibt sich diese *Gemütlichkeit* von selbst. Sie bleiben in der vertrauten Umgebung und können ganz ruhig abwarten, ohne sich mit dem Gedanken zu stressen, wann Sie ins Krankenhaus fahren müssen. Die Geburt kann hier störungsfrei und harmonisch vor sich gehen.

Zurück zur Krankenhausgeburt. Manche Frauen kommen mit bereits relativ starken Wehen ins Krankenhaus und, kaum sind sie dort, sind die Wehen auch schon wieder weg. Sollte das bei Ihnen der Fall sein, sprechen Sie mit Ihrem Arzt und gehen Sie nach der Kontrolle, die bestätigt, daß es Ihrem Kind gutgeht, wieder nach Hause, falls Sie nicht allzuweit weg wohnen. Das endlose Warten im Krankenhaus hat nicht unbedingt einen positiven Einfluß auf Ihre Psyche. Wenn Sie dann womöglich noch während einer CTG-Kontrolle im oder nahe dem Kreißsaal liegen und anderen Frauen beim Gebären zuhören müssen, kann sich das nur negativ auf Sie auswirken. Es ist völlig klar, daß Sie in diesem Moment am liebsten weglaufen möchten. Glauben Sie uns, daß so eine Situation wesentlich schlimmer als die tatsächliche Geburt Ihres Kindes ist. Eine Frau, die einem Kind das Leben schenkt, ist nicht arm, sondern wird reich beschenkt. Wenn für Sie eine Hausgeburt nicht in Frage kommt, sollten Sie sich Ihr Krankenhaus sorgfältig aussuchen und sich unbedingt den Kreißsaal zeigen lassen. Führen Sie Gespräche mit den Ärzten und Hebammen. Finden Sie für sich selber heraus, ob die dortigen Bedingungen Ihren Vorstellungen entsprechen. Wenn nicht, suchen Sie ein anderes Krankenhaus auf. Ihr Kind hat Anspruch darauf, an einem Ort zur Welt kommen, an dem Sie sich beide *wohl fühlen* können, an dem Sie *ernst* genommen werden und an dem *Ihre Würde* ebenso wie *die Würde Ihres Kindes* gewahrt werden.

Geben Sie Ihrem Kind die nötige Zeit, die es braucht, um sich optimal einzustellen. Durch Kippen, Drehen und Beugen nimmt das Kind eine gute Startposition ein. Während dieser Phase können Sie bis auf die vier großen Gebärbewegungen alle Übungen machen, die im Abschnitt »Gebärstellungen und -bewegungen« auf S. 111 beschrieben werden. Der Muttermund geht jetzt einen bis maximal drei Zentimeter auf. Sie können spazieren gehen, sollten sich aber nicht zu müde machen, denn die Reise kann noch lange dauern. Ein entspannendes Bad oder ein Schläfchen täten Ihnen bestimmt auch gut. Sollten die Wehen wieder vergehen, ist das in Ordnung. Sie melden sich bestimmt wieder, wenn es sich wirklich um Geburtswehen gehandelt hat.

Eröffnungswehen

Vorausgesetzt, daß sich das Kind gut eingestellt hat (darum ist es ja so wichtig, dem Kind in der Einstellungsphase Zeit zu schenken), dauert die Eröffnungsphase eine bis fünf Stunden. Der Wehenschmerz wird hier normalerweise spürbar stärker und kann sich verändern. Die Wehen kommen jetzt sehr regelmäßig, nämlich alle drei, vier, fünf oder sechs Minuten und dauern jeweils 40 bis 70 Sekunden lang. Der Muttermund geht auf, manchmal allerdings recht langsam. Eine Frau kann bereits heftige Wehen verspüren, und trotzdem stellen die Hebamme oder der Arzt bei vaginalen Untersuchungen fest, daß der Muttermund erst einen Zentimeter geöffnet ist. Das frustriert viele Frauen, denn jetzt haben Sie schon recht starke Schmerzen, und der Muttermund ist immer noch ziemlich geschlossen. Dieses Gefühl der Mutlosigkeit und der Verzweiflung hilft Ihnen überhaupt nicht weiter, im Gegenteil, es kann die Geburt negativ beeinflussen. Ideal wäre jetzt ein Bad oder ein Einlauf. Homöopathische Arzneien können hilfreich sein.

In manchen Krankenhäusern wird zu oft untersucht. Abgesehen von der psychischen Belastung ist die Untersuchung für viele Frauen sehr unangenehm. Die Wehenpausen sind zum Erholen da, und nicht zum Aufregen. Zu viele Vaginaluntersuchungen bringen überhaupt nichts. Wozu muß eine Frau wissen, wie weit ihr Muttermund gerade geöffnet ist? Das sagt nämlich gar nichts darüber aus, wie lange die Geburt noch dauern wird. Oft tut sich stundenlang scheinbar nichts (in Wirklichkeit geht sehr wohl etwas weiter, aber es läßt sich nicht alles messen!), und dann plötzlich, ohne daß die Schmerzen stärker werden, öffnet sich der Muttermund ruckzuck. Lassen Sie sich also durch Meßwerte nicht entmutigen. Die Geburt eines Kindes ist etwas sehr *Individuelles* und *Intimes* und *Einzigartiges*, und jede einzelne Geburt hat ihr eigenes Gesicht. Das ewige Vergleichen bremst, hemmt und blockiert nur. Gehen Sie einfach den Weg Ihres Babys mit und kümmern Sie sich nicht um Zentimeter.

Preßwehen

Die meisten Frauen spüren genau, wann die Preßwehen einsetzen, denn die Qualität des Schmerzes ändert sich. Die Schmerzen müssen keinesfalls intensiver werden, sie werden aber anders. Das Gefühl, endlich aktiv mithelfen zu können, wird oft als große Erleichterung empfunden. Die meisten Frauen werden von einem unglaublichen und gewaltigen Preßdrang erfaßt. Es wühlt und drängt in ihrem Bauch, der nicht mehr ihnen zu gehören scheint. Viele Frauen erleben die Preßwehen als Grenzerfahrung. Sie meinen, den Schmerz fast nicht mehr aushalten zu können und keine Energie mehr zu haben, um zu drücken und zu pressen. Dabei ist fast schon alles geschafft. Oft hindert die Frau »nur« die Angst vor dem Schmerz. Wenn sie den einen Schritt noch weitergeht und sich in den Schmerz fallenläßt, sich noch einmal bewußt öffnet für das Kind, ist sie am Ziel. Manchen Frauen hilft es, in diesen Momenten wüst zu schimpfen, das erleichtert und macht eine neuerliche Kraftanstrengung möglich. Glücklicherweise nehmen sich die Frauen heutzutage diese Freiheit und wenden nicht all ihre Kraft dafür auf, die eigenen Gefühle aus Scheu vor den Ärzten zu unterdrücken.

Bevor wir uns der richtigen Atmung zuwenden, sollen hier noch zwei Begriffe, die man im Zusammenhang mit den Wehen immer wieder hört, erläutert werden: Wehensturm und

Wehenschwäche. Letztere gibt es eigentlich nicht, obwohl sehr vielen Frauen erklärt wird, sie litten darunter. Wenn Ihre Wehen schwächer werden oder gar aufhören, dann hat das seinen Sinn und ist keineswegs krankhaft. Haben Sie Geduld, es handelt sich um keine Wehenschwäche, sondern um eine längere Wehenpause. Der Begriff Schwäche macht Frauen mutlos und läßt sie an ihrer Fähigkeit zu gebären zweifeln. Wozu? Wenn es dem Kind gut geht, und das läßt sich mit einer CTG-Kontrolle leicht feststellen, warten Sie ab, Sie brauchen die Ruhe für die nächsten Wehe. Warum sollte die Geburt nicht weitergehen? Neun Monate wußte Ihr Kind, was zu tun ist, warum sollte es jetzt kehrtmachen und in die Gegenrichtung marschieren? Das Wort Wehenschwäche wird viel zu oft verwendet; wenn Sie es auch bei der Geburt Ihres Kindes hören, fragen Sie dreimal nach, ob das wirklich ein Grund ist, medizinisch einzugreifen.

Der zweite Begriff ist ebenfalls kritisch zu sehen. Zu einem Wehensturm, also permanenten Wehen ohne Erholungspausen dazwischen, kann es kommen, wenn eine Frau in absolute Panik verfällt und mit der Situation überhaupt nicht zu Rande kommt. Das ist aber sehr, sehr selten der Fall. Gute Geburtsbegleiter können hier wertvolle Hilfe durch gutes Zureden leisten. Viel öfter entsteht ein Wehensturm dann, wenn Medikamente im Spiel sind. Zahlreichen Frauen wird ohne zwingenden Grund, nur weil sie schon über den Termin hinausgehen, in den Geburtskanal eine Vaginaltablette eingeführt, die die Wehen in Gang setzen soll. Viele Frauen reagieren darauf mit einem Wehensturm, der dann weitere Eingriffe in die Natur erforderlich macht. Es ist sogar vorgekommen, daß Frauen Vaginaltabletten eingesetzt wurden, ohne daß sie etwas davon wußten. Eine Entmündigung dieser Art sollte rechtlich geahndet werden. Bevor ein Medikament zum Einsatz kommt, muß das selbstverständlich mit der Frau und ihrem Partner besprochen werden. Eine Frau, die sich gut auf die Geburt vorbereitet hat, ist dabei im Vorteil, weil sie besser argumentieren kann. Es wäre gut, vor der Geburt mit dem Geburtsteam zu sprechen und herauszufinden, wie kooperativ es ist.

Suchen Sie sich Ärzte, mit denen Sie reden können. Nicht die fachliche Kompetenz allein ist von Bedeutung, sondern auch und vor allem die menschlichen Qualitäten spielen eine wichtige Rolle.

Atmen holen – Kraft schöpfen

Neben der Wehe ist bei der Geburt die Atmung ganz wichtig. Während einer Wehe wird das Kind nämlich schlechter versorgt, und es liegt an der Frau, dem Kind zu helfen. Durch Ihre richtige Atmung tun Sie aber nicht nur dem Kind etwas Gutes, sondern auch sich selbst. Sie dürfen und sollen ja auch egoistisch sein während der Geburt. Eine gute Atmung hilft Ihnen sehr, mit dem Wehenschmerz gut umzugehen, aber nicht nur bei der Geburt, in Ihrem ganzen Leben kann Ihnen diese Atmung helfen. Sie ist ganz leicht zu erlernen, trotzdem ist es vorteilhaft, sie immer wieder bewußt zu üben, um sie zu verinnerlichen.

Wenn die Schmerzen noch nicht so stark sind, verwenden Sie die meditative Bauchatmung: Atmen Sie langsam und ruhig durch die Nase oder den Mund ein, stellen Sie sich dabei vor, Sie atmen die Luft zu Ihrem Baby, das unter Ihrem Herzen liegt. Halten Sie eine kurze Pause, so lange es Ihnen angenehm ist, und atmen Sie dann ruhig und gelassen wieder aus. Dann wieder einatmen, die kostbare Luft dem Baby schicken, innehalten und friedlich ausatmen. *Bewußtes Einatmen* heißt immer *Sauerstoffversorgung für Mutter und Kind*. Solange die Wehen gut zu ertragen sind oder in der Wehenpause zwischen sehr starken Wehen gibt Ihnen diese Atmung Kraft und Stärke. Bei heftigen Wehen stellen Sie auf die intensive Bauchatmung um: Atmen Sie genauso ruhig ein, halten Sie kurz inne, dann lassen Sie die Luft durch den geöffnetem Mund stark und hörbar heraus. Ob Sie beim Ausatmen seufzen oder laut stöhnen wollen, wissen Sie selbst am besten. Es gibt Frauen, die ihre Kinder auf die Welt schreien. Das ist reine Temperamentsache, die keiner Wertung unterzogen werden sollte. Die Atmung hilft der Frau dabei, nicht zuviel kostbare Energie an das Schreien zu vergeuden. Sie kann ihren Gefühlen freien Lauf lassen und trotzdem genug Luft und Kraft für sich und ihr Baby haben. Jede Frau drückt ihren Schmerz auf andere Weise aus, es ist keine Frage von richtig und falsch. Folgen Sie nur Ihrer Intuition. Mit dem starken Ausatmen werfen Sie Ballast ab und werden frei und offen für den Schmerz, der durch Ihre innere Einstellung leichter zu ertragen ist. Diese Atmung stellt keinerlei Zwang dar, sondern bietet Ihnen eine große Hilfe, an der Sie sich in Ihrem Schmerz anhalten können. Sie ist auch keine hehre Idealvorstellung, die die Gebärende dann im Ernstfall schnell vergißt. Im Gegenteil: Aus eigener Erfahrung können wir sagen, daß das bewußte Ein- und Ausatmen hilft, sich von der Welle des Wehenschmerzes tragen zu lassen. Es gibt der Gebärenden die tröstliche Zuversicht, etwas tun zu können, aktiv mitzuhelfen. Damit werden Gefühle der Ohnmacht und der Hilflosigkeit, die natürlich kontraproduktiv sind, vermieden. Gebären heißt nicht erdulden, Gebären heißt arbeiten, schwer arbeiten: körperlich – geistig – seelisch. Die bewußte Atmung und die richtige Einstellung helfen Ihnen, in guter seelischer Verfassung zu sein. Das früher übliche Hecheln gehört glücklicherweise der Vergangenheit an. Es versetzte Mutter und Kind in Streß und Panik und muß aus heutiger Sicht als ärztlicher Kunstfehler betrachtet werden. Weder die Frau noch das Kind wurden dabei mit ausreichend Sauerstoff versorgt.

Wann immer Sie sich in Ihrem Leben schlecht und elend fühlen, denken Sie an diese intensive Bauchatmung, atmen Sie Ihren Kummer weg und schöpfen Sie neue Kraft. Die vier Elemente Luft, Wasser, Licht und Wärme sind so wunderbare Kraftquellen, die uns die Natur zur Verfügung stellt, die wir nur leider heute fast vergessen haben zu nutzen. In unserer wissenschaftlichen und technisch orientierten Zeit haben wir zunehmend das Vertrauen in die Heilkräfte der Natur verloren.

Gebärstellungen und -bewegungen

Es ist das Verdienst der beiden Hebammen Annemarie Koch und Ilona Schwägerl, daß sie die sogenannte Zilgrei-Methode in Österreich eingeführt haben. Darunter versteht man die kombinierte Anwendung der Bauchatmung und einer Gebärbewegung während der Wehen.

Durch welche Gebärstellung kann sich die Frau die Geburt ihres Kindes erleichtern? Grundsätzlich durch jede lockere und bequeme Haltung. Jede Gebärstellung sollte eigentlich immer auch eine Gebärbewegung sein, was nicht heißt, daß wildes Turnen angesagt ist, nein, Gebärbewegung meint ein leichtes Schaukeln und Wiegen, das Sie locker und offen hält, während eine starre Position Sie unfrei und steif macht.

Zunächst sollen die Gebärstellungen- bzw. -bewegungen vorgestellt werden, die Sie ab der Eröffnungsphase (das heißt: der Muttermund ist bereits drei Zentimeter offen) machen können. Durch eine gute Gebärstellung machen Sie die Muskulatur der drei Tore, die für die Geburt weit aufmachen müssen, weich und bereit. Das Haupttor ist der Scheidenausgang, er kann aber nur lockerlassen, wenn auch die beiden Nebentore, die Blase und der After, entspannt sind. Lassen Sie alles los, was loszulassen ist, öffnen Sie all Ihre Schleusen für Ihr Kind, damit es gut entschlüpfen kann.

Wir unterscheiden drei große Gebärbewegungen:

Hocke: Atmen Sie ruhig und gelassen ein. Gehen Sie dann – mit Hilfe des Partners oder der Hebamme – in die tiefe Hocke. Dabei atmen Sie laut und kraftvoll aus. Halten Sie die Luft an und verharren Sie kurz in dieser Position. Mit der Einatmung lassen Sie sich von Ihren Geburtsbegleitern wieder hochheben, halten die Atmung kurz an und beginnen von neuem. Wichtig ist, daß Sie die Fersen fest auf den Boden stellen und die Knie keinesfalls aneinanderpressen, sondern aus breitem Stand in die Tiefe gehen.

Wiederholen Sie den Vorgang während der Wehe mehrmals. Mit dieser Übung kann die Wehe optimal genützt werden, weil dem Kind der Weg nach unten sehr deutlich gezeigt wird. Die Hocke ist zwar die anstrengendste (besonders für den Partner!) Gebärbewegung, aber auch die effektivste. Besonders günstigen Einfluß hat sie, wenn es Probleme in der Eröffnungsphase gibt, der Kopf des Kindes zum Beispiel nicht herunterkommt oder der Muttermund nicht weiter aufgeht, was Sie aber keineswegs beunruhigen sollte. Es sei hier noch einmal betont, daß bei dieser »Übung« der Muttermund bereits drei bis vier Zentimeter geöffnet sein muß.

Vierfüßlerstand: Wie der Name schon sagt, knien Sie sich mit weit geöffneten Knien und Beinen und den Händen auf den Boden. Gut ist diese Bewegung auch in der Eröffnungsphase für ein Kind in der Steißlage. Der Vierfüßlerstand ist auch bei Frauen sehr beliebt, die die Hocke als unangenehm empfinden und die starke Rückenschmerzen haben. Durch diese Haltung wird das Kreuz völlig entlastet. Auch Frauen mit vorzeitigem Preßdrang empfinden diese Stellung als Erleichterung. Nach einem Blasensprung ist der Kopf des Kindes oft noch hoch oben, und die Frauen werden im Krankenhaus zum Liegen angehalten. Der Vierfüßlerstand gibt ihnen die Möglichkeit, sich auch in diesem Fall freier zu bewegen. Bei angespanntem Muttermund, oder wenn der Kopf des Kindes nur sehr langsam tiefer geht, ist der Vierfüßlerstand ebenfalls ein wertvoller Helfer.

Knien: Knien Sie sich mit weit auseinandergespreizten Beinen hin, beugen Sie sich beim Ausatmen vor, legen Sie Ihren Kopf auf Ihre Hände und gehen Sie mit der Einatmung wieder hoch. Ihr Partner oder die Hebamme sollen bzw. können Ihnen dabei helfen. Während einer Wehe können Sie diese Bewegung sechs- oder siebenmal wiederholen, dann setzen Sie sich hin und ruhen sich wieder aus. Das Knien eignet sich gut für Frauen, die mit ihren Schmerzen hadern und voll Zorn sind. Es hilft ihnen, wieder ruhig zu werden.

Diese drei großen Gebärbewegungen, sollen – wir betonen es nochmals – erst in der Eröffnungsphase bei drei bis vier Zentimeter geöffnetem Muttermund durchgeführt werden, weil sie das Kind durch die intensiven Bewegungen beim richtigen Einstellen stören könnten.

Die nun folgenden kleinen Gebärbewegungen bzw. -stellungen können Sie in jeder Phase der Geburt einnehmen, weil Sie das Kind während der Einstellungsphase nicht behindern, sondern ihm helfen, in Startposition zu gehen. Gebärbewegung bedeutet immer eine Kombination von *Atmung und Bewegung*, während wir unter Gebärstellung eine Stellung *ohne* bewußte Atmung verstehen, die allerdings immer mit einer leichten Schaukelbewegung verbunden ist. Eine absolut starre Stellung ist bei der Geburt sehr ungünstig; ein leichtes Wiegen sollte sie immer begleiten, weil es Ihnen so wesentlich leichtes fällt, locker zu bleiben. Sanftes Beugen und Schaukeln tun Mutter und Kind gut.

Türkensitz: Er ist besonders geeignet für Frauen, die glauben, ein enges Becken zu haben, obwohl das ganz, ganz selten der Fall ist. Der Türkensitz bewirkt ein möglichst breites Becken. Die Gebärbewegung entsteht dadurch, daß die Frau mit der Ausatmung den Oberkörper leicht nach vorne beugt, so weit es ihr guttut. Mit der Einatmung richtet sie sich wieder sanft auf, ohne aber die Wirbelsäule durchzustrecken. Die vorherrschende Haltung sollte rund und nicht gerade sein. Eine gerade Haltung ist, in welcher Position auch immer, ungünstig. Der Türkensitz ist auch eine gute Gebärstellung in der Badewanne, vorausgesetzt, die Wanne ist groß genug.

Knien: Knien erweist sich als besonders günstig, wenn die Frau unruhig, ungeduldig oder zornig ist. Das Knien bewirkt größere Demut gegenüber der Situation. Pressen Sie dabei aber nicht die Knie zusammen, sondern öffnen Sie sich. Die Handflächen sollten natürlich nicht geballt sein, das ist immer ein Zeichen für extreme Anspannung und Verhärtung, eine feindselige Körperhaltung. Legen Sie die Hände locker auf die Oberschenkel, wobei die Handflächen nach oben hin offen sind, und Ihre Hände dadurch offenen Gefäßen gleichen, die bereit sind gefüllt und reich beschenkt zu werden. So können

Sie automatisch ja zu Ihrer Situation sagen und vergessen alle Kampfeslust, die in vielen Lebenssituationen sehr wichtig ist, aber während der Geburt weniger vorteilhaft ist. Kämpfen und Wehren helfen niemandem, nicht Ihnen und nicht Ihrem Kind. Im Gegenteil.

Wenn Ihnen das Knien zusagt, sollten Sie sich aber dennoch während der Wehenpausen immer wieder hinsetzen bzw. aufstehen, um keinen Krampf in den Beinen zu bekommen. Auch im Knien gilt: Schaukeln Sie beim Ein- und Ausatmen leicht hin und her.

Vierfüßlerstand: Bei dieser Stellung gehen Sie wieder breitbeinig in die Knie, legen Ihre Hände vor sich auf den Boden. Sie können Ihren Kopf auch auf Ihre Hände oder ein Kissen legen, wenn Ihnen das angenehm ist. Alles, was Ihnen guttut, ist auch gut für Sie und Ihr Baby.

Seitenlage: Diese Position ist eher für Frauen gedacht, die sich im Liegen wohler fühlen, die an ein CTG-Kontrollgerät angeschlossen sind, die von Ärzten angewiesen wurden liegenzubleiben (siehe Kapitel » Was tun, wenn die Blase springt?« S. 83) oder für Frauen, deren Baby in der Steißlage auf die Welt kommt. Nehmen Sie in der Seitenlage eine runde entspannte Haltung ein, legen Sie sich zwei Polster zwischen die Oberschenkel, um unten nicht die Tore zu verschließen. Mit der Ausatmung machen Sie sich ganz rund. Ideal ist es bei dieser Bewegung, wenn der Partner der Frau hilft, indem er ihre Arme und Beine sanft zusammenführt und wieder auseinanderschiebt.

Gehen: Eine Frau mit Wehenschmerzen schwebt sicher nicht in der Art einer klassischen Ballerina dahin, sondern fühlt sich schwer und beladen und bewegt sich auch entsprechend. Durch das langsame Gehen wird das Kind sanft ins Becken geschaukelt. Bis vor ca. zwanzig Jahren war es ja noch allgemein üblich, alle Gebärenden ins Bett zu schicken, was die Geburten um einiges verzögerte. Schon der einfache Menschenverstand signalisiert, daß das Kind allein durch die Schwerkraft

viel schneller geboren werden kann, indem die Mutter möglichst lange, vielleicht sogar immer in einer aufrechten Haltung verbleibt. Was Ärzte – in gutem Glauben – damals ange-
richtet haben, wie sie Frauen beim Gebären regelrecht behindert haben, erscheint uns heute unvorstellbar und doch ist es
noch gar nicht lange her, daß die Gynäkologie bei allem be-
achtlichen wissenschaftlichen Fortschritt gleichzeitig die Ge-
setze der Natur völlig mißachtet hat.

Es wäre aber verkehrt, aus diesen Erkenntnissen jetzt den
Schluß zu ziehen, jede Frau müsse stundenlang durch die
Gänge der Krankenhäuser wandeln, um die Geburt zu beschleunigen. Wenn die Frau dann alle Kraft zum Pressen
braucht, ist sie vom anstrengenden Spazierengehen und Trep-
pensteigen völlig erschöpft. Hören Sie einfach auf Ihren Körper. Wenn Ihnen danach ist, gehen Sie spazieren, wenn Sie
sich müde fühlen, legen Sie sich hin und ruhen sich ein
bißchen aus. Es gibt keine sinnvollen Regeln für alle zu jeder
Zeit, jede Frau hat unterschiedliche Bedürfnisse.

Der Adler: Diese Gebärbewegung könnte Sie durch Ihr
ganzes Leben begleiten, weil sie Sie ruhig macht, entspannt
und die Wirbelsäule wieder ins rechte Lot bringt. Legen Sie
sich (eventuell auf einige Polster) hin, ziehen Sie die Knie an,
strecken Sie die Arme mit nach oben hin geöffneten Händen
von sich weg. Atmen Sie sanft ein, drehen Sie beim Ausatmen
den Kopf auf die rechte und die angewinkelten Beine auf die
linke Seite. Mit der Einatmung kehren Sie wieder zur Mitte
zurück. Bei der nächsten Ausatmung gehen die angewinkelten
Beine auf die rechte und der Kopf auf die linke Seite usw.
Durch diese intensive Beckenbewegung kann ein im Geburtskanal falsch eingestelltes Baby meistens in die richtige Lage
gebracht werden. Ganz wichtig ist der »Adler« auch bei hohem
Geradstand des Kindes, weil sich die Frau auf diese Weise
höchstwahrscheinlich einen Kaiserschnitt ersparen kann. Dazu ist allerdings Geduld erforderlich. Die Gebärende sollte
über einen Zeitraum von einer halben bis zu zwei Stunden bei
jeder Wehe den »Adler« durchführen. Bei tiefem Querstand

kurz vor dem Pressen hat sich diese Gebärbewegung immer wieder bewährt, weil man Frau und Kind eine Saugglocken- oder Zangengeburt ersparen kann. Wie viele unnötige und schwerwiegende Komplikationen sich zahlreiche Frauen durch eine einfache, aber um so wirkungsvollere Übung sparen könnten! Werden Sie von Ihrem Geburtsteam nicht dazu angeregt, sollten Sie sich an diese heilsame Gebärbewegung erinnern und im geeigneten Moment selbständig durchführen. Niemand wird Sie daran hindern. Frauen, die Wünsche äußern, werden heute glücklicherweise ernstgenommen. Doch leider haben sich diese natürlichen Möglichkeiten auch unter gut ausgebildetem Fachpersonal noch immer nicht genügend herumgesprochen. Sollte also Ihr Arzt oder Ihre Hebamme bei Ihnen einen hohen Geradstand oder einen tiefen Querstand feststellen, denken Sie an den »Adler.«

Hocke: Gehen Sie breitbeinig in die tiefe Hocke bzw. lassen Sie sich von Ihrem Partner stützen. Eine Sprossenwand oder ein Bett können ebenfalls hilfreich sein, weil Sie sich gut festhalten können. Die Fersen ruhen dabei fest auf dem Boden. Beim Ein- und Ausatmen wiegen Sie sich leicht hin und her. Die Hocke ist sehr effektiv und hilft auf natürliche Weise, das Kind nach unten zu schieben.

Beckenkreisen bzw -schaukeln: Stellen Sie sich in der Grätsche hin. Kreisen Sie langsam mit dem Becken oder wiegen Sie es sanft hin und her.

Schaukeln auf einem Gymnastikball gehört ebenfalls zu den Gebärbewegungen, die alle dazu dienen, daß Frauen bei der Geburt möglichst locker bleiben.

Wenn Sie die Beschreibung der Stellungen zum ersten Mal lesen, fühlen Sie sich möglicherweise überfordert. Das soll ich mir alles merken? Welche Bewegungen sind für mich die richtigen? Wenn ich keine dieser Gebärstellungen einnehme, mindert das meine Leistung? usw.

Bitte vergessen Sie all diese Fragen sofort wieder. Die Geburt ist keine Leistungsschau. Dies sind nur Anregungen und

Hilfestellungen. Nehmen Sie die Stellungen einfach während des letzten Drittels der Schwangerschaft öfter ein oder/und besuchen Sie einen guten Vorbereitungskurs. Machen Sie sich ein bißchen damit vertraut für den Fall, daß Sie die Stellungen brauchen. Vor der Geburt meines ersten Kindes hatte ich einige Lieblingsübungen, z. B. den »Adler«, und ich dachte wirklich, das wäre »meine« Gebärstellung. Aber bei der Geburt meiner älteren Tochter kam alles anders. Unspektakuläres Gehen und die Hockstellung, die ich während der Geburtsvorbereitung ausgesprochen haßte, waren meine größten Hilfen, an den »Adler« mochte ich nicht einmal denken. Glauben Sie mir: Wenn es darauf ankommt, wissen Sie ganz genau, was Ihnen am besten entspricht und was Ihnen guttut. Niemand weiß das so gut wie Sie. Die perfekte Gebärstellung gibt es nicht. Hören Sie nur auf Ihren Körper, er lügt nicht. Es ist also keineswegs notwendig, etwa mit einem Zettel mit allen aufgelisteten Gebärbewegungen zur Geburt zu gehen. In so einem Fall hätten Sie eher etwas mißverstanden.

Zusätzliche Geburtserleichterungen: hohe Wirksamkeit ohne Nebenwirkungen

Neben den Gebärstellungen und -bewegungen gibt es noch einige andere Hilfsmittel, die Ihnen die Geburt erleichtern.

Die Badewanne: Angenehm warmes Wasser macht uns locker und weich und ist damit die ideale Voraussetzung für die Geburt. Wann immer Ihnen danach ist, legen oder setzen Sie sich in die Badewanne, reiben Sie sich oder lassen Sie sich mit Geburtsöl (siehe Kapitel »Aromatherapie« S. 291) einreiben, besonders dort, wo Sie Schmerzen spüren, im Kreuz oder am Bauch. Die Badewanne ist ein Ort des Wohlbehagens und damit der ideale Geburtsort. Auch wenn Sie Ihr Kind im Krankenhaus zur Welt bringen, besteht heute fast überall die Möglichkeit, eine Badewanne zu benützen. Ob das der Fall ist, sollten Sie vor der Geburt herausfinden.

Die Dusche: Sollte Ihnen die Badewanne nicht zusagen, weil Sie sich vielleicht zu eingeengt fühlen, gehen Sie während der Geburt mehrmals und länger (eventuell mit dem Geburtsball) unter die Dusche. Das wird Ihr Wohlbefinden steigern. Es tut vielen Frauen vor allem während einer längeren Geburt besonders gut, zwischendurch Zähne zu putzen. Es ist uns bewußt, daß diese Vorschläge für manche banal klingen und doch sind sie wertvolle Hilfen während der Geburt, die wir gar nicht oft genug anpreisen können.

Die Toilette: Die Toilette ist ein wichtiger Geburtsort. Warum? Nun, weil wir hier gewohnt sind loszulassen. Wir müssen uns auf der Toilette nicht extra bemühen, es geht alles von selbst. Auf der Toilette ist man auch ganz ungestört und für sich und bei sich. Diese Ruhe und auch räumliche Abgeschiedenheit in dem Gefühl, von lieben Menschen umsorgt zu sein, wirkt sich überaus positiv auf die Geburt aus. Gebären ist die höchste Kunst, die mühevollste Arbeit und gleichzeitig das Einfachste auf der Welt.

Die Wärmeflasche: Wer lieber im Trockenen bleiben und trotzdem auf die angenehme Wärme nicht verzichten will, kann es mit einer Wärmeflasche versuchen, die Sie sicherheitshalber ins Krankenhaus mitnehmen sollten. Setzen Sie sich einfach auf die Wärmeflasche, das entspannt und macht die Körperteile, die drei großen Tore, die bei der Geburt so wichtig sind, weich und offen – die Scheide, den Blaseneingang und den After. Um locker zu bleiben, ist es unbedingt notwendig, daß uns warm ist. Sie sollten daher unbedingt warme Socken zur Geburt mitbringen. Kalte Füße sind äußerst unangenehm und blockieren Sie.

Massage: Sie verbessert das körperliche und seelische Wohlbefinden.

Musik: Ruhige, sanfte Musik entspannt und hebt die Stimmung. Deshalb sollten Sie nicht unbedingt zu »Heavy Metal« greifen, auch wenn das sonst Ihre Lieblingsmusik ist.

Homöopathie: siehe entsprechendes Kapitel, S. 265.

Akupunktur, -pressur: siehe entsprechendes Kapitel, S. 257.

Tee trinken: Eine Teemischung aus Schafgarbe, Himbeer- und Brombeerblättern stärkt die Gebärmutter während ihrer intensiven und anstrengenden Arbeit.

Ein Vulkan bricht aus: das Pressen

Das Dammöl, das Sie schon während der Schwangerschaft verwendet haben, könnte jetzt wieder wertvolle Dienste leisten. Es hält den Damm geschmeidig und schützt vor Rissen. Während des Pressens kommt dem Geburtsteam eine verstärkte Bedeutung zu, denn es muß immer wieder ermutigen und positiv auf Sie einwirken. Die richtigen Worte im richtigen Moment können Wunder wirken. Wenn etwa die Hebamme vom bereits sichtbaren Haarschopf Ihres Babys spricht, werden bei Ihnen ungeahnte Kräfte frei, und Sie nehmen einen neuerlichen Anlauf, um Ihrem Kind auf die Welt zu helfen.

Welche Stellung beim Pressen für Sie die richtige ist, werden Sie genau spüren. Am allerwichtigsten ist es, sich rund zu machen, denn nur so sind Sie bereit und offen. Sich während der Wehe durchzustrecken, ist zwar eine verständliche Flucht nach hinten, bedeutet aber, daß Sie Ihr Tor zumachen und damit Ihren Schmerz verlängern. Versuchen Sie trotz der übergroßen Anstrengung, Ihr Gesicht nach unten zu beugen und zu Ihrem Kind zu schauen. Seien Sie ganz bei sich und Ihrem Kind und fühlen Sie mit ihm. Dann können Sie sich ganz öffnen und den entscheidenden Schritt ins Leben mitgehen. Helfen Sie Ihrem Baby, auf die Welt zu kommen. Es sehnt sich nach dem Leben.

Im Liegen zu pressen, kostet zu viel Kraft, weil Sie ja gegen die Schwerkraft arbeiten würden. Jahrzehntelang wurden Frauen von Ärzten und Hebammen zu dieser widernatürlichen und unsinnigen Stellung angehalten und haben das mit sich geschehen lassen. Wenn überhaupt, sollten Sie unbedingt halb sitzen, die weit gespreizten Beine mit den Händen an den hinteren Oberschenkeln fassen und dann pressen, »was das Zeug hält«. Es wäre auch möglich, in der Seitenlage zu pressen. Der Vierfüßlerstand wiederum ist besonders geeignet, wenn Sie bei einer früheren Geburt einen großen Schnitt hatten und/oder an Hämorrhoiden leiden. Auch bei starken Kreuzschmerzen erweist sich diese Position als hilfreich, weil das Kreuzbein entlastet wird.

Andere Möglichkeiten sind der Geburtshocker und das Geburtsrad. Sie können aber auch ohne diese Hilfsmittel in die tiefe Hocke gehen, was deshalb günstig ist, weil Sie in dieser Stellung das Tor für das Kind besser automatisch öffnen können. Es ist unmöglich, in der Hocke anzuspannen und sich zu verkrampfen.

Ganz entscheidend für Ihr Wohlergehen ist die richtige Nutzung der Wehenpause, um Ihre Kraftreserven optimal zu nützen. Die Wehenpausen, in denen Sie ja völlig schmerzfrei sind, sollten Sie, wenn auch nur für kurze Zeit, auf eine ruhige Insel führen, die nur Ihrer Erholung dient. In zwei, drei Minuten völlig gelassen zu werden, hilft Ihnen, für die nächste Wehe wieder kraftvoll und ganz da zu sein. Wichtig ist auch, daß Sie bei den letzten Preßwehen bei klarem Verstand und hochmotiviert sind und nicht etwa betäubt durch Schmerzmittel, die dämpfend auf Körper und Geist wirken. Oft werden Frauen dadurch gleichgültig gestimmt, so daß ihnen der Antriebswille abhanden kommt. Durch die Einnahme oder Verabreichung von Schmerzmitteln erleben Sie die Geburt Ihres Kindes wie in einem Film – abgespalten von Ihnen. Und Sie haben zu wenig Kraft und Willen, aktiv mitzuarbeiten, wobei gerade jetzt Ihre Mitarbeit gefragt ist!

Ob Sie ohne Dammschnitt auskommen, hängt ganz von Ihrem Team ab. Tatsache ist, daß ein Dammschnitt äußerst selten aus medizinischen Gründen notwendig ist, in den Krankenhäusern aber leider immer noch viel zu häufig durchgeführt wird. Dahinter steckt wieder das tiefe Mißtrauen in die Natur und der unbewußte Drang, aus der natürlichsten Sache der Welt eine Operation zu machen. In den meisten Fällen ist es besser, eventuell auftretende Risse in Kauf zu nehmen, weil sie erwiesenermaßen und erfahrungsgemäß wesentlich rascher und auch mit weniger Komplikationen verheilen als ein Dammschnitt. Lesen Sie dazu bitte das Kapitel »Das angebliche Risiko – mehr Sicherheit im Krankenhaus« S. 190, wo es unter anderem um die Problematik des unnötig durchgeführten Dammschnittes geht.

Eine gute Hebamme wird Sie im richtigen Moment auffordern, mit voller Kraft zu pressen, und dabei Ihren Damm, so gut es geht, schützen. Dann wissen Sie, es kann nicht mehr lange dauern, bis Ihr Kind entschlüpft. Sobald das Kind da ist, ist der Schmerz wie weggeblasen, und Sie werden höchstwahrscheinlich von einer Glückswelle erfüllt, die sich jeder Beschreibung entzieht. Sollte das bei Ihnen nicht so sein, sollten eher zwiespältige Gefühle auftauchen und sich die Freude nicht so recht einstellen wollen, gönnen Sie sich Ruhe und haben Sie noch etwas Geduld. Es dauert einfach, bis Sie Ihr Glück fassen können.

4. Das Wochenbett
Eine Königin wird von der Realität eingeholt

Sie haben sicher schon von den berühmt-berüchtigten Wochenbett-Depressionen gehört. Es gibt sie tatsächlich, sie lassen sich nicht wegdiskutieren, aber sie sind nur allzu verständlich. Sie sind keinesfalls krankhaft oder allein mit hormonellen Schwankungen zu erklären. Eine Geburt ist ein Höhepunkt im Leben einer Frau, ein Kind in den Armen zu halten, ist der Himmel auf Erden, ein liebender Mann, der dieses Glück mit einer Frau teilt, macht alles vollkommen. Doch die ewigwährende Glückseligkeit gibt es nicht in unserer Welt, das Hochgefühl muß früher oder später wieder dem Alltag mit seinen kleineren und größeren Wehwehchen weichen. Das ist der Moment der Krise, der nie gänzlich verhindert werden kann. Wir können nur versuchen, daß der Alltag möglichst sanft landet und nicht hereinbricht, und die Krise damit unnötig verschärft wird. Wie soll das geschehen?

Eine ganz wesentliche Rolle kommt hier wieder dem Mann zu. Wenn es sich irgendwie einrichten läßt, sollte er sich für die Zeit nach der Geburt bzw. nach dem Krankenhausaufenthalt einen zweiwöchigen Urlaub nehmen, um sich ebenfalls an die große Umstellung zu gewöhnen. Die Zeit des Wochenbetts dauert insgesamt sechs bis acht Wochen. Alle Familienmitglieder brauchen nun viel Zeit füreinander. Diese idealen Verhältnisse sind natürlich keine Selbstverständlichkeit und lassen sich nicht immer einrichten. Sollten Sie also zum Vater Ihres Kindes keine gute Beziehung haben, wünschen wir Ihnen einen oder mehrere liebende Menschen, sei es ein Freund oder eine gute Freundin, die Ihnen besonders während der Zeit des Wochenbettes intensiv beistehen.

Es geht jetzt nicht bloß darum, jemanden zu haben, der die Haushaltsarbeiten erledigt. Wenn also Ihr Mann, Partner oder Freund Sie in dieser Hinsicht üblicherweise wenig unterstützt, dann sollten Sie auch jetzt nicht allzuviel erwarten. Der Konflikt ist sonst vorprogrammiert. Nimmt Ihnen dagegen Ihr Mann die ganze Arbeit ab, bleibt ihm höchstwahrscheinlich zu wenig Zeit für Sie. Und Sie brauchen jetzt am allermeisten Zuwendung. Nach einer Geburt fühlt sich eine Frau weit offen, wund an Leib und Seele und äußerst empfindsam. Es ist kein Wunder, wenn oft und reichlich Tränen fließen; versuchen Sie nicht, diese zu unterdrücken, weil sie zum Bild der ach so glücklichen Mutter so gar nicht passen wollen. Das Gefühl, jederzeit weinen zu können und traurig sein zu dürfen, wird Sie sanft auffangen und Ihnen Halt geben. Tränen haben eine reinigende Wirkung, sie helfen, aufgestaute Gefühle loszulassen, sie erleichtern und erlösen. Bei einer Geburt liegen die gegensätzlichsten, scheinbar unvereinbaren Dinge ganz dicht nebeneinander, so auch Glück und Traurigkeit. Glücklich die Frau, die sich diesen Gefühlen ganz hingeben kann. Arm die Frau, die meint, perfekt und stark, sofort wieder funktionstüchtig sein zu müssen, um der Welt zu beweisen, wie schnell sie von der Geburt wieder in den Alltag zurückkehrt und wie wenig sie die Geburt verändert hat. Allen Gefühlen die Spitze zu nehmen, das scheint heute wichtig zu sein; auch die Kinder dürfen gar nicht mehr traurig sein, sofort werden sie getröstet und abgelenkt und dann wundern wir uns, wenn Gefühle ganz unerwartet wie Vulkane ausbrechen. Wir sollten Höhe- und Tiefpunkte zulassen, denn sie gehören zum Leben. Für die Zeit des Wochenbettes ist es also sehr wichtig, daß der Mann körperlich und seelisch für die Frau und das Kind da ist.

Es gibt auch die Möglichkeit, nach der Geburt eine Haushaltshilfe für die ersten sechs bis acht Wochen zu engagieren. Unter bestimmten Umständen werden die Kosten dafür sogar von den Krankenkassen übernommen, oder der Stundenlohn richtet sich nach dem Einkommen. Dies ist in den verschiedenen Ländern unterschiedlich geregelt und läuft teilweise auch über karitative Einrichtungen. Besonders für Mehrgebärende ist das eine wertvolle und großartige Hilfe, die Sie unbedingt in Anspruch nehmen sollten. Sie können sich dadurch in aller Ruhe Ihrem Baby widmen und haben auch mehr Zeit für eventuell vorhandene größere Kinder, die Sie ebenfalls gerade jetzt besonders brauchen. Sie sollten sich und allen Familienmitgliedern diese kostbare Zeit schenken, denn der Alltag kommt noch früh genug. Vielleicht kann Ihnen auch Ihre Mutter, Ihre Schwester oder eine liebevolle Freundin aushelfen und für Sie kochen, bügeln oder einkaufen gehen. Sie könnten sich um eine Putzfrau bemühen, falls Sie nicht ohnehin schon eine haben. Das ist natürlich alles auch eine finanzielle Frage, aber in diesen ersten sechs Wochen sollten Sie nicht ans Sparen denken, da es schließlich um Ihre Gesundheit und um Ihre seelische Verfassung geht. Wenn Sie sich jetzt schonen und Zeit lassen, sammeln Sie Kräfte für später. Sie werden dann um so schneller wieder voll einsatzfähig sein. Daß während des Wochenbettes alles gutgeht, wird vor allem davon abhängen, wie gut Sie sich auf diese Zeit vorbereiten und wie Sie sich organisieren. Wenn Sie alles spontan entscheiden, wird es möglicherweise schwierig sein, im entscheidenden Moment Hilfe zu bekommen. Es ist also besser, Sie planen im voraus Unterstützung ein. Falls Sie diese nicht brauchen, können Sie immer noch dankend ablehnen, umgekehrt aber wird es schwer sein, innerhalb kürzester Zeit eine Haushaltshilfe zu organisieren.

In dieser Zeit besonders wichtig ist es auch, daß Sie sich nicht mit Besuchern übernehmen. Im Krankenhaus besteht die Gefahr, daß zuviel Besuch sich sehr streßig auf Sie auswirken kann. Wenn Sie sich gut fühlen und Sie die vielen Menschen nicht stören, sondern nur erfreuen, ist natürlich nichts dagegen einzuwenden, aber wenn Sie ein Unbehagen dabei empfinden, bitten Sie Ihre Freunde und Verwandten, davon Abstand zu nehmen. Sie werden das bestimmt verstehen und falls nicht, sollten Sie egoistisch genug sein, das Besuchsverbot trotzdem durchzusetzen. Sie sind jetzt die Hauptperson. Gerade die ersten Tage sind sehr wichtig, weil Sie für sich und Ihr Baby erst einen gewissen Rhythmus, vor allem auch hinsichtlich des Stillens, entwickeln sollten. Besuche, Unterbrechungen, Verzögerungen, all diese Störungen von außen sind hier sehr hinderlich. Bitten Sie Ihre Besucher auch, nicht zu viele

Blumen mitzubringen. Was lieb gemeint ist, kann schaden. Babys können durch einen intensiven Blumenduft entweder unruhig oder sehr schläfrig werden.

In den ersten Tagen fühlen Sie sich sicherlich wie eine Königin. Sie und Ihr Baby werden bewundert und bestaunt. Sie werden umhegt und umsorgt. Sie sind in höchstem Maße euphorisch, und dann reißt dieses Gefühl plötzlich ab. Sie kommen vom Krankenhaus nach Hause und sind nun vielleicht alleine. Kein Wunder, wenn Sie das erst einmal verunsichert und vielleicht auch unglücklich macht. Bei einer Hausgeburt wird mit diesem Problem viel bewußter umgegangen. Für die Zeit danach wird bereits im voraus gesorgt, was einiges leichter macht. Eine Hausgeburt kommt nur in Frage, wenn Sie in den ersten Wochen nach der Geburt von Anfang an Hilfe erwarten können. Unter dieser Voraussetzung gibt es ein sanftes Hinübergleiten in den Alltag.

Die Zeit des Wochenbetts ist eine große Chance für alle, vollkommene Geborgenheit zu erleben und sich auf die eigenen Wurzeln zu besinnen. Sehr oft erfährt die Beziehung zur eigenen Mutter neue Impulse, vieles erscheint in einem anderen Licht. Es wäre schade, wenn Sie sich um diese kostbaren Erfahrungen brächten, denn diese sind unwiederbringlich.

Lassen Sie sich wie eine Kaiserin feiern, weinen Sie wie eine unglückliche Prinzessin und essen und trinken Sie wie eine Fürstin. Genießen Sie ein reichliches Frühstück und üppige Zwischenmahlzeiten. Das Mittagessen sollte aus mehreren Gängen bestehen, und sparen Sie auch beim Abendessen nicht mit gutem Essen. Sie brauchen jetzt viel Kraft, da Sie neue Energien schöpfen müssen.

Wenn Sie, wie wir hoffen, Ihr Baby stillen, sollten Sie sich nicht zu viele Gedanken darüber machen, schnell wieder ganz schlank zu werden. Das Stillen trägt nachweislich dazu bei, daß sich die Gebärmutter schneller wieder zusammenzieht und ihre ursprüngliche Größe zurückgewinnt. Sie brauchen also auch nicht gleich mit der Wochenbettgymnastik beginnen. Durch das Stillen werden Sie vielleicht insgesamt länger etwas rundlicher bleiben, dann aber auf jeden Fall – auch ohne zu hungern – Ihre ursprüngliche Figur wiedererlangen. Wenn Frauen einige Zeit nach der Geburt eines Kindes mehr Gewicht als vor der Schwangerschaft haben, so liegt das ganz sicher nicht am Stillen.

Eine empfehlenswerte Übung im Wochenbett ist der »Adler«. Er ist gut für die Wirbelsäule, die Gebärmutter, die Symphyse und die Mutterbänder. Er hilft bei Verspannungen, die durch das Pressen oder durch das Stillen hervorgerufen wurden. Sie gehen beim »Adler« in die Rückenlage, halten die Arme seitlich vom Körper weg, wobei die Handflächen nach oben zeigen. Die Knie sind aufgestellt. Atmen Sie langsam ein, und mit der Ausatmung drehen Sie den Kopf nach rechts und die Knie nach links. Beim Einatmen kehren Sie in die Mitte zurück. Wiederholen Sie die Übung siebenmal auf jede Seite. Der »Adler« ist eine beruhigende und entspannende Übung.

Was geschieht nun eigentlich im Körper einer Frau nach der Geburt, und wie kann sie sich bei eventuell auftretenden Problemen helfen?

Mit der Nachgeburt, die fünf Minuten bis zwei Stunden nach der Geburt abgeht, setzt eine starke Blutung ein. Das ist völlig normal. Unter Umständen kann eine Frau die homöopathische Arznei Arnica C30 (Erstgebärende einmal täglich, die Gebärenden, die bereits ein oder mehrere Kinder haben, dreimal täglich) einnehmen, die blutstillend und wundheilend wirkt. Die zunächst starke Blutung geht dann innerhalb kurzer Zeit in eine normale Blutung – ähnlich der Periode – über. In den ersten 48 Stunden kann gestocktes Blut mit größeren Klumpen abgehen. Es empfiehlt sich, schluckweise Schafgarbentee, eventuell mit Honig gesüßt, zu trinken. Gebärende, die schon geboren haben und dieses Mal unter starken Nachwehen leiden, können sich mit Nachwehentee (Schafgarbe, Hopfen, Melisse, zu gleichen Teilen gemischt) helfen. Bei Schmerzen in der Gebärmutter, aber auch bei Brustentzündungen helfen einige Tropfen Mönchspfeffer (Agnumens).

Starke Wundschmerzen, die von einem Dammschnitt herrühren, können Sie folgendermaßen behandeln:

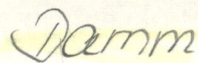

Damm

- Stellen Sie 250 Gramm Magertopfen mit fünf Eßlöffeln Eichenrindenextrakt vermischt in den Kühlschrank. Geben Sie ein- bis zweimal täglich etwas Quark (Topfen) auf die Binde. Das kühlt und lindert den Schmerz. Lassen Sie den Umschlag eine Stunde lang einwirken.
- Bei nässendem Gefühl streuen Sie anstelle des Quarks (Topfen) homöopathischen Puder auf die Binde.
- Ziehen Sie sich nach dem Duschen keine Unterhose an, legen Sie sich zehn Minuten ohne Binde und ohne Hose ins Bett und spreizen Sie die Beine. So kann genügend Luft an die Wunde, was heilend wirkt.
- Sie können auch Wochenbettöl (Rezept siehe Kapitel »Aromatherapie«, S. 291) auf die Binde geben.
- Ab dem dritten Tag nach der Geburt können Sie Einläufe mit Kamillentee durchführen.

Tampons sind jetzt absolut verboten. Achten Sie auch darauf, welche Binden Sie verwenden. Keinesfalls geeignet sind Binden mit luftundurchlässigen Plastikstreifen, was den Heilungsprozeß behindern würde. Am besten sind Flockenwindeln, die Sie in den Babyabteilungen der diversen Drogeriemärkte finden. Viele Frauen schwitzen stark im Wochenbett und sind sehr geruchsempfindlich. Duschen Sie öfter, aber verwenden Sie bitte nicht jedesmal Seife. Wasser allein genügt völlig, um sich wieder frisch zu fühlen. Einmal täglich können Sie zu einer ph-neutralen Seife (am besten Kernseife oder Terpentinseife) greifen, aber keineswegs öfter. Auf ein Vollbad sollten Sie in den ersten vier bis sechs Wochen nach der Geburt völlig verzichten, weil das Wundsekret des Wochenflusses infektiös ist und eine Gefahr für Ihre Brust (bakterielle Brustentzündung) darstellt. Sitzbäder sind sehr wohl möglich, ja sogar empfehlenswert. Füllen Sie zirka 20 Zentimeter hoch Wasser in die Badewanne (die Brustwarzen dürfen nicht naß werden) und geben Sie drei Eßlöffel Eichenrinden-Konzentrat und einen Eßlöffel Honig dazu. Das lindert Hämmorhoiden, Abschürfungen und Wundgefühl.

Eine Mischung aus einem Eßlöffel Malvenblättern, einem Eßlöffel Salbei, drei Eßlöffeln Eichenrinde, einem Eßlöffel

Meersalz und drei Tropfen Teebaumöl bewährt sich bei einer schmerzenden Naht, Wundschmerzen, bei brennenden Schmerzen, bei Hämorrhoiden und Schwellungen.

Starke Nachwehen können auch durch das Wochenbettöl gemildert werden. Reiben Sie sich damit mehrmals täglich den Bauch und den Rücken ein. Gehen Sie aber bitte sparsam mit dem hochwirksamen Öl um. Auch spezielle homöopathische Mittel können Linderung verschaffen; siehe dazu Kapitel »Homöopathie«, S. 265.

Was können Sie tun bei starken Nachwehen? Eine Wärmeflasche im Rücken (nicht am Bauch!) wirkt manchmal Wunder. Gut ist auch ein trockener Wickel mit einem warmen Flanellbettuch. Einläufe mit Kamillentee und Schafgarbe oder mit Nachwehentee (Malvenblätter, Salbei, Eichenrinde, Meersalz und Teebaumöl; Mengenangaben siehe oben) helfen ebenfalls bei starken Nachwehen. Duschen Sie häufig, verzichten Sie aber weitgehend auf Seife. Trinken Sie viel Wasser oder ungezuckerten Tee.

Wenn Sie *nicht* schwitzen, trinken Sie viel Lindenblütentee, der Ihren Körper reinigt und von Giftstoffen befreit. Sollten Sie unter starkem Schwitzen leiden, hilft Franzbranntwein, der am Rücken einmassiert wird.

Neigen Sie zu Krampfadern, ist es gut, sechs bis acht Wochen eine spezielle Venenpflege mit Venenöl (Kapitel »Aromatherapie«, S. 291) durchzuführen. Tragen Sie eine Woche lang Stützstrümpfe, lagern Sie die Beine so oft wie möglich hoch, gehen Sie öfter in die Rückenlage, strecken Sie die Beine abwechselnd in die Höhe, fassen Sie den Knöchel mit beiden Händen und streifen Sie mit den Händen die Beine entlang bis ins Becken. Zu langes Liegen ist bei einer Neigung zu Krampfadern nicht gut, stehen Sie also immer wieder auf und bewegen Sie sich viel.

Die ersten sechs bis acht Tage nach der Geburt haben Sie eine »normalstarke« Blutung. Zwischen dem achten und 14. Tag hört die Blutung auf, kann aber danach auch wieder anfangen. Es ist auch völlig in Ordnung, wenn geklumptes oder gestocktes Blut abgeht. Sollte die Blutung nach Ablauf von sechs Wochen immer noch andauern, ziehen Sie bitte einen Arzt zu Rate. Es kann nämlich passieren, daß ein ganz kleiner, oft nur stecknadelgroßer Teil der Plazenta in der Gebärmutter verblieben ist und erst später abgeht. Wenn nicht, so kann daraus ein Polyp entstehen, der – bevor er bösartig werden kann – bei einer Curettage (Ausschabung der Gebärmutter) entfernt wird. Das kann sehr selten vorkommen. Jede Frau sollte aber darüber Bescheid wissen und ärztlichen Rat einholen, falls die Blutung nicht aufhört.

Davon zu unterscheiden ist eine neuerliche Blutung zwischen der achten und der zehnten Woche nach der Geburt. Plötzlich setzt die Blutung wieder ein, so daß die Frau glaubt, es handle sich um die Menstruation. Dem ist aber nicht so; es handelt sich dabei vielmehr um eine sogenannte Reinigungsblutung. Die Wundheilung in der Gebärmutter ist zu diesem Zeitpunkt mehr oder weniger abgeschlossen. Ist die neu aufgebaute Schleimhaut aber nicht »schön«, wird sie von der Gebärmutter abgestoßen, und die betreffende Frau hat vier bis acht Tage lang eine Blutung. Früher sagte man zu diesem Vorgang »die Gebärmutter putzt sich noch einmal aus«. Sollte die Blutung nach acht Tagen nicht vorbei sein, müssen Sie einen Arzt aufsuchen. Bis dahin trinken Sie Schafgarbentee und nehmen Sie Belladonna und Arnica D4-D12 abwechselnd alle zwei Stunden ein.

Um eine bakterielle Brustentzündung zu vermeiden, sollten Sie sich Ihre Hände nach jedem Bindenwechsel und auch nach dem Windelwechseln gründlich waschen.

Manche Frauen bekommen zwischen dem fünften und zwölften Tag nach der Geburt ein Erschöpfungsfieber, Gliederschmerzen, Kopf- oder Brustschmerzen. Das sind Zeichen einer Erschöpfung, die Sie unbedingt ernst nehmen sollten. Was tun? Ruhe, Ruhe, Ruhe ist jetzt oberstes Gebot. Legen Sie sich hin und erholen Sie sich. Wenn es Ihr Kreislauf erlaubt, machen Sie sich einen Einlauf mit Lindenblütentee, trinken Sie einen halben bis einen Liter Lindenblütentee und bleiben Sie auf alle Fälle im Bett. Wenn Sie sich jetzt schonen, werden Sie die Krise bald gemeistert haben.

Wir haben hier versucht, Sie für alle Eventualitäten mit Tips zu versorgen. Das Wochenbett sollte nicht auf die leichte Schulter genommen werden. Versuchen Sie, sich für diese wichtige Zeit Zeit zu nehmen und Hilfe anzunehmen, damit Sie gut über die Runden kommen. Im Wochenbett sind Sie nicht krank, aber schonungs- und erholungsbedürftig.

Eine gute Gelegenheit, die Zeit des Wochenbettes optimal vorzubereiten, ist eine Wochenbett-Wunschliste, in die sich Familienmitglieder, Freunde und Bekannte schon vor der Geburt eintragen können. Oft werden anläßlich der Geburt eines Kindes zahlreiche, teilweise leider unnötige Geschenke gemacht. Die Frau im Wochenbett zu entlasten, wäre eine mehr als sinnvolle Alternative. Hier zwei Vorschläge von Ilona Schwägerl, wie so eine Liste ungefähr aussehen könnte.

Wochenbett-Wunschliste für Erstgebärende

Erster Tag:
Mittagsmenü kochen
Wochenbettkuchen backen

Zweiter Tag:
Mittagsmenü kochen
Wäsche bügeln

Dritter Tag:
Mittagsmenü kochen
Wochenbettkuchen backen
Entspannungsmassage

Vierter Tag:
Mittagsmenü kochen
Zwei Stunden Haushaltshilfe

Fünfter Tag:
Mittagsmenü kochen
Wochenbettkuchen backen
Wäsche bügeln

Sechster Tag:
Mittagsmenü kochen
Entspannungsmassage

Siebenter Tag:
Mittagsmenü kochen
Wochenbettkuchen backen
Zwei Stunden Haushaltshilfe

Achter Tag:
Mittagsmenü kochen
Wäsche bügeln

Neunter Tag:
Mittagsmenü kochen
Wochenbettkuchen backen
Entspannungsmassage

Zehnter Tag:
Mittagsmenü kochen
Zwei Stunden Haushaltshilfe

Wochenbett-Wunschliste für Frauen, die schon ein oder mehrere Kinder haben

Erster Tag:
Mittagsmenü kochen
Wochenbettkuchen backen

Zweiter Tag:
Mittagsmenü kochen
Wäsche bügeln
Zwei bis drei Stunden Kinderbetreuung

Dritter Tag:
Mittagsmenü kochen
Wochenbettkuchen backen
Entspannungsmassage

Vierter Tag:
Mittagsmenü kochen
Zwei Stunden Haushaltshilfe
Zwei bis drei Stunden Kinderbetreuung

Fünfter Tag:
Mittagsmenü kochen
Wochenbettkuchen backen
Wäsche bügeln

Sechster Tag:
Mittagsmenü kochen
Entspannungsmassage
Zwei bis drei Stunden Kinderbetreuung

Siebenter Tag:
Mittagsmenü kochen
Wochenbettkuchen backen
Zwei Stunden Haushaltshilfe
Zwei bis drei Stunden Kinderbetreuung

Achter Tag:
Mittagsmenü kochen
Wäsche bügeln
Zwei bis drei Stunden Kinderbetreuung

Neunter Tag:
Mittagsmenü kochen
Wochenbettkuchen backen
Entspannungsmassage

Zehnter Tag:
Mittagsmenü kochen
Zwei Stunden Haushaltshilfe
Zwei bis drei Stunden Kinderbetreuung

Stillen – der betörende Duft der Mutter

Wenn Sie zu diesem Buch als Begleiter durch Schwangerschaft und Geburt gegriffen haben, brauchen wir Sie von den
unüberbietbaren Vorzügen des Stillens höchstwahrscheinlich
nicht zu überzeugen. Glücklicherweise hat heute, zumindest
was das Stillen betrifft, wieder der gesunde Menschenverstand
die Oberhand über einen geradezu blasphemischen Glauben
an Wissenschaft und Industrie gewonnen. Vor noch nicht allzu
langer Zeit ließen sich die Frauen tatsächlich einreden, indu-
striell gefertigte Milch sei für ihre Babys qualitativ besser geeignet als Muttermilch. Da muß man sich ernstlich fragen, wo
der weibliche Instinkt geblieben ist. Glücklicherweise ist heute alles ganz anders: Stillen ist wieder in, leider nur in und oft
kein ernsthaftes und echtes Anliegen.

Was wir damit meinen? Es gibt heute kaum ein Krankenhaus, das von sich nicht behaupten würde, das Stillen zu fördern. Bravo! Aber diese schönen Absichtserklärungen sind leider nicht genug. Denn zum Stillen gehört sehr viel Geduld,
Ruhe, Intimität. Der Krankenhausbetrieb ist in den allermeisten Fällen nicht dazu geeignet, diese Erfordernisse zu befrie-
digen. Krankenschwestern können nicht die Freundinnen
sein, die Frauen in dieser Situation dringend brauchen. Sie
sind auch keine Stillexpertinnen, deren Reservoir an Tips und
Ratschlägen schier unerschöpflich ist. In der Realität sieht es
so aus, daß jede Schwester andere Tips parat hat, die zur heil-
losen Verwirrung der Mutter beitragen. Einmal heißt es: »Stillen Sie, so lange Sie wollen.« Die nächste diensthabende
Schwester schlägt angesichts dieses Ratschlages die Hände
über dem Kopf zusammen, und plädiert für einen strengen
Rhythmus, was dazu führen kann, daß die eben erst Mutter
Gewordene die Welt nicht mehr versteht. Wen wundert es,
wenn viele Frauen schließlich entnervt aufgeben und gar nicht
mehr stillen wollen. Beim Milchfläschchen gibt es schließlich
keine Diskussionen darüber, wie es anzulegen sei. Wenn Sie
Probleme mit dem Stillen haben, scheuen Sie sich nicht, eine
Stillberaterin in die Klinik kommen zu lassen. Sie kann Ihnen

fundierte Antworten auf Ihre Fragen geben, die Ihnen weiter-
helfen und Sie nicht ratlos zurücklassen.

Es stellt sich überhaupt die Frage, wieso bei der natürlichsten Sache der Welt so viele Probleme auftreten können.
In den Entwicklungsländern, wo Frauen unterernährt und
mit Vitaminen und Spurenelementen unterversorgt sind, gibt
es bemerkenswerterweise keine Stillprobleme. Vermutlich
hat es etwas mit unserer naturfernen Lebensweise und auch
mit der abgerissenen Wissens- oder besser gesagt Weisheits-
kette zu tun. Die meisten heute schwangeren Frauen konnten dieses Gefühl nicht mit der Muttermilch aufsaugen, daher fehlt uns dieser natürliche, selbstverständliche Zugang
heute.

Das Stillen ist ein weites Feld, und wir können hier nicht
auf alle eventuell auftretenden Probleme eingehen. Deshalb
fordern wir Sie auf, sich Hilfe zu holen, falls es notwendig ist.
Wenden Sie sich aber nicht sofort an Ärzte, denn viele verstehen zu wenig vom Stillen. Sprechen Sie mit Frauen, die selber
gestillt haben, suchen Sie Rat bei einer Ihnen vertrauten Hebamme oder bei einer Stillberaterin. In den allermeisten Fällen
kann Ihnen geholfen werden, ohne daß das Abstillen bedeutet.
Trotz der derzeit vorherrschenden Stilleuphorie sind Frauen
mit Stillproblemen nämlich von Verwandten umgeben, die
meist keinerlei Ermutigung und Trost aussprechen. Tief in uns
steckt noch das jahrzehntelang suggerierte Gefühl: Du kannst
nicht stillen, du hast zuwenig Milch, du hast zuviel Milch, dein
Kind bekommt Bauchweh von deiner Milch, deine Milch ist
zu dünn oder zu dick, zu gelb oder zu grau ...

Die absurdesten Gründe fallen uns ein, warum wir vielleicht doch nicht stillen können. Endlos ist die Liste der Zweifel, die irgendwo tief in uns stecken und bei der entsprechenden Situation sofort zum Vorschein kommen. Daß das Stillen
auch heute noch kein selbstverständliches und ehrliches Anliegen der Gesellschaft ist, kann man auch daran sehen, daß es
immer noch anstößig ist, öffentlich zu stillen. Stillen bedeutet
höchste Lust für Mutter und Kind, und diese zutiefst sinnliche
und sexuelle Komponente macht Angst. Selbstbewußte, in der

Öffentlichkeit stillende Frauen, sind eine Provokation für eine zugleich lüsterne und lustfeindliche Gesellschaft.

Manche Frauen scheuen sich vor dem Stillen auch deshalb, weil sie Angst haben, ihre Unabhängigkeit zu verlieren, oder weil sie vor der intensiven Beziehung zu ihrem Kind zurückschrecken. Möglicherweise wurden sie selber nie gestillt. Hier liegt eine tiefliegende Bindungsangst vor, die durch das Nichtstillen bestimmt nicht gelöst wird. Ein Grund für diese Sorge könnte auch in einer Gesellschaft liegen, die das Stillen ideologisch verbrämt. Unsere Vorstellung von einer stillenden Mutter geht tief ins 19. Jahrhundert zurück. Stillen war verbunden mit ans Haus gefesselt sein. Heutzutage sind Sie gerade durch das Stillen frei und unbeschwert. Sie können Ihr Kind ohne Proviantkoffer überallhin mitnehmen. Stillen hindert Sie also nicht an Ihrer Mobilität, im Gegenteil. Wie das Beispiel aus der jüngsten österreichischen Geschichte beweist, hat es sogar eine Kandidatin um das Amt des Bundespräsidenten, Frau Gertraud Knoll (siehe »Frauen und Männer berichten über die Geburt ihrer Kinder«, S.204) durchaus verstanden, Stillen und Wahlkampf unter einen Hut zu bringen.

Wünschenswert ist es, wenn jedes neu entstehende Kind in seiner Mutter dieses innere Bedürfnis, das eigene Fleisch und Blut zu stillen, auslöst. Um dieser Entwicklung Raum und damit eine Chance zu geben, ist es günstig, sich besonders beim ersten Kind intensiv mit dem Stillen zu beschäftigen. Reden Sie mit Ihren Freundinnen darüber. Überlassen Sie das Stillen nicht dem Zufall, sondern schaffen Sie für sich und Ihr Kind ein stillfreundliches Umfeld, verbieten Sie sich die Einmischung überzeugter Nichtstillerinnen und anscheinend wohlmeinender Verwandter, suchen Sie Kontakt zu Frauen, die ihre Kinder gestillt haben. Seien Sie zuversichtlich und freuen Sie sich auf das Stillen. Jede stillende Frau wird Ihnen bestätigen, daß es sich wirklich lohnt, Anfangsschwierigkeiten zu überwinden und nicht gleich aufzugeben. Auch für das Stillen bringt die Hausgeburt große Vorteile, weil Sie Ihren ganz persönlichen Rhythmus leben können und keine Rücksichten nehmen müssen auf den Zeitplan eines Krankenhauses, auf die Mitbenützer des Krankenzimmers (was für ein Wort in diesem Zusammenhang!) und auf deren Besucher. Die unruhige Atmosphäre eines Krankenhauszimmers ist äußerst kontraproduktiv für die intimsten Momente im Leben einer Familie.

Es gibt viele gute Gründe, warum Stillen so empfehlenswert ist. Das Stillen fördert die optimale Zurückbildung der Gebärmutter. Es ist auffallend, daß Frauen, die mindestens drei Monate stillen, merklich weniger an Brustkrebs erkranken als Frauen, die ihre Kinder nicht stillen. Darüber können Sie detailliert in entsprechenden Büchern nachlesen. Wir möchten Ihnen an dieser Stelle sagen: Stillen Sie Ihr Kind, weil es nach neun Monaten intensivster Bindung während der Schwangerschaft ganz normal ist, daß das Kind nicht nur wegen der Ernährung, sondern auch wegen der Zuwendung den intensiven körperlichen Kontakt sucht. Ihre Milch ist die beste Ernährung, die Sie Ihrem Kind geben können. Das Stillen trägt zur körperlichen und seelischen Gesundheit von Mutter und Kind bei. Stillen Sie Ihr Kind, weil dieses innige, zufriedene Saugen an der Brust einfach wunderschön ist. Das gierige Andocken gibt Ihnen wie nichts auf der Welt das Gefühl, unersetzlich zu sein. Dieses satte Geräusch, das das Baby beim Schlucken der köstlichen Milch macht, ist schöner als ein Lied. Und glauben Sie nicht auch, daß der Duft Ihrer Haut unvergleichlich betörender ist als der Geruch eines Gummischnullers?

So schön das Stillen sein kann, so schmerzhaft kann es manchmal auch sein. Und dann helfen Ihnen schöne Worte wenig. Deshalb haben wir hier einige Tips zusammengefaßt, die Ihnen über Krisensituationen hinweghelfen können. Grundsätzlich ist es ratsam, sich bei der »La Leche Liga« Hilfe zu holen. Die Stillberaterinnen dieser internationalen Organisation wissen, wovon sie sprechen und können in den meisten Fällen helfen. Ärzte sind bei Stillproblemen leider oft ratlos und empfehlen häufig zu schnell das Abstillen, auch wenn sie grundsätzlich Stillbefürworter sind. Welche Probleme könnten beim Stillen auftauchen und wie können Sie sich selbst helfen?

Schmerzhafter Milcheinschuß bzw. Milchstau

Bei jeder schwangeren Frau bildet sich die sogenannte Vormilch oder das Kolostrum. Diese ersten Tropfen Muttermilch, die viele Frauen an sich gar nicht wahrnehmen, sind äußerst kostbar und schützen das Kind vor Krankheiten, die es selbst noch nicht gut abwehren könnte. Die Mutter gibt ihrem Kind mit der ersten Milch einen großartigen Schutz mit auf den Weg; und das zu einem Zeitpunkt, an dem sie glaubt, noch gar keine Milch zu haben. Es ist wichtig, das Neugeborene bald nach der Geburt anzulegen. Viele Babys beginnen sofort gierig zu saugen, andere sind noch zu erschöpft von der weiten Reise oder zu überwältigt von den Geburtserlebnissen. Das spielt keine Rolle, wichtig ist nur, daß dem Kind die Brust immer wieder angeboten, aber nicht aufgedrängt wird. Zwischen dem zweiten und dem siebenten (!) Tag nach der Geburt kommt es zum Milcheinschuß. Die ursprünglich dicke, sahnige Vormilch geht allmählich in die dünnere Muttermilch über. Die Brust wird fest, sehr warm, prall und auch schmerzhaft. Jetzt gilt es, das Kind einmal links und einmal rechts trinken zu lassen. Auch wenn der Milcheinschuß erst einige Tage nach der Geburt erfolgt, sollten Sie nicht der Versuchung unterliegen, Ihrem Kind künstliche Babynahrung anzubieten. Das Kind kann warten; es ist alles so eingerichtet, daß jede Frau ihr Kind ausreichend versorgen kann. Das einzige, was sie in seltenen Fällen geben können, ist ungezuckerter Tee. Wenn es wegen Unterzucker notwendig sein sollte, kann man den Tee mit etwas Traubenzucker süßen. Aber keine Bange, das Kind verhungert nicht, weil der Milcheinschuß vielleicht etwas länger dauert.

Was können Sie nun tun, um sich die Schmerzen in der Brust zu erleichtern?

Das oberste Gebot heißt: Ruhe bewahren und sich viel Ruhe gönnen. Trinken Sie weniger, am besten nur etwas Salbeitee mit Zitronensaft gemischt, und verzichten Sie auf Suppe. Duschen Sie mehrmals täglich und massieren Sie die Brust sanft, bis die Milch zu rinnen beginnt. Legen Sie sich einen kühlenden Quark-(Topfen-)wickel auf die Brust: Dazu brauchen Sie 250 Gramm Magerquark (zehnprozentig), eine Handvoll getrockneter Salbeiblätter und den Saft einer halben Zitrone. Vermischen Sie die Zutaten, geben Sie den Quark auf zwei Stoffwindeln und wickeln sie diese um die Brust. Befestigen können Sie die Windeln mit einem aufgeschnittenen Fixierhöschen, das Sie über den Kopf ziehen und wie einen BH tragen. Das Höschen wird rund um die Brustwarzen ausgeschnitten, so daß Sie Ihr Baby auch anlegen können, denn der Quark-(Topfen-)wickel sollte zweieinhalb bis drei Stunden auf der Brust verbleiben. Der kühlende Wickel bringt sofort Erleichterung. Bei einem schmerzhaften Milcheinschuß ist es natürlich wichtig, das Kind oft anzulegen. Das Abpumpen der Milch ist nicht ratsam, weil es die Brust zur weiteren Milchproduktion anregt. Dasselbe bewirkt das kindliche Saugen, allerdings saugt das Baby nicht mehr, als es braucht, und so kann sich die Milchproduktion bald optimal auf seine Bedürfnisse einstellen. Inwieweit Ihnen die Homöopathie helfen kann, lesen Sie bitte im Kapitel »Homöopathie«, S. 265 nach.

Sie können die Brust auch mit Geburtsöl (eventuell mit einem Tropfen Teebaumöl vermischt) sanft einreiben. Dabei sollte die Brustwarze allerdings freigelassen werden.

Wunde Brustwarzen

Durch die ungewohnte Beanspruchung der Brustwarzen kann es – besonders bald nach der Geburt – zu offenen Brustwarzen kommen, die sehr schmerzhaft sein können.

Tragen Sie Eichenrindenextrakt oder Calendulatinktur auf die wunden Brustwarzen auf. Lassen Sie die Brust fünfmal täglich mit Rotlicht bestrahlen. Währenddessen drücken Sie mit der Hand sanft ein paar Tropfen Muttermilch aus und verteilen Sie diese auf den Brustwarzen. Nach der Bestrahlung können Sie noch eine gute Fettsalbe hauchdünn auftragen. Verzichten Sie auf herkömmliche Stilleinlagen, denn diese schließen die Brust luftdicht ab, was eine Heilung behindert. Wenn Sie eine Stilleinlage verwenden wollen, dann sollte sie unbedingt aus Baumwolle oder reiner Seide sein. Versuchen Sie – so oft dies möglich ist, – die Brust der frischen Luft auszusetzen. In der kalten Jahreszeit ist es auch möglich, in einen alten BH zwei Löcher zu schneiden, um wenigstens die Brustwarzen frei zu lassen.

Um die Brustwarzen zu schonen, empfiehlt es sich, das Baby immer wieder anders anzulegen, um die Beanspruchung auf verschiedene Stellen zu verteilen. Es ist auch möglich, das Baby pro Mahlzeit nur an einer Brust trinken zu lassen, um die andere ein bißchen zu schonen. Weniger gut ist dieser Rat, wenn die Brust gleichzeitig sehr prall gefüllt ist. Dann ist es ratsamer, das Baby beidseitig anzulegen.

Lassen Sie sich von einer *erfahrenen* Frau zeigen, wie Sie Ihr Baby am besten anlegen. Gerade bei Stillproblemen schleicht sich oft eine verkrampfte Haltung ein, weil die betroffene Mutter sich instinktiv gegen den Schmerz wehrt. Dabei ist es äußerst wichtig, daß das Baby die Brustwarze ganz in den Mund nimmt und nicht nur an einem Teil zieht. Sitzen oder liegen Sie völlig entspannt beim Stillen, stützen Sie sich auf bequeme Polster, hören Sie schöne und beruhigende Musik, nehmen Sie sich Zeit, machen Sie aus dem Stillen ein Ritual. Dann werden Sie und Ihr Kind bald einen schönen Einklang finden und das Stillen genießen können.

Wunde Brustwarzen können Ihnen zwischen drei und vierzehn Tagen zu schaffen machen. Trösten Sie sich damit, daß es mit der Zeit bestimmt besser wird. Das Stillen ist nicht nur idyllisch und schön, es kann auch weh tun, aber es lohnt sich auf jeden Fall, nicht aufzugeben. Was Sie keinesfalls brauchen, sind Verwandte, Freunde, Bekannte und auch Ärzte, die Ihnen raten, abzustillen.

»Zuwenig« Milch

Nach dem Milcheinschuß normalisiert sich die Milchproduktion bald, das heißt, die Milchmenge pendelt sich auf die Nachfrage des Kindes ein. Je weniger Sie in diesen natürlichen Kreislauf eingreifen, um so besser. Jetzt, da Sie die vollen Brüste gewohnt sind, werden Sie plötzlich das Gefühl haben, keine Milch mehr zu haben. In Wirklichkeit spielt sich nur der Stillrhythmus ein. Wie viele Frauen haben wohl schon in dieser Phase das Stillen aufgegeben in der irrigen Meinung, zuwenig Milch zu haben? Vertrauen Sie voll und ganz auf Ihren Körper. Wiegen Sie Ihr Kind *nicht*, es ist völlig natürlich, daß es nach der Geburt erst einmal abnimmt. Jedes Kind ist ein Individuum und hat seinen eigenen Lebensrhythmus. Scheren wir doch nicht alle Kinder über einen Kamm und schreiben ihnen vor, wieviel sie wann zu wiegen haben! Geben wir ihnen einfach, wonach sie verlangen. Sie können sicher sein, daß Sie Ihrem Kind nicht zu wenig geben! Lassen Sie sich auch das von niemandem einreden.

Sollten Sie trotzdem an sich zweifeln, probieren Sie folgendes:

Trinken Sie viel! Essen Sie besonders gut und ausgiebig. Äußerst günstig sind Gerste, Sesam und Leinsamen. Essen Sie manchmal Weinchaudeau (Weinschaum), Einbrennsuppe und Hühnersuppe, Naturreis und die türkische Süßspeise Baklava. Trinken Sie milchbildenden Tee: Kümmel, Anis, Fenchel mischen und täglich zwei Tassen davon trinken. Eine Variante ist Hopfen-, Melissen- und Kümmeltee. Ab und zu etwas Bier (dunkles Kinderbier) wirkt sich ebenfalls positiv auf die Milchmenge aus.

Und wieder ist *Ruhe* angezeigt. Wichtig ist es auch, das Kind oft anzulegen. Je mehr es saugt, um so mehr Milch werden Sie haben. Das ist ja das faszinierende, daß der Bedarf des Kindes alle paar Wochen steigt und Ihr Körper sich darauf einstellen kann. Sie schenken genau das, was Ihr Kind braucht. Das schafft das qualitativ höchstwertige Milchpulver der angesehensten Firma *nicht*!

Brustentzündung

Hier müssen wir zwei Arten unterscheiden: die streßbedingte und die infektiöse Brustentzündung. Letztere kommt äußerst selten vor und wird durch wunde Brustwarzen hervorgerufen, die mit dem Wochenfluß in Berührung kommen. Nach der Toilette und vor dem Stillen sollte sich die junge Mutter daher die Hände waschen, um diese, wenn auch geringe Gefahr auszuschließen.

Viel häufiger tritt eine durch Überanstrengung bedingte Brustentzündung auf. Besonders für Frauen, die schon kleine Kinder haben, ist es nicht leicht, alles sofort im Griff zu haben. Durch tatkräftige Unterstützung der ganzen Familie kann die Mutter entlastet werden, was die wichtigste Voraussetzung für die Ausheilung der Brustentzündung ist. Wie äußert sich dieses Stillproblem? Mit Kopfweh, Fieber, Brustschmerzen, einer geröteten Brust, Schwächegefühl und Abgeschlagenheit. Absolvieren Sie folgendes Drei-Tage-Programm:

1. Tag: Absolute Bettruhe. Trinken Sie auf den ganzen Tag verteilt einen Liter Lindenblütentee. Führen Sie drei Einläufe mit je einem Liter Lindenblüten- und Holunderblütentee durch.
Reiben Sie die Brust mit Geburtsöl ein und legen Sie sich an diesem Tag drei Quarkwickel auf die Brust.

2. Tag: An diesem Tag gibt es zwei Einläufe und zwei Quark-(Topfen-)wickel.

3. Tag: Ein Einlauf und ein Quark-(Topfen-)wickel.

Für alle drei Tage gilt: Essen Sie kein tierisches Eiweiß und kein tierisches Fett. Duschen Sie mehrmals täglich und benutzen Sie dabei sparsam Kernseife. Wie Sie sich homöopathisch helfen können, lesen Sie im Kapitel »Homöopathie«, S. 265, nach.

Dieses Programm hilft Ihnen mit großer Sicherheit. Sollte die Brustentzündung auch damit noch nicht abgeklungen sein, können Sie immer noch ärztlichen Rat einholen. Was immer der Arzt dann empfiehlt – abstillen sollten Sie auf jeden Fall nicht. Das würde die Probleme sogar noch verschlimmern. Ein sinnvolles Abstillen dauert Wochen, wenn nicht gar Monate. Von einem Tag auf den anderen abzustillen, kann niemand empfehlen, der schon einmal ein Kind gestillt hat. Es würde eine unnatürliche und gewaltsame Unterbrechung für Mutter und Kind bedeuten, die nicht ohne Folgen bleibt und neue Probleme nach sich zieht.

Meist hilft bei einer Brustentzündung Bettruhe und Streßreduzierung. Überlegen Sie auch, was Sie körperlich und seelisch überanstrengt. Bitten Sie um Unterstützung von Freunden und Verwandten, damit Sie wieder zu Kräften kommen. Stillen kostet Kraft, und diese Kraft sollten Sie sich holen. Ihr Körper zeigt Ihnen ganz genau, wann er Ruhe braucht. Wenn Sie ihm diese jetzt geben, wird er es Ihnen danken. Wenn Sie immer wieder Brustentzündungen haben, ist es ratsam, einen Homöopathen aufzusuchen oder psychotherapeutische Hilfe in Anspruch zu nehmen.

Das Kind trinkt nur auf einer Brust

Das ist kein wirkliches Problem. Es gibt Kinder, die mit nur einer Brust monatelang voll gestillt werden. Der einzige Nachteil ist, daß Sie, solange Sie stillen, zwei ungleich große Brüste haben. Das braucht Sie jedoch keinesfalls zu beunruhigen.

Hohl- bzw. Schlupfwarzen

Sie können Hohlwarzen schon in der Schwangerschaft auf das Stillen vorbereiten. In Fachgeschäften gibt es Brustwarzenformer, die in diesem Fall hilfreich sind.

Flachwarzen wiederum stellen für das saugende Kind kein Problem dar. Wenn Frauen zu sich stehen können, werden sie mit Flachwarzen keine Probleme haben. Vielleicht brauchen diese Frauen zu Beginn des Stillens ein bißchen mehr Aufmerksamkeit und Zuwendung von seiten der Hebamme, die sie betreut.

Wachstumsschub des Kindes

Kaum spielt sich der Stillrhythmus ein, kann es auch schon wieder zu Veränderungen kommen. Viele Frauen haben das Gefühl, ihr Baby nicht satt zu bekommen. Fast ununterbrochen wollen die Babys gestillt werden. Das kann mehrere Ursachen haben: Vielleicht will Ihr Kind sie möglichst lange möglichst nahe bei sich haben, vielleicht wächst es jetzt auch besonders schnell. Dann holt es sich durch das ständige Saugen so viel Nahrung, wie es benötigt. Die Milchproduktion wird zu vermehrter Arbeit angeregt, sowohl die Quantität als auch die Qualität der Milch ändern sich, damit Ihr Kind wieder satt und zufrieden ist. Keinesfalls sollten Sie glauben, es sei irgendetwas nicht in Ordnung. Wenn Ihr Kind in der Nacht nicht durchschläft, weil es anscheinend dauernd trinken will, lassen Sie sich bitte von niemandem einreden, es sei Zeit zum Zufüttern oder Abstillen. Es gibt Kinder, die nachts unruhig sind, das hängt aber nie mit dem Stillen zusammen, im Gegenteil, das Stillen hilft Ihnen und Ihrem Kind, diese schwere Zeit möglichst gut zu überbrücken. Meist spielt sich der neue Rhythmus nach zwei bis fünf Tagen wieder ein. Wenn Sie diese Zeit nicht abwarten können und glauben, dem Kind etwas zufüttern zu müssen, leiten Sie höchstwahrscheinlich – ob Sie das nun wollen oder nicht – das Abstillen ein. Veränderungen wie zum Beispiel Wachstumsschübe des Kindes sind vollkommen natürlich und kein Anlaß zur Sorge. Damit ein Kind in der Nacht gut schlafen kann, ist es günstig, am Nachmittag keinen Kaffee zu trinken. Überprüfen Sie auch die Raumtemperatur im Schlafzimmer des Kindes. Sie sollte keinesfalls zu hoch sein. Bei kühleren Temperaturen schlafen alle, Kinder und Erwachsene, besser.

Geringe Gewichtszunahme des Kindes

Seit der unseligen Erfindung von Gewichtstabellen, anhand derer man das Gewicht verschiedener Kinder in einem bestimmten Alter vergleichen kann, entstehen immer wieder äußerst überflüssige Ängste. Mütter werden auf das tiefste verunsichert, weil sie hören, daß ihr Kind zuwenig oder zuviel zunimmt. Wie absurd diese Vorwürfe sind, kann man daran sehen, daß Kinderärzte manchmal im Abstand von drei bis vier Wochen zunächst monieren, das Kind sei zu leicht für sein Alter, drei Wochen später sind dieselben Kinder dann plötzlich übergewichtig. Das verunsichert viele Frauen enorm. Sie glauben, etwas falsch zu machen, und sind der Meinung, ohne ärztlichen Rat, wie fragwürdig der auch manchmal sein mag, könne ihr Kind nicht »richtig« gedeihen. Die Meßsucht, die im Mutterleib begonnen hat, geht fröhlich weiter. Und wehe die Zahlen stimmen nicht!

Wenn eine Frau wirklich unter dem Gefühl leidet, sie hätte zuwenig Milch, ist es ratsam, Hilfe bei Homöopathen oder bei der craniosacralen Osteopathie zu suchen. Oft ist es ein Problem der Mutter und nicht des Kindes. Daß gutes und reichliches Essen für ein optimales Stillen unerläßlich ist, wurde schon öfter betont.

Zum Schluß noch einige Tips: Wenn Sie nicht wissen, wie oft Sie Ihr Kind stillen sollen, horchen Sie in sich hinein. Legen Sie Ihr Baby nach Bedarf an. Stillen ist eine Sache zwischen Mutter und Kind. *Beide* sollen dabei auf ihre Rechnung kommen. Die Frau sollte sich nicht als Opfer ohne eigene Bedürfnisse fühlen, aber das Kind auch nicht übergehen. Dies ist beispielsweise der Fall, wenn Sie ohne wesentlichen Grund von einem Tag zum anderen aufhören zu stillen. Obwohl es keine allgemein gültigen Ratschläge gibt, erweist sich ein Stillrhythmus von ungefähr zweieinhalb bis drei Stunden oft als vorteilhaft. Bedenken Sie, daß nicht jedes Schreien des Babys Hunger bedeutet. Kinder, die zu Bauchschmerzen neigen, sollten nicht rund um die Uhr gestillt werden. In diesem Fall ist es oft besser, ihnen genügend Zeit zum Verdauen zu geben. Jede Frau lernt die Bedürfnisse ihres Kindes zu spüren, auch wenn das manchmal gar nicht so leicht ist.

Seit einiger Zeit gibt es ein spezielles Stillkissen, das Frauen ein entspanntes und bequemes Stillen ermöglichen soll. Derselbe Effekt ist aber auch mit ein paar möglichst großen Polstern zu erzielen. Manche Frauen verwenden diese Stillkissen als Unterlage für das Baby. Hier sollte allerdings bedacht werden, daß diese mit synthetischen Materialien gefüllt sind und daher ein allzu langes Liegen darin für Babys nicht gut ist.

Eindringlich warnen möchten wir Sie vor dem falschen Gebrauch von Plastikfläschchen. Da sie praktischerweise unzerbrechlich sind, überlassen Mütter ihren Kindern die Fläschchen oft stundenlang. Nicht nur, daß damit ständiges Nuckeln zur Gewohnheit wird, kann das katastrophale Folgen für die Milchzähne und damit auch für die bleibenden Zähne haben. Die Milchzähne werden ständig von einem womöglich zuckerhaltigen Getränk umspült, was bereits im Alter von zwei, drei Jahren zu Karies führen kann. Die Milchzähne müssen dann frühzeitig gezogen werden und können ihre wichtige Funktion als Platzhalter für die zweiten Zähne nicht erfüllen. Geben Sie Ihrem Kind daher von *Anfang an nur zuckerfreie* Getränke. Wenn sie nichts anderes kennenlernen, werden sie diese auch mögen. Günstig ist ungezuckerter Tee, der selbstverständlich auch keinen Honig enthält, oder Leitungswasser (vorausgesetzt, die Qualität ist gut).

Zuletzt noch die Frage, wie lange eine Frau stillen soll. Darauf können nur Sie eine gültige Antwort finden. Wann Sie Ihr Kind abstillen, geht nur Sie, Ihren Partner und Ihr Kind etwas an. Sie sollten versuchen, in Krisensituationen, die es ja zweifellos geben kann, nichts zu überstürzen. Jähes Abstillen ist sowohl für Sie als auch für Ihr Kind von Nachteil. Lassen Sie sich auch beim Abstillen Zeit und gewöhnen Sie Ihr Kind langsam an feste Nahrung. Das Abstillen ist nicht dazu geeignet, Probleme aus der Welt zu schaffen. Ihr Kind wird auch nach dem Abstillen höchstwahrscheinlich nicht durchschlafen oder ruhiger werden, weil Normalkost angeblich besser verträglich ist. Das sind Vorurteile, die schlicht und einfach falsch sind. Von ihnen sollten Sie sich nicht leiten lassen. Nichts ist so praktisch und unkompliziert wie Muttermilch; sie ist immer frisch und wohltemperiert. Das Stillen ermöglicht es Ihnen, auch mit einem Säugling mobil zu sein – ohne Koffer mit Milchfläschchen und Sterilisationsgeräten.

Drei Monate Stillen ist sehr gut, weil das Kind zumindest die erste Zeit seines Lebens optimal gegen Krankheiten geschützt wird. Es ist außerdem für die Mutter gut, weil so die Schwangerschaft ideal ausklingen kann. Wie kostbar Muttermilch ist, zeigt schon der Umstand, daß ein Kind mindestens sechs bis acht Monate lang ausschließlich von Muttermilch gut leben kann. Ideal ist es, das Kind ungefähr ein Jahr lang zu stillen. Was darüber hinausgeht, geht niemanden etwas an. Stillen Sie Ihr Kind einfach so lange, wie Sie beide damit glücklich sind.

Wichtig ist es, den richtigen Zeitpunkt zum Abstillen zu erkennen, zu sehen, wann Ihr Kind wieder für einen weiteren Schritt in die Unabhängigkeit bereit ist. Dann wird auch das Abstillen vollkommen problemlos vor sich gehen, es wird mit Abschiedsschmerz und gleichzeitig mit inniger Freude über einen neuen Lebensabschnitt verbunden sein.

Was Sie zur Babypflege alles *nicht* brauchen

Baden kann schaden

Lösen Sie sich bitte von dem Gedanken, Ihr Baby jeden Tag reinigen zu müssen. Es ist doch nicht schmutzig. Unsere Panik vor Keimen, Bakterien, Ansteckung und Infektionen ist oft schon krankhaft. Wir brauchen uns auch nicht jedesmal die Hände waschen, wenn wir ein Baby anfassen. Es ist nämlich ganz schön zäh und hält ein bißchen Schmutz ohne weiteres aus, mehr noch: Es braucht ihn sogar. Je sauberer das Baby und sein Umfeld in der ersten Zeit sind, um so empfindlicher und anfälliger wird es für Krankheiten sein. Seien Sie also nicht zu vorsichtig. Wir leben nun einmal inmitten einer Bakterien- und Mikrobenfauna. Barbara Sichtermann spricht in ihrem Buch »Leben mit einem Neugeborenen« treffend vom »Hygiene-Isolationswall«, der uns zwingt, Babys immer mit einer gewissen Reserviertheit und Einschränkung zu berühren.[1] Nicht die Hingabe und vollkommene Zärtlichkeit stehen im Vordergrund der Berührung, sondern unsere hysterische

---

[1] Barbara Sichtermann. »Leben mit einem Neugeborenen«. Frankfurt a. Main 1981, S. 170

Angst, das Kind mit irgendwelchen Krankheiten anzustecken. Was in Zeiten einer hohen Säuglingssterblichkeit selbstverständlich Sinn machte, ist heute grotesk. Gerade in Krankenhäusern, diesen Zentren der klinischen Hygiene, besteht für Babys die allergrößte Gefahr, sich zu infizieren. Die chemischen Desinfektionskeulen schützen nicht hundertprozentig, die härtesten und gefährlichsten Keime überleben und stellen eine ernste Gefährdung für die Gesundheit der Kinder dar. Der »natürliche Schmutz« in einer durchschnittlich sauberen Wohnung kann einem Baby nicht viel anhaben.

Greifen Sie kleine Kinder daher herzhaft und ohne Vorbehalt an, bremsen Sie Ihre natürliche Zärtlichkeit nicht. Das würde mit Sicherheit mehr schaden als ein paar Keime zuviel.

Es ist in höchstem Maße absurd, ein Baby täglich zu baden, um es vom Schmutz zu befreien. Schleimhäute und Körperhaut des Kindes verfügen über ausreichend Selbstreinigungskräfte, die allerdings durch zu vieles Waschen irritiert werden können. Vergessen Sie daher zunächst alle Badezusätze. Wasser allein genügt völlig. Sie wollen Ihr Baby ja nicht sauber schrubben, sondern ihm durch das Baden im warmen Wasser ein Wohlgefühl schenken. Das Wort Seife sollte Ihnen im ersten Lebensjahr gar nicht in den Sinn kommen, auf Babypuder, Cremes, Lotionen, Öle usw. können Sie auch weitgehend verzichten. Die Werbung versteht es immer wieder vorzüglich, uns von der Notwendigkeit bestimmter Produkte zu überzeugen. Wir geben viel Geld für unnötige, manchmal sogar schädliche Baby-Kosmetik aus. Wir empfehlen Ihnen, sie alle zu vergessen. Baden Sie Ihr Baby, wenn Sie Lust und Zeit haben, genießen Sie die Freude Ihres Kindes im alten, neuen Element Wasser und seien Sie gemeinsam glücklich. So einfach ist das. Baden hat nichts mit lästiger Pflicht zu tun, sondern nur mit Vergnügen und sinnlicher Lust! Wenn Sie Lust haben, Ihr Kind täglich zu baden, tun Sie es. Es wird ihm aber keineswegs schaden, nur einmal pro Woche gebadet zu werden. Setzen Sie sich durch starre Regeln nicht selber unter Druck.

Was oft in Leitfäden für Babypflege zu lesen ist, grenzt an Schwachsinn. Alle Körperöffnungen sollen da peinlich genau gesäubert und ausgewischt, gereinigt und gewaschen werden. Bitte tun Sie das alles nicht! Wattestäbchen für die Ohren brauchen Sie nicht. Es ist auch höchst überflüssig, die Haut zwischen den Fingern, den Zehen, hinter den Ohren und wo sonst noch trocken zu frottieren. Können Sie sich vorstellen, daß das einem Baby Spaß macht? Zartes Abtupfen reicht völlig aus. Noch besser wäre es, das Kind nach dem Baden im warmen Badezimmer nackt strampeln zu lassen oder es ein wenig zu föhnen. Übertriebene Hygienemaßnahmen sind nichts anderes als Angst vor der eigenen Körperlichkeit, Furcht vor Körperausdünstungen und -ausscheidungen. Wie gräßlich diese Worte schon klingen! Sprechen wir lieber von Feuchtigkeit und Düften. Setzen wir uns mit unserer eigenen Psyche auseinander und quälen wir damit nicht Säuglinge. Sie sollen nicht gleich von Anfang an unter den Neurosen Erwachsener zu leiden haben. Übertriebene Säuglingspflege kann auch eine unbefangene, natürliche, spontane Verhaltensweise zwischen Erwachsenem und Neugeborenem beeinträchtigen.

Das Baden kann übrigens der ganzen Familie Freude machen, wenn Sie einige wenige Dinge beherzigen: Die Wassertemperatur sollte ungefähr 37,5 Grad betragen und das Baby weder hungrig noch überfüttert sein. Solange der Nabelschnurrest noch nicht abgefallen ist, sollte das Kind allein gebadet werden. Danach könnte der Vater, die größeren Geschwister (unter Aufsicht Erwachsener selbstverständlich!) bzw. nach dem Wochenbettfluß auch die Mutter das Baby mit in die große Badewanne nehmen. Ohren und Haare des Babys dürfen dabei ohne weiteres unter Wasser sein. Das Kind soll gut gehalten werden, damit es sich geborgen und sicher fühlt. Nur so kann es das Bad genießen. Wenn sich Ihr Kind immer schreckt, wenn es ins Wasser getaucht wird, wickeln Sie es bei den ersten Bädern in eine Windel ein und legen Sie es damit ins Wasser. Sie brauchen nicht einmal einen Waschlappen, streicheln Sie Ihr Kind einfach mit der Hand sanft und fest zugleich am ganzen Körper. Ein spezielles Babybadetuch ist nett, aber verzichtbar. Bis es durch häufiges Waschen saugfähig ist, benötigt Ihr Kind bereits ein größeres Tuch. Irgend jemand in Ihrer Familie hat vielleicht alte Flanellbettücher, die Sie sich ausborgen können. Die eignen sich hervorragend, um Babyhaut zu trocknen. Babywäsche sollte übrigens nur aus reiner Baumwolle, Wolle oder Seide bestehen. Für die kleinen Füße besorgen Sie sich am besten Socken aus Wolle oder Fellschühchen. Für die Babywäsche sollten Sie weniger und am besten ein parfumfreies Waschmittel verwenden, einen Extraspülgang einlegen und keinesfalls einen Weichspüler benutzen.

Wie bereits erwähnt, sind Badezusätze für das tägliche Bad überflüssig, wenn nicht gar schädlich. Nur bei extrem hohem Kalkgehalt des Wassers ist es empfehlenswert, entweder ein wenig Honig, Meersalz, Öl, Kleie *oder* Molke ins Badewasser zu geben. Sollte irgendein Problem auftauchen, können Sie folgende Badezusätze wählen und nicht gleich zu Salben greifen:

Bei einem trockenen Hautausschlag geben Sie einen Eßlöffel Eichenrindenextrakt, zwei Liter Tee (Salbei, Malvenblatt), einen Eßlöffel Honig (oder einen Eßlöffel Meersalz), einen Eßlöffel kaltgepreßtes Öl (Jojoba-, Sesam-, Mandel- oder Johanniskrautöl) und eventuell noch fünf Tropfen Teebaumöl ins Badewasser. Nach dem Bad wickeln Sie das Baby in ein Flanellbettuch, trocknen es liebevoll ab, stillen es vielleicht und ziehen es dann an.

Leidet das Kind unter einem nässenden Hautausschlag, mischen Sie folgende Zutaten ins Badewasser:

Einen Eßlöffel Eichenrindenextrakt, zwei Liter Tee (Salbei, Malvenblatt und jetzt auch Kamille), einen Eßlöffel Honig oder einen Eßlöffel Meersalz, eventuell auch fünf Tropfen Teebaumöl. Nach dem Baden soll die Haut des Kindes gut trocknen, dann können Sie eine hauchdünne (!) Schicht neutralen oder homöopathischen Puder auftragen.

Wenn das Kind nur am Po einen Ausschlag hat, so hilft am besten viel frische Luft auf der nackten Haut. Machen Sie dreimal täglich ein Sitzbad mit der oben beschriebenen Teemischung gegen nässenden Hautausschlag, und bestrahlen Sie Ihr Baby danach mit einer Rotlichtlampe. Nach der Bestrahlung ist es sehr wichtig, die Haut mit einer guten Fettsalbe einzucremen. Dasselbe können Sie übrigens probieren, wenn die Haut Ihres Babys nach dem Abfall des Nabelschnurrestes um den Nabel stark gerötet ist. Lassen Sie das Baby so lange und so oft wie möglich ohne Windeln sein. Wenn nach drei Tagen keine Besserung eintritt, sollten Sie einen Arzt zu Rate ziehen, weil es sich dann wahrscheinlich um eine Pilzerkrankung handelt, die schulmedizinisch oder homöopathisch behandelt werden muß. Sollte es doch keine Pilzerkrankung sein, probieren Sie andere Windeln und meiden Sie Öl- oder Feuchtigkeitstücher.

Ab und zu können Sie Gerstensud ins Badewasser geben. Dabei werden 250 Gramm Gerste in fünf Liter Wasser drei bis vier Stunden lang geköchelt. Der Sud kommt dann ins Badewasser und wirkt sich besonders günstig auf unruhige Kinder aus, die auch sehr blaß sind und/oder empfindliche Haut haben. Bei Hautproblemen empfiehlt es sich zusätzlich, noch einen Liter schwarzen Tee ins Badewasser zu geben, allerdings nicht am Abend.

So wertvoll und heilend Honig als Badezusatz ist, so vorsichtig sollten Sie bei Allergien damit umgehen. Im Sommer darf Honig keinesfalls ins Badewasser gegeben werden, weil der Duft der Babyhaut Bienen anlocken würde. Gegen Molkebäder und gute medizinische Ölbäder ab und zu ist auch nichts einzuwenden. Sie könnten auch ungespritzte Rosenblätter sammeln, trocknen und ins Badewasser geben. Zur Stärkung des Babys trägt ein Bad mit Brennnesseltee und Löwenzahnblättern bei. Es ist eisenhaltig und wirkt entgiftend.

Wenn Ihr Kind unruhig und leicht fiebrig ist, bereiten Sie zwei Liter Lindenblütentee zu (pro Liter eine Handvoll Tee) und schütten ihn ins Badewasser.

Für unruhige Kinder ohne Fieber, die vielleicht auch über Bauchweh klagen, bewährt sich ein Badezusatz aus Hopfen- und Melissentee mit Honig.

Sollte Ihr Baby am Abend immer besonders unruhig sein, meiden Sie zuviel Aufregung und führen Sie ein ruhiges Ritual ein, das Ihr Kind genießt.

Babys leiden manchmal an geröteten und rinnenden Augen. Hier helfen schwarzer Tee oder Augentrosttee. Um zu vermeiden, daß Teeteilchen in die Augen gelangen, sollten Sie den fertigen Tee durch einen Papierfilter rinnen lassen. Tragen Sie dann mit einem Tupfer lauwarmen Tee auf das Auge auf, wischen Sie von außen nach innen, wiederholen Sie das mit einem jeweils frischen Tupfer bei jedem Auge dreimal. Dann spritzen Sie einen Tropfen Muttermilch (eventuell mit einer Pipette) in die geöffneten Augen. Wiederholen Sie diesen Vorgang drei- bis fünfmal täglich. Tritt nach drei Tagen keine Besserung ein, suchen Sie bitte einen Kinderarzt auf.

Babypflege

Sollte ein Kind Zahnungsprobleme haben oder oft an Bauchweh leiden, verweisen wir auf die Rezepte für ätherische Öle im Kapitel »Aromatherapie«, S. 291.

Wenn Sie das Gefühl haben, Ihr Baby leidet an zu kalten Füßen, massieren Sie seine Füße bei jedem Wickeln. Legen Sie ihm eine Wärmeflasche oder ein Babyfell unter die Füße.

Kinder brauchen Grenzen. Das gilt bereits für Neugeborene. Vielleicht fällt Ihnen an Ihrem Kind auf, daß es, sobald es irgendwo frei liegen kann, sofort an einen Rand robbt und den Platz, den es eigentlich zur Verfügung hat, gar nicht nützen will. Das ist einsichtig, wenn man bedenkt, daß es in der Enge des Mutterleibes Geborgenheit empfand. Babys fühlen sich in »Nestern« viel wohler als in riesigen, leeren Betten. Auch Baumwollmützchen vermitteln dieses angenehme Gefühl des Umgebenseins. Das schönste Gefühl ist natürlich Ihre Nähe.

Wir fallen, was Babypflege anbelangt, immer von einem Extrem ins andere. Tröstlich ist dabei, daß die Kinder offenbar sehr viel aushalten. Nehmen wir zum Beispiel das Steckkissen: Im 17. Jahrhundert fürchtete man, der weiche Säuglingskörper könne sich verformen, wenn er nicht förmlich eingepanzert würde. Diese Anschauung hielt sich in ländlichen Gegenden bis zum Ersten Weltkrieg, obwohl Rousseau am Ende des 18. Jahrhunderts ausdrücklich davor warnte, die Kinder so einzuschnüren. Er forderte die Frauen auf, die Babys von den Fesseln zu befreien und ihnen ungehemmte Bewegungsfreiheit zu gönnen, weil er überzeugt war, daß sie sich dadurch viel schneller und besser entwickeln könnten.[2] Heute ist das Steckkissen total verpönt, obwohl es für manche Kinder sehr empfehlenswert wäre, fester eingepackt zu werden. Was man früher unter Steckkissen verstand, war natürlich Barbarei. Wir meinen jedoch, daß sich manche Kinder in einem Steckpolster vielleicht wohler fühlen würden, weil sie diese (gesunden, natürlichen und maßvollen!) Grenzen als wohltuend empfänden. Das Baby muß sich einerseits gut bewegen können, aber trotzdem Halt haben. Es gibt aber auch hier keine allgemeingültige Regel. Denken Sie einfach an diese Variante, wenn Ihr Kind sehr unruhig ist, obwohl Sie es ständig tragen.

Ziehen Sie Ihr Kind so oft wie möglich nackt aus und lassen Sie es frei strampeln. Babys lieben es, den Raum für sich völlig frei zu erobern. Das muß keinen Widerspruch zum eben Gesagten darstellen. Das Wichtigste ist, daß Sie Ihr Kind beobachten und verstehen lernen, was es fühlt, was es mag und was es nicht mag. Allgemeine Richtlinien, wie man ein Baby glücklich macht, gibt es nicht. Wir geben Ihnen nur Tips, die Sie ausprobieren können, und wir wollen Ihnen Mut machen zum Experimentieren. Suchen Sie immer wieder den Kontakt zu anderen Müttern in ähnlichen Situationen. Wenn Sie ein sehr unruhiges Kind haben, versagen vielleicht die gutgemeinten Ratschläge aller Freundinnen, aber Sie haben Gelegenheit, sich auszusprechen und damit ist schon viel gewonnen. Sie bekommen ein bißchen Abstand zu Ihrem Problem und können wieder durchatmen. Es gibt sehr fordernde Kinder, die viel Kraft kosten. Diese Kraft müssen Sie sich holen.

Nun zum Wickeln. Früher gab es eigene Wickelkurse, in denen die »perfekte Technik« des Wickelns vermittelt wurde. Glücklicherweise ist das heute viel einfacher. Es genügt, wenn

---

[2] Beatrice Fontanel, Claire d'Harcourt: »Baby, Säugling, Wickelkind. Eine Kulturgeschichte«. Hildesheim 1998, S.153

Ihnen eine Freundin, eine Kinderschwester oder Hebamme einmal zeigt, wie es gemacht wird. Wickeln ist heute wirklich keine Hexerei mehr. Wegwerfwindeln belasten zwar die Umwelt, aber sie stellen auch für die Mutter eine ungeheure Erleichterung dar. Bedenken Sie bitte, daß, je länger die Windel trocken hält, um so mehr Chemie am Werk ist. Es gibt heute auch sehr gute Kombinationen von Windelhose und Wegwerfwindel, die die Umwelt schonen und doch nicht zu viel Arbeit machen. Wir würden Ihnen raten, beim ersten Kind in jedem Fall mit den praktischen Wegwerfwindeln zu beginnen, so lange, bis Sie für sich und Ihr Kind einen annehmbaren Rhythmus gefunden haben. Ein paar Wochen nach der Geburt können Sie dann überlegen, ob Sie auf Stoffwindeln zurückgreifen wollen. Wie Sie sich entscheiden, wird wahrscheinlich auch davon abhängen, ob Sie einen Garten oder einen Wäschetrockner haben. In einer kleinen Wohnung ständig von nassen Windeln umgeben zu sein, ist natürlich auch nicht ideal.

Jede Zeit, die Sie nur für sich und Ihr Kind haben, ist eine gewonnene Zeit. Es ist wichtig, daß Sie es sich so bequem wie möglich machen. Das Wickeln sollte in erster Linie ein liebevolles Spiel sein und nicht eine unangenehme Arbeit.

Wenn Sie sich die Mühe machen wollen, können Sie Ihr Kind breit wickeln, weil es gut ist für die Hüfte, weil es einen Wärmeschutz darstellt und wieder unsere bereits erwähnte Grenze für Bauch und Nieren schafft. Jede Säuglingsschwester oder Hebamme kann Ihnen darüber Auskunft geben.

Lassen Sie sich schildern, wie einfach Wickeln ist: Alte Windel weg, mit Toilettenpapier das Gröbste entfernen, mit etwas Öl reinigen, neue Windel drauf. Fertig. Je einfacher Sie es sich machen, um so unkomplizierter ist es für Sie, mit dem Baby unterwegs zu sein. Glauben Sie uns, Sie brauchen keine eigene Wickeltasche mit Dutzenden von Utensilien. Was in der Werbung als unentbehrliche Hilfsmittel gepriesen wird, ist unnötiger Ballast, der zusätzlich Arbeit macht und außerdem noch eine Menge Geld kostet.

Vor der Geburt meines ersten Kindes Agnes studierte ich noch eifrig die diversen Listen für die Baby-Erstausstattung, und kaufte in rauhen Mengen ein. Ich muß gestehen, vieles davon war vollkommen überflüssig, ich rate Ihnen daher, nur das Allerwichtigste einzukaufen (Windeln sollten Sie natürlich schon zu Hause haben!) und abzuwarten. Nach kurzer Zeit wird sich herausstellen, was Sie persönlich für wichtig halten. Die Werbemethoden der Industrie sind ja sehr clever. Was es da an Geräten und Möbelstücken gibt, ist faszinierend, aber meist überflüssig. Babymöbel sind eigentlich Unfug, denn Ihr Kind wird Ihren guten Geschmack kaum zu schätzen wissen. Außerdem, was nützen die tollsten Kindermöbel, wenn das Baby zu wenig gehalten, geherzt und liebkost wird? Wenn Sie genug Geld haben, können Sie das Kinderzimmer natürlich luxuriös ausstatten. Es sollte Ihnen dabei nur klar sein, daß Sie originelle Kindermöbel für sich kaufen und nicht für Ihr Kind. Im Nu ist es diesen Möbeln auch entwachsen und die nächste Garnitur für die nächste Altersstufe muß besorgt werden etc.

Es gibt natürlich Hilfsmittel, die sich als praktisch herausstellen. Doch was Sie brauchen, können Sie nur für sich selbst herausfinden. Es gibt Frauen, die auf Tragetücher schwören und sie keinen Tag missen möchten, andere wiederum haben eines unbenützt zu Hause liegen. Wir raten Ihnen daher, mit dem Kauf zu warten. Vielleicht haben Sie eine Freundin oder Bekannte, die Ihnen für ein paar Tage ein Tragetuch borgt. So können Sie am besten herausfinden, ob das für Sie eine sinnvolle Anschaffung wäre.

Zurück zur zarten Babyhaut. Bei eisiger Kälte sollten Sie die Gesichtshaut Ihres Kindes unbedingt mit einer Fettcreme (ohne Wasser) schützen (Melkfett oder Vaselin). Ein Baby soll starker Sonnenlichtbestrahlung erst gar nicht ausgesetzt werden. Verwenden Sie auch im Schatten eine Creme mit Sonnenschutzfaktor vier bis acht. Vor Sonnenblockern und zu hohen Sonnenschutzfaktoren möchten wir eher warnen, denn sie werden von Kleinkindern meist sehr schlecht vertragen. Sie richten mehr Schaden an, als sie nützen und verleiten dazu, Kinder zu lange der Sonne auszusetzen. Die Fontanelle sollte unbedingt durch ein Mützchen geschützt werden, weil sonst die Gefahr besteht, daß das Kind einen Sonnenstich bekommt.

Auch wenn Ihr Baby nicht mit üppiger Haarpracht gesegnet ist, sollten Sie sein Haar regelmäßig mit einer Naturbürste (z.B. aus Ziegenhaar) gegen die Haarrichtung bürsten. Das ist eine angenehme Massage und regt die Durchblutung an. Manche Babys kommen mit langen, dichten Haaren zur Welt. Bei ihnen ist es ratsam, die Haare nach dem Baden zu föhnen.

Die langen Fingernägelchen können Sie jede Woche einmal mit einer Babynagelschere schneiden. Falls Ihr Kleines dabei nicht still halten will, warten Sie damit, bis es schläft. Dann kann es keinen Widerstand dagegen leisten. Kinder leiden manchmal an Nagelwurzelentzündung. Baden Sie die Hände dann fünf Minuten lang in Malvenblatt-, Salbei- oder Kamillentee. Nach einer kurzen Rotlichtbestrahlung massieren Sie die betroffenen Finger von innen nach außen mit einer Fettcreme ein. Wenn Sie eine leichte Zugsalbe verwenden wollen, müssen Sie Ihrem Kind einen Baumwollhandschuh überziehen, um es am Lutschen der Finger zu hindern.

Der Schlafraum des Kindes sollte keinesfalls zu warm sein und öfter durchlüftet werden. Frische, kühle Luft läßt Ihr Baby herrlich schlafen und tiefer durchatmen, während warme, trockene Luft unruhig und durstig macht.

Fast alle Neugeborenen leiden an Gelbsucht, die einen mehr, die anderen weniger. Diese Gelbsucht ist keine Krankheit, sondern eine natürliche Reaktion des Körpers. Sie entsteht drei bis vier Tage nach der Geburt durch den Abbau der roten Blutkörperchen, die nach der Geburt als Sauerstoffträger nicht mehr gebraucht werden. Die dabei entstehenden gelben Farbstoffe können von der Leber nicht sofort verarbeitet werden. Sie brauchen dabei gar nichts tun, außer Ihr Baby stillen und es oft ans Tageslicht bringen. Ins Badewasser können Sie Schafgarbe und Lindenblütentee geben oder einmal am Tag einen Leberwickel mit dem Sud von Schafgarbentee auflegen. Die Gelbsucht kann entweder ganz rasch wieder vergehen, oder aber auch 14 Tage oder manchmal sogar sechs Wochen dauern. Wenn Ihr Kind zunimmt und einen guten Allgemeinzustand aufweist, wenn es also einen munteren Eindruck macht, besteht kein Grund zur Aufregung. Wenn Sie das Gefühl haben, es schläft zuviel, geben Sie ihm öfter die Brust und achten Sie auf eine gute Verdauung.

Manche Babys haben oft eine verstopfte Nase. Überprüfen Sie, ob das Raumklima genügend feucht ist, und ob es nicht zu warm ist. Hängen Sie eventuell feuchte Tücher auf und lüften Sie oft. Auch ein paar Tropfen Muttermilch in die verstopften Nasenlöcher träufeln ist hilfreich. Sollte auch das nichts nützen, können Sie die Nase des Babys mit einer Kochsalzlösung spülen. Auf die Idee, Wattestäbchen zur Reinigung der Nase zu verwenden, kommen Sie hoffentlich erst gar nicht; das ist nämlich viel zu gefährlich.

Nach dem Wickeln ein paar Tropfen Muttermilch auf einen entzündeten Nabel bringt auch diesen ganz schnell zum Abheilen. Falls er stark näßt, hilft auch ein Puder. Sollte er bluten, versuchen Sie es mit einem halben Teelöffel echten Bienenhonig und legen Sie ein Baumwolltüchlein darüber. Dieser Umschlag löst sich dann von selbst beim nächsten Bad. Nach dem Abfallen des Nabelschnurrestes kann der Nabel bis zu drei Wochen danach leicht bluten oder ein bräunliches Sekret ausscheiden. Versuchen Sie es mit Muttermilch oder Puder nach jedem Wickeln. Putzen Sie den Nabel bitte nicht aus, denn er besteht aus einem hochsensiblen Nervengeflecht, und möchte in Ruhe gelassen und keinesfalls mit Wattestäbchen traktiert werden. Er ist empfindlich und heikel, ist er doch die lebenslange Erinnerung an die Bindung zur Mutter. Wir sollten ihm mit einem gewissen Respekt begegnen.

Was brauchen Sie zur Babypflege unbedingt? Wir möchten Ihnen noch einmal eindringlich raten, zu Hause keinen Kosmetiksalon für Babys einzurichten. All diese Artikel kosten viel Geld und halten Sie davon ab, für Ihr Baby da zu sein. Alles, was es braucht, ist: einen Platz in Ihrem Bett, einen Platz auf Ihrem Schoß und einen Platz in Ihren Armen. Die wichtigsten Zutaten einer sinnvollen Babypflege sind Wasser, Wärme, Luft, Licht und liebevolle Berührungen.

Babymassagen

Einen wertvollen Beitrag, den Sie zur gesunden körperlichen, geistigen und seelischen Entwicklung Ihres Kindes leisten können, sind liebevolle Berührungen. Ein Kind sanft ins Leben streicheln und es zärtlich massieren, verleiht ihm Kraft für das ganze Leben. Es ist eine besondere Form der Zuwendung, die Vertrauen und Freude schenkt. Obwohl Ilona Schwägerl aus einer kinderreichen Familie stammt, fand ihre Mutter doch Zeit, jedes der neun Kinder während des ersten Lebensjahres immer wieder zu massieren. Die intensive Beschäftigung mit dem Kind bereichert die Beziehung und wärmt die Seele des Kindes und der Mutter (des Vaters).

Suchen Sie sich einen geeigneten Zeitpunkt zum Massieren aus. Sie sollten sich nicht gehetzt und gestreßt fühlen, sondern Muße haben und bereit sein, die gemeinsame Zeit zu genießen. Der Raum sollte angenehm warm sein, die Unterlage bequem und weich. Verwenden Sie ein gutes kaltgepreßtes Öl (Mandel- oder Jojobaöl), dem Sie eventuell einen Tropfen guten ätherischen Öls (bulgarische oder türkische Rose) hinzufügen. Rezepte für Babyöle finden Sie auch im Kapitel »Aromatherapie« S. 291. Damit das Baby die Massage genießen kann, ist es wichtig, daß Ihre Hände sehr warm sind. Verteilen Sie etwas Öl auf Ihren Händen. Wiederholen Sie jede Massage mehrere Male. Die folgenden Beschreibungen fassen Sie bitte nur als Anregungen auf. Wir möchten Sie zu einem phantasievollen Umgang ermutigen, nicht zu sklavischem Nachmachen. Sie spüren sicher sofort, was Ihrem Baby besonders gefällt. Unerschöpflich sind die Möglichkeiten, ein Kind zu massieren. Wenn man an alle Dinge des Lebens mit Liebe und Phantasie herangeht, kann man nicht viel falsch machen. Darauf dürfen wir ruhig vertrauen. Entwickeln Sie für sich und Ihr Kind ein eigenes unverwechselbares Ritual. Wiederholen Sie ein und dieselbe Massage so oft, wie es Ihr Kind genießt. Versuchen Sie die Lieblingsmassage Ihres Kindes herauszufinden und führen Sie diese besonders oft durch. Bei den folgenden Massagen liegt das Baby in der Rückenlage.

- Legen Sie Ihre Hände auf die Schultern des Kindes und massieren Sie diese kreisförmig. Gleiten Sie hinunter zum Brustkorb und zum Bauch und streifen Sie dann die Hände über den Beinen aus.
- Vollführen Sie kreisende Bewegungen am Brustkorb und lassen Sie Ihre Hände über die Oberarme gleiten.
- Massieren Sie mit beiden Händen einen Arm Ihres Kindes. Beginnen Sie bei den Achseln und streichen Sie sanft und bestimmt die Arme entlang bis zu den Fingerspitzen. Ihre Bewegungen sollten langsam und intensiv sein. Massieren Sie bewußt Zentimeter für Zentimeter der Innenhand und massieren Sie jeden Finger in Richtung Fingerspitzen aus. Streicheln Sie den zweiten Arm in gleicher Weise.
- Nun sind die Beine an der Reihe. Beginnen Sie mit beiden Händen an einem Oberschenkel des Kindes und gleiten Sie langsam Richtung Fuß. Massieren Sie die gesamte Fußsohle und den Fußrücken. Massieren Sie dann jede einzelne Zehe ganz bewußt; dabei können Sie die Zehen bewundern und bestaunen. Wichtig ist auch, die massierende Bewegung am Körper des Babys nicht abrupt enden zu lassen, sondern über den Körper hinaus sanft zu vollenden. Auch der Raum um Ihr Kind (die Aura) will nicht durch Disharmonie verletzt werden.
- Legen Sie Ihre Hände unter die Achseln des Kindes, massieren Sie die Seiten entlang hinunter bis zur Hüfte, die Leisten und die Innenseiten der Beine entlang. Massieren Sie die Beine bis zu den Zehen aus.

Besonders angenehm und wohltuend sind die herzförmigen Massagen:
- Legen Sie Ihre Mittel- und Zeigefinger auf die Nasenwurzel des Kindes, streichen Sie mit sanftem Druck über die Augenbrauen. Dann massieren Sie beide Wangen langsam entlang, bis Ihre Finger am Kinn zusammentreffen.
- Die nächste herzförmige Massage wird am Brustkorb durchgeführt. Das Baby liegt auf dem Rücken. Sie legen Ihre Hände, warm und gut eingeölt, auf den Brustkorb und

beschreiben ein großes Herz: Sie gleiten hinauf zu den Schultern und streichen entlang des Brustkorbes. Ihre Hände treffen einander unter dem Nabel. Dieselbe Massage können Sie auch auf dem Rücken durchführen.

- Die dritte herzförmige Massage beginnt beim Nabel. Gleiten Sie mit beiden Händen in zwei großen Bögen hinauf, links und rechts des Bauches entlang, und lassen Sie Ihre Hände oberhalb des Schambeins des Kindes wieder zusammenfinden.

Besonders bei Bauchschmerzen empfehlen sich folgende Bauchmassagen:

- Massieren Sie mit einer Hand im Uhrzeigersinn rund um den Nabel. Legen Sie Ihre Zeige- und Mittelfinger einen Zentimeter rechts und links vom Nabel entfernt und üben Sie mit den Fingern leichten Druck aus, indem Sie kleine kreisende Bewegungen beschreiben.

- Legen Sie das Gesäß Ihres Kindes auf die Handinnenfläche einer Hand; die andere liegt ruhig auf dem Bauch des Babys. Bleiben Sie drei bis fünf Minuten in dieser Position, ohne zu massieren. Bergend und schützend halten genügt hier völlig. Es kann sein, daß sich Ihr Kind so entspannt, daß es dabei Urin oder Stuhl abgibt. Sollte Ihr Kind an Verstopfung leiden, führen Sie diesen Griff drei- bis viermal täglich durch.

Sehr vorteilhaft sind auch die auf dem Körper diagonal durchgeführten Massagen, weil sie die Koordination und Konzentration fördern. Die Kinder nehmen ihren Körper besser wahr und lernen begreifen, wo ihr Körper beginnt und wo er endet.

- Legen Sie Ihre Hände auf den Nabel des Kindes. Eine Hand lassen Sie nach oben, über die Schulter und den rechten Arm entlang, gleiten. Gleichzeitig massieren Sie mit der anderen Hand nach unten das linke Bein entlang und bis zu den Zehen aus.

- Überkreuzen Sie Ihre Arme, legen Sie die rechte Handfläche in die rechte Achselhöhle des Kindes und die linke

Hand in die linke Achselhöhle. Führen Sie beide Hände zum Nabel, entkreuzen Sie Ihre Hände wieder und streichen Sie über den Beinen aus.

Im Sitzen oder Liegen kann folgende Fußmassage durchgeführt werden:
* Legen Sie Ihren Daumen auf den Fußballen des Kindes und massieren Sie mit kleinen kreisenden Bewegungen in Richtung kleine Zehe und von dort in Richtung Ferse, wobei Sie an der Fersenspitze länger massieren.
Babys lieben es auch, an jeder einzelnen Zehe bzw. an jedem einzelnen Finger massiert zu werden. Schenken Sie jedem noch so kleinen Körperteil Beachtung und Achtung.

Im Gesicht können Sie Ihr Kind folgendermaßen verwöhnen:
* Ziehen Sie an den Schläfen zarte Kreise, besonders dann, wenn das Kind müde und gleichzeitig überdreht ist.
* Klopfen Sie die Wangen ganz sanft aus.
* Legen Sie die Mittelfinger vor den rechten bzw. linken Ohreingang. Das entspannt und hilft bei Schmerzen, die durch das Zahnen verursacht werden.
* Diese Massage ist äußerst entspannend und hilft besonders gut bei verstopften Tränenkanälen: Legen Sie zwei Finger auf die Nasenwurzel des Kindes, streichen Sie die Augenbrauen entlang und weiter bis zu den Ohren. Dann beginnen Sie wieder an der Nasenwurzel und lassen die Finger unter den Augen bis hin zu den Ohren gleiten.

Die nächste Massage, die von den Babys ab dem vierten Monat, unter Ihrer Anleitung, selbst ausgeführt wird, lieben diese in den meisten Fällen über alle Maßen. In ihren staunenden Augen läßt sich die Begeisterung über den eigenen Körper wunderbar ablesen.
* Nehmen Sie die rechte Hand Ihres Kindes und führen Sie sie zu den Zehen des linken Fußes. Mit Ihrer Hilfe massiert sich das Kind das eigene Bein entlang bis in die Leistengegend. Wiederholen Sie die Übung ein paarmal, dann wechseln Sie die Seiten: Die linke Hand wird zum rechten Fuß geführt.

Wenn das Baby verschleimt ist und stark hustet, können Sie ihm mit einer Klopfmassage helfen:

- Klopfen Sie mit Ihren Fingerspitzen den ganzen Brustkorb und dann den Rücken sanft ab.

Sehr beliebt bei den Kindern ist auch die Ohrenmassage:

- Nehmen Sie die Ohren Ihres Ihres Kindes zwischen Ihre Daumen und Zeigefinger und zupfen Sie sie sanft aus. Wiederholen Sie die Massage auf jedem Ohr einige Male.

Wir haben hier nur ganz kurz einige Massagen angeführt, Ihrer Phantasie sind wie gesagt keine Grenzen gesetzt. Wenn es die eine oder andere Massage nicht mag, wird es das sofort kundtun. Sollte ein Kind die Massagen im allgemeinen nicht so genießen, kann es sein, daß Sie aus lauter Vorsicht zu leicht massieren und Ihr Baby eher kitzeln. Versuchen Sie es mit etwas stärkerem Druck.

Wenn Sie nur einmal zugesehen haben, wie sich ein Kind vor Wohlbehagen rekelt und die Berührungen voll auskostet, wie es sich mit einer großen Selbstverständlichkeit verwöhnen läßt, sind Sie von den Vorzügen der Babymassage bestimmt restlos überzeugt.

Ernährung im ersten Lebensjahr

Nehmen wir an, ein Baby wird voll gestillt; alles hat sich optimal eingespielt und klappt vorzüglich. Und trotzdem kommt der Tag, an dem sich jede Frau fragt: »Wie lange soll ich noch stillen, wann soll ich anfangen, feste Nahrung zuzufüttern?« Oberste Maxime ist auch hier wieder: abwarten, beobachten, auf Zeichen des Kindes reagieren. Niemand kann Ihnen sagen, wann Ihr Kind zu fester Nahrung bereit ist. Oft können Sie es daran sehen, daß das Baby Sie fast gierig beim Essen beobachtet. Das kann ein Hinweis darauf sein, daß es Abwechslung wünscht. Ob Sie Ihrem Kind ab dem fünften Monat etwas zu essen anbieten oder es lieber zehn Monate lang voll stillen, sollen Sie und Ihr Kind entscheiden, keinesfalls Fachkräfte oder allwissende Verwandte, die sehr oft Muttermilch als defizitäre Nahrung ansehen, was jedoch keinesfalls stimmt. Lassen Sie sich diesbezüglich von niemandem etwas dreinreden, sondern machen Sie das allein mit Ihrem Partner und Ihrem Kind aus.

Angenommen, Sie haben bei Ihrem Kind jetzt das Gefühl, es sei soweit, dann bieten Sie ihm zusätzlich zu den gewohnten Stillmahlzeiten etwas an. Erst allmählich, je nach Bedarf und Wunsch des Kindes, wird eine Stillmahlzeit durch Babybeikost ersetzt. Wenn Sie abstillen wollen, ersetzen Sie – idealerweise erst nach ein paar Wochen – eine zweite Stillmahlzeit durch Normalkost.

Als erste Babybeikost bieten Sie Ihrem Kind zuallererst ein *ungezuckertes* (auch kein Honig sollte verwendet werden!) **Apfel-Birnenkompott** bzw. **-mus** an. Spuckt das Kind das Kompott in hohem Bogen wieder aus, war es vielleicht doch zu früh, und Sie sollten noch ein paar Wochen abwarten. Es kann aber auch sein, daß das Kompott begeistert angenommen wird. In diesem Fall bieten Sie Ihrem Kind täglich ein paar Löffel davon an. Es wird zu Beginn keinesfalls große Mengen essen; bereiten Sie daher nicht allzuviel davon zu, es wäre schade. Wenn sich das Baby an die erste feste Mahlzeit gewöhnt hat, also nach ein paar Tagen oder Wochen, versuchen Sie es mit einem anderen Obst nach Saison. Nur Kiwis und Erdbeeren sollten Sie ihm nicht geben, denn diese führen oft zu allergischen Reaktionen. In der ersten Zeit sollte das Obst gekocht und nicht roh gegessen werden.

Frühestens ab dem fünften Monat können Sie langsam mit den ersten Gemüsemahlzeiten beginnen. Wichtig dabei ist, daß Sie dem fertiggekochten Gemüse immer ein Butterflöckchen, etwas Sahne (Schlagobers) oder einen kleinen Löffel kaltgepreßtes Olivenöl beifügen, damit der Körper die Vitamine besser aufnehmen kann.

Karotten-Kartoffelpüree: Am Anfang empfiehlt sich ein Püree aus zwei Drittel Karotten und ein Drittel Kartoffeln. Das Püree sollte in seiner Konsistenz eher einer dicken Suppe gleichen als einem dicken Brei. Verdünnen Sie es also gegebenenfalls mit etwas Wasser. Fügen Sie ein wenig Kümmel bei, denn das macht das Essen bekömmlicher und leichter verdaulich. Jede Art von Gewürz sollte jedoch grundsätzlich äußerst sparsam verwendet werden.

Machen Sie mit dem ersten Gemüsebreiversuch gute Erfahrungen, variieren Sie einfach die Gemüsesorten. Daß Lauch beispielsweise keine gute Wahl ist, sei hier nur kurz erwähnt. Geben Sie immer etwas Kartoffeln dazu, denn das macht das Gemüsepüree sämiger und ausgiebiger. Sie können auch eine **Gemüsesuppe** pürieren und etwas Sahne hinzugeben.

Frühestens ab dem achten Lebensmonat sollten Sie mit Getreidekost beginnen, wobei Vollwertkost zu diesem frühen Zeitpunkt von Kindern nicht gut vertragen wird. Bereiten Sie einen schmackhaften **Getreidebrei** wahlweise aus Reismilch, Sojamilch oder einer mit Wasser verdünnten Ziegenmilch (1:2). Kochen Sie die Milch mit Dinkelgrieß, Reisflocken, Hirseflocken, Maisgrieß oder Haferflocken bzw. Hafermark zu einem *dünn*flüssigen Brei. Den Geschmack können Sie mit etwas Malz oder Mandelmus verbessern (in Reformhäusern erhältlich). Lassen Sie Ihr Kind zum Brei unbedingt etwas abgekochtes Wasser trinken, das Sie ihm mit einem kleinen Löffel oder in einem Becher anbieten. Sie brauchen sich keinesfalls ein Fläschchen zu kaufen. Das verführt nur dazu, dem Kind die Flasche längere Zeit zu überlassen, was sich äußerst schädlich auf die Zähne auswirkt. *Bieten Sie Ihrem Kind von Anfang an keine gesüßten Säfte und Tees an!* Ihr Kind ist mit Wasser und ungesüßten Tees mehr als zufrieden, vorausgesetzt, es ist keinen anderen Geschmack gewohnt. Halten Sie es so lange wie möglich von gesüßtem Essen und gesüßten Getränken fern. Außer Wasser kann Ihr Kind auch Fenchel-Anistee, Hagebuttentee oder später Malventee bekommen.

Viele Frauen sind unsicher, ob und ab wann sie ihrem Kind Fleisch geben sollen. Grundsätzlich ist das im ersten Lebensjahr nicht notwendig, wenn das Kind genügend eisenhaltige Speisen bekommt (z.B. Hirse und grünes Gemüse wie Mangold, Löwenzahn, Brennessel). Lassen Sie sich auch hier von niemandem drängen. Wer selbst gern Fleisch ißt, wird es auch bald seinem Kind anbieten, umgekehrt wird eine Vegetarierin auch ihr Kind fleischlos ernähren. Das ist beides in Ordnung. Fleischesser sollen nur unbedingt auf die gute Qualität achten und Fleisch aus der Massentierhaltung wegen des hohen und schädlichen Medikamenteneinsatzes auf jeden Fall meiden. Umgekehrt muß sich eine Vegetarierin überlegen, wie sie und ihre Familie zu genügend Eisen kommen.

Wenn Sie sich also für eine Ernährung mit Fleisch entschieden haben, können Sie es Ihrem Kind frühestens ab dem achten Monat anbieten. Pürieren Sie gekochtes **Hühner-, Puten-** oder **Rindfleisch aus biologischem Anbau** und geben Sie es in den Gemüsebrei. Fleisch sollte nur ein- bis maximal zweimal pro Woche auf dem Speiseplan stehen.

Sollte Ihr Kind plötzlich unruhig und grantig sein, kann es sich möglicherweise um einen Wachstumsschub handeln. Ebenso wie bei Zahnungsproblemen, kann hier eine kräftige Kalbsknochensuppe hilfreich sein. Kaufen Sie Kalbsknochen, an denen noch etwas Fleisch ist, bei einem Metzger Ihres Vertrauens und köcheln Sie die Knochen mindestens *vier* Stunden lang mit einigen Karotten. Danach sollten sich die Knorpel und das Fleisch von den Knochen gelöst haben; schaben Sie auch noch die Reste von den Knochen und pürieren Sie die Knorpel, das Fleisch und die Karotten. Bereiten Sie eine Einbrenne aus Butter und Dinkelmehl, die Sie mit dem Sud aufgießen. Würzen Sie mit *wenig* Salz und *wenig* Muskatnuß. Statt der Kalbsknochensuppe könnten Sie auf ähnliche Weise auch eine Hühnersuppe zubereiten. Die meisten Kinder essen diese cremigen Suppen besonders gern.

Brot sollten Sie wegen der darin enthaltenen Gluteine erst ab dem achten Monat anbieten, am besten in Form eines Butterbrotes. Wenn das Kind Zähne bekommt und wie wild an seinem Fäustchen herumbeißt, können Sie ihm schon vor dem achten Monat ein einige Tage altes Roggenbrotendstück zum Kauen geben. Die aufgeweichten Stellen sollten Sie nach einiger Zeit wieder entfernen, damit sich das Kind nicht verschluckt. Brot ist zum Kauen wesentlich gesünder und schmackhafter als teure Plastikbeißringe, bei denen man ja nie weiß, welche möglicherweise schädlichen Stoffe sie enthalten.

Wurst, Süßigkeiten und Fertiggerichte, in denen allergieauslösende Zusatzstoffe (Farbstoffe, Konservierungsmittel, Vitaminzusätze) enthalten sein können, sollen Sie von Ihrem Kind grundsätzlich fernhalten.

Wichtig ist, daß ein Kind von klein auf lernt und vorgelebt bekommt, daß Essen mit einem bestimmten Ritual verbunden ist, und daß es weit mehr ist als nur Nahrungsaufnahme. Eine gute Gelegenheit dazu bietet schon sehr früh das gemeinsame Frühstück. Ab dem zehnten Monat kann ein Kind schon ein Butterbrot (Roggen-, Mais- oder Dinkelbrot; kein Weißbrot, aber auch kein Vollkorngebäck) essen. Auch Hafermus mit geriebenen Äpfeln ist jetzt möglich. Als Getränk ist Tee oder Malzkaffee mit Soja- oder Reismilch ohne Zucker gesund. Wenig ratsam ist Kakao. Besonders im ersten Lebensjahr ist es nicht günstig, einem Kind Kuhmilch zu geben, vor allem dann nicht, wenn es in der Familie Allergieerkrankungen gibt! Kuhmilch ist überhaupt nicht so gesund, wie man uns immer glauben machen will. Sie ist für den Menschen eigentlich zu fett und kann schädliche Medikamentenreste enthalten. Joghurt- und Molkeprodukte sind für Kinder wenig geeignet, weil sie zuviel tierisches Eiweiß enthalten. Ab dem ersten Lebensjahr können Sie Ihrem Kind ein Ei pro Woche anbieten.

Ganz allgemein sei hier gesagt, daß alles, was uns als »gesunde« Zwischenmahlzeit oder Nascherei angeboten wird, sicher nicht zur Gesundheit beiträgt, im Gegenteil. Lesen Sie sich immer die Zutatenliste durch und Sie werden sehen, was wir meinen. Leider ist oftmals eine irreführende Werbung erlaubt.

Wenn Sie sich für Gläschenkost entscheiden, sollten Sie auch hier nur Produkte aus biologischer Landwirtschaft kaufen und darauf achten, daß kein Zucker enthalten ist.

Ab dem ersten Lebensjahr kann jedes Kind, wenn es will, mit den Erwachsenen mitessen, wenn es sich nicht gerade um scharf gewürztes Gulasch oder ähnliches handelt. Ein Grundprinzip für eine gesunde, kindgerechte Ernährung ist der sparsame Einsatz von Gewürzen.

5. Der Einlauf:
Ein wertvolles Hausmittel –
nicht nur während Schwangerschaft und Geburt

Ein heikles Thema. Manche von uns haben unangenehme Erinnerungen aus der Kindheit, manche schwangere Frauen fürchten den Einlauf vor der Geburt mehr als die Geburt selbst, andere wollen über das Thema Einlauf erst gar nicht reden. In einer anscheinend tabulosen Zeit wird ein altes Hausmittel tabuisiert. Und das ist sehr schade. Viele Menschen könnten sich den Weg zum Arzt ersparen, wenn sie diese uralte Methode wieder anwenden würden. Es lohnt sich wirklich, das ungeliebte Thema aufzugreifen, in Erinnerung zu rufen und vor allem die unbegründete Angst davor zu nehmen..

Vor noch nicht allzu langer Zeit war es üblich, allen schwangeren Frauen vor der Geburt einen Einlauf zu verpassen, oft sogar, ohne vorher mit den Frauen darüber zu sprechen, ohne ihr Einverständnis einzuholen. Solch eine Vorgehensweise grenzt an Vergewaltigung, und es ist nur zu verständlich, wenn Frauen dabei sehr zwiespältige Gefühle rund um die Geburt ihrer Kinder hatten. Manche erinnern sich voll Abscheu an die menschenverachtende Prozedur in der Klinik. Ärzte und Ärztinnen, Hebammen und Schwestern meinten es selbstverständlich nicht böse, als sie so agierten, auch sie waren Kinder ihrer Zeit. Eine Gebärende war in ihren Augen – bewußt oder unbewußt – eine unmündige Kranke, die, wenn sie aufbegehrte, für feig oder hysterisch gehalten wurde. Glücklicherweise sind diese Ansichten überwunden. Gebärende werden heutzutage durchaus ernst genommen und können im Kreißsaal weitgehend selbständig agieren. Um so wichtiger ist es heute, gut informiert und vorbereitet zur Geburt zu gehen. Jede Frau sollte lernen, ihre Bedürfnisse zu kennen und auch zu artikulieren. Früher wurden also nahezu alle Frauen zu einem Einlauf genötigt, heute ist genau das Gegenteil der Fall. In vielen Krankenhäusern werden generell keine Einläufe mehr gemacht, um Frauen die unangenehme Prozedur zu ersparen. Allerdings verzichtet man damit auf ein wertvolles Mittel, das viele physiologische und psychologische Vorteile hat. Jede Frau sollte die Möglichkeit haben, eigenständig zu entscheiden, ob sie einen Einlauf vor der Geburt wünscht oder ihn ablehnt. Um sich sinnvoll entscheiden zu können, ist es notwendig, über die Vorteile eines Einlaufs Bescheid zu wissen. Eine vollkommene Darmentleerung kann die Geburt erleichtern, weil alles, was die Mutter belastet, auch den Geburtsvorgang behindert. Durch den Einlauf wird sozusagen der Weg für das Baby freigemacht. Daß der Geburtsvorgang und die Darmentleerung sehr wohl etwas miteinander zu tun haben, zeigt auch der Umstand, daß sich die Geburt oft durch einen heftigen Durchfall ankündigt. Für viele Frauen ist dies das erste Signal zur bevorstehenden Geburt. Nach dem Durchfall setzen dann sehr oft die Wehen ein. Unnötig zu betonen, daß bei starkem Durchfall ein Einlauf natürlich nicht mehr notwendig ist. Ein Einlauf macht zum Beispiel nach einem Blasensprung Sinn. Oftmals kommen dadurch die Wehen in Gang, und einer natürlichen Geburt steht nichts mehr im Wege. Wenn Frauen die Erfahrung machen, daß nach dem Einlauf die Wehen verschwunden sind, so hat das keinerlei Nachteile. Sie wissen dann nur, daß es sich um sogenannte »wilde« Wehen gehandelt hat, die nur Vorboten waren und die Geburt noch nicht einleiten. Mit einem Einlauf kann also nur eine Geburt in Gang gebracht werden, für die schon die Zeit reif ist. Für Frauen ab der 38. Schwangerschaftswoche, die nicht genau wissen, was sie von den ab und zu auftretenden Wehen halten sollen, ist ein Einlauf, den sie in aller Ruhe zu Hause durchführen, eine gute Möglichkeit, in sich hineinzuhorchen und herauszufinden, ob es schon soweit ist. Sie muß deshalb nicht gleich ins Krankenhaus eilen, denn sie ist ja nicht krank. Und daß das Baby nach dem Einlauf sofort zur Welt kommt, braucht keine Frau fürchten. Erstens kommt das äußerst selten vor, und zweitens sind das zweifellos völlig problemlose Geburten. Vor allem Erstgebärende können es oft kaum erwarten, beim ersten Ziehen ins Krankenhaus zu fahren, was dann manchmal dazu führt, daß die Wehen wieder vergehen. Aus Vorsicht bleiben viele in der Klinik, wenn sie nun schon einmal dort sind. Doch nicht einmal die schönste, behaglichste und freundlichste Atmosphäre eines Krankenhauses kann wirklich dazu beitragen, daß Frauen glücklich loslassen können. Und ob eine Geburt in Gang kommen kann, hängt nicht zuletzt von der emotionalen Bereitschaft der werdenden Mutter ab. Daher ist es so wichtig – gerade bei einer geplanten Krankenhausgeburt –, so lange wie möglich in den eigenen vier Wänden zu bleiben und sich in der vertrauten Umgebung zu öffnen. Es besteht kein Grund zur Panik. Schließlich warten alle, besonders natürlich die werdenden Eltern und ganz besonders die Frau sehnlichst auf diesen Tag der Geburt. Und wenn eine Frau sein Kommen ahnt, sollte sie ein tiefes Gefühl der Freude verspüren. Das klingt jetzt pathetisch, und man mag einwenden, nicht alle Frauen haben ihr Baby geplant. Und doch: Wir haben neun Monate Zeit, um uns mit dem Kind in uns anzufreunden und es lieben zu lernen, und es ist so wichtig, mit einem Gefühl der Vorfreude zur Geburt zu gehen. Jede Frau hat während der Schwangerschaft sehr widersprüchliche Gefühle der Angst, der Sehnsucht, der Neugier und der Ohnmacht. Das ist vollkommen natürlich, denn ein derartig einschneidendes Erlebnis wie Mutterschaft bringt auch überwältigende Gefühle positiver und negativer Natur mit sich. Aber bis zur Geburt sollten wir Frauen versuchen, mit uns ins reine zu kommen und so frei und unbelastet wie möglich dem großen Ereignis entgegenblicken.

So banal das klingen mag: Zu diesem Gefühl der Bereitschaft kann auch ein Einlauf einen kleinen Beitrag leisten. Er kann letzte Blockaden überwinden helfen. Für Frauen, die während der Geburt an Wehenschwäche leiden, wenn nichts weitergeht, ist der Einlauf ebenfalls ein gutes und natürliches Mittel. Oft wird dadurch der Einsatz von Wehenmitteln, die häufig nicht unproblematisch sind, unnötig. Auch Frauen, die sich schon einige Tage über dem Termin befinden, kann der Einlauf helfen. Bevor man mit schweren Geschützen auffährt, die oft unerwünschte Nebenwirkungen auf Mutter und Kind haben, sollte man immer einen natürlichen Weg suchen. Im Zweifelsfall sprechen Sie mit der Ärztin oder dem Arzt Ihres Vertrauens. Es ist nur bedauerlich, daß viele Ärzte mit den natürlichen Möglichkeiten, die Frauen während der Schwangerschaft und der Geburt zur Verfügung stehen, überfordert sind. Es liegt dann an ihnen, ob sie bereit sind, von den Frauen und ihren Erfahrungen zu lernen. Ein Arzt sollte ein Wegbegleiter sein, der ein großes Fachwissen zur Verfügung stellen kann, aber eine Frau darf nie vergessen, daß niemand sie so gut kennt, wie sie selbst, und aus diesem Bewußtsein heraus sollte sie bereit sein, für sich selbst Verantwortung zu übernehmen. Keine Frau braucht sich zu einem Einlauf zwingen lassen. Ideal wäre es, wenn sie ihn im Bedarfsfall für sich fordert. Das setzt selbstverständlich eine gewisse Reife und ein gründliches Wissen voraus.

Der Einlauf erfüllt auch eine ganz wichtige psychologische Aufgabe. Wir kommen hier auf die Geburt selbst zu sprechen. Während der Eröffnungsphase werden die Wehen immer stärker und irgendwann fühlen sie sich in ihrer Heftigkeit plötzlich anders an. Die Frau wird von einem unvorstellbaren Preßzwang und gleichzeitigem Stuhldrang erfaßt. Das bedeutet, die Eröffnungsphase ist beendet, der Muttermund offen, das Kind sucht seinen Weg durch den Geburtskanal. Die Preßwehen haben eingesetzt, das Kind ist bald da. In diesen Momenten ist es sehr wichtig, daß die Frau sich öffnet, überall öffnet, den Kopf, ihr Herz, die Scheide und nicht zu vergessen, den After. Und das ist jetzt der entscheidende Punkt. Eine Frau, die spürt, daß sich beim unwiderstehlichen Preßdrang auch der Darm entleert, wird fast automatisch alles anspannen und den Geburtsvorgang behindern. All das geschieht instinktiv, und es ist sehr schwer, in dieser Situation des Schmerzes unsere anerzogenen Hemmungen abzulegen. Wenn sich Frauen das zutrauen und überzeugt sind, sich dadurch nicht am Pressen hindern zu lassen, dann brauchen sie keinen Einlauf vor der Geburt. Unsicheren und vielleicht zögernden Frauen kann der Einlauf hingegen sehr helfen, weil sie dann das Gefühl, Stuhl zu verlieren, nicht haben. Es geht natürlich nicht darum, Ärzte und Hebammen damit zu verschonen. Sie hätten ihren Beruf verfehlt, würden sie sich daran stoßen, wenn beim Preßdrang auch Stuhl abgeht. Nein, es geht einzig und allein um die werdende Mutter: Nichts soll sie hindern loszulassen, und psychologische Schranken können bekanntlich sehr hinderlich sein. Manche Frauen wollen nur mehr eines: die nächste Toilette aufsuchen. Dieses wirklich unangenehme Gefühl kann sich eine Frau ersparen, wenn sie will.

Viele Frauen leiden während der Schwangerschaft an hartnäckiger Verstopfung, an Ödemen oder an Eisenmangel. Auch hier ist der Einlauf eine mögliche Hilfe, ebenso für Frauen, die unter starken Nachwehen leiden. Ein Einlauf sollte eigentlich in keiner Hausapotheke fehlen. Bei Darmträgheit, Menstruationsbeschwerden, Hautproblemen (Neurodermitis, Akne in der Pubertät), Migräne, Fieber, Brechdurchfall, in den Wechseljahren, bei depressiver Verstimmung, Kinderkrankheiten usw. leistet er wertvolle Dienste.

Wie macht man sich eigentlich selbst einen Einlauf? Besorgen Sie sich einen Irrigator in der Apotheke, der aus einem Behälter, einem ein Meter langen Schlauch und einem Endstück besteht. Erwachsene können sich im Abstand von je einer halben Stunde dreimal hintereinander einen Einlauf machen. Unnötig zu sagen, daß man sich Zeit nehmen muß und nicht vor einem wichtigen Termin stehen sollte, der einen zur Eile zwingt. Ein angenehmes Entspannungsbad kann den Abschluß der Prozedur bilden.

Wie wird die Flüssigkeitsmenge dosiert?

Erwachsene, Jugendliche ab der Pubertät: 1 Liter
Kinder ab dem Schulalter: 1/2 Liter
Kinder von eins bis sechs Jahren: 1/4 Liter (mittleren Ballon statt Irrigator verwenden)
Babys ab dem dritten Monat: 1/8 Liter (kleiner Ballon)

Es bereitet keinerlei Schwierigkeiten, sich selber einen

Einlauf zu machen. Sie können gar nichts falsch machen. Füllen Sie die entsprechende Flüssigkeit (Rezepte siehe unten) in den Behälter, stellen Sie ihn beispielsweise auf einen Tisch neben einer Bank oder einem Bett, auf das Sie sich seitlich (links für Rechtshänder, rechts für Linkshänder) hinlegen. Oder Sie legen sich auf den Boden und stellen den Behälter auf einen Sessel. Wichtig ist, daß er höher steht, als Sie liegen. Führen Sie das Schlauchende, das Sie mit einer Fettcreme versehen haben, vorsichtig in den After ein. Am Ende des Schlauches befindet sich ein kleiner Hahn, den Sie aufdrehen. Wenn Sie glauben, es nicht mehr auszuhalten, drehen Sie den Hahn wieder zu. Vorteilhaft ist es logischerweise, den Einlauf in der Nähe der Toilette durchzuführen. Eine zweite Möglichkeit, sich einen Einlauf zu verpassen: Sie stellen einen Fuß auf einen Sessel und führen in dieser Stellung das Schlauchende ein. Oder Sie machen sich den Einlauf in der Hocke. Sie werden bald herausfinden, welche Methode die für Sie geeignete ist. Es ist vollkommen klar, daß ein Einlauf zu Hause wesentlich angenehmer ist als im Krankenhaus. Deswegen ist es günstig, sich daheim in aller Ruhe und mit der Gewißheit, jederzeit aufhören zu können, mit dem Einlauf auseinanderzusetzen. So verliert er im Krankenhaus garantiert seinen Schrecken. Und Sie haben für zu Hause ein gutes Mittel, all die bereits erwähnten Beschwerden und Krankheitsbilder selbst zu kurieren.

Mit welcher Flüssigkeit wird der Einlauf nun gefüllt? Was die Dosierung betrifft, gilt grundsätzlich: vier Eßlöffel Teeblätter pro Liter Wasser. Sehen wir uns zunächst Rezepte für schwangere Frauen an. Werdende Mütter sollen nur einen Einlauf machen und nicht drei hintereinander.

Rezepte für Schwangere:

- *Für Frauen, die an Eisenmangel leiden:*
  1 Liter Brennesseltee (4 Eßlöffel Tee)
  Günstig und angenehm ist ein anschließendes Bad von zirka
  20 bis 30 Minuten, wobei Sie dem Badewasser drei Liter
  Brennnesseltee hinzufügen können.
- *Für Frauen und selbstverständlich auch Männer, die an
  Verstopfung leiden:*
  Kümmel-, Fenchel-, Anistee (eventuell auch Schafgarben-
  tee) zu gleichen Teilen gemischt; Kümmel, Anis, Fenchel
  vorher mit dem Messer zerdrücken, dann mit kochendem
  Wasser aufgießen, zehn Minuten ziehen lassen. Dosierung:
  1 Eßlöffel der Teemischung pro Liter Wasser.

Rezepte für Frauen vor und während der Geburt:

- *Ab der 39. Schwangerschaftswoche, um zu testen, ob es
  schon »so weit« ist:* ein geburtserleichternder Tee (eine Mischung aus Schafgarbe, Brombeerblättern, Himbeerblättern oder nur Lindenblütentee).
- *Bei Wehenschwäche während der Geburt:* Himbeerblätter-,
  Brombeerblätter-, Schafgarbe, Eisenkraut-, Kreuzkümmel-,
  Wermutkraut- und Frauenmanteltee zu gleichen Teilen gemischt (vier Eßlöffel für ein Liter Wasser).
- *Für Frauen, die bei der Geburt, beim Gynäkologen oder
  auch beim Geschlechtsverkehr sehr verspannt sind und
  normalerweise unter starken Menstruationsschmerzen
  leiden, und allgemein für Frauen, die schwer loslassen
  können:* ein Einlauf mit warmem Bohnenkaffee (ohne
  Zucker). Sollte eine Frau keinen Einlauf wollen, ist
  das homöopathische Mittel Coffea C 30 eine gute Alternative.
- *Für Frauen, die in der Eröffnungsphase der Geburt starke
  Wehen haben, ohne daß sich der Muttermund merklich öffnet, wenn sozusagen nichts weitergeht:* Kamillentee-Einlauf
  beruhigt und wirkt schmerzlindernd.

171

- *Für Frauen mit starken Nachwehen:* Melisse, Hopfen, Schafgarbe, Kamille zu gleichen Teilen gemischt. Bei Darmträgheit kann man dem Einlauf auch Kreuzkümmeltee beifügen.

- *Falls Sie sich schon einige Tage über dem errechneten Geburtstermin befinden, oder die Wehen nach einem Blasensprung einfach nicht kommen wollen, können Sie versuchen, die Geburt mit einem Einlauf in Gang zu bringen. Anschließend fassen Sie Mut zum Hebammentrunk:* Eine Schale heiße Milch mit einer Prise Zimt- und Nelkenpulver vermischen, dazu zwei Schnapsgläser guten Cognac und vier bis sechs Eßlöffel Rizinusöl (je nach Körpergewicht: bis 60 kg: vier Eßlöffel, bis 80 kg: fünf Eßlöffel, über 80 kg: sechs Eßlöffel) geben. Mischen Sie diese Zutaten und trinken Sie alles am besten mit einem Strohhalm. Erfahrungsgemäß spüren Sie so am wenigsten vom Geschmack. Das klingt nicht sehr verlockend, wirkt aber Wunder. Wenn Sie sich fragen, warum es notwendig ist, auf diese alten Hausmittel zurückzugreifen, wo es doch schon weit modernere Methoden gibt, die im ersten Moment vielleicht weniger unangenehm scheinen, versuchen Sie sich vor Augen zu führen, daß all diese alten Mittel den Verlauf einer Geburt wesentlich günstiger beeinflussen als künstlich eingeleitete Wehen, die oftmals zusätzliche Eingriffe durch Ärzte notwendig machen können. Wenn die Geburt dann wirklich losgeht, was sehr wahrscheinlich ist, ist es ratsam, einen wehenfördernden Tee mit ins Krankenhaus zu nehmen und, bei Bedarf, einen Einlauf durchzuführen.

Wie schon erwähnt, hilft der Einlauf nicht nur schwangeren Frauen, sondern stellt auch sonst eine wertvolle Hilfe bei den *verschiedensten Erkrankungen* dar. Hier einige Beispiele:

- *Bei Darm-, Gallen- und Nierenkoliken oder bei Verstopfung hilft folgendes Rezept:* ein Liter Kümmel-, Anis- und Fencheltee, eventuell auch Schafgarbe. Kümmel, Anis und Fenchel mit einem Messer zerdrücken, mit heißem Wasser aufgießen, zehn Minuten ziehen lassen.

- *Bei jeder Art von Fieber, sei es nun hervorgerufen durch eine Brustentzündung, eine Grippe, Erschöpfung, Zahnen oder Wachstumsschübe:* In diesen Fällen ist Lindenblütentee das Mittel der Wahl. Falls Sie rote Holunderblüten bekommen, sind sie ebenfalls günstig. Wichtig bei diesem Einlauf ist die Temperatur des Tees, sie soll nämlich niedriger sein als das Fieber. Noch ein Tip für Kinder, die ja oft Fieber bekommen. Es ist natürlich nicht ganz einfach, Kinder für einen Einlauf zu gewinnen. Mit einiger Diplomatie und vielleicht auch Phantasie oder der Aussicht auf eine Belohnung kann es klappen. Das Kind sollte selbstverständlich genau wissen, was Sie machen. Eine Möglichkeit, ein Kind für den Einlauf positiv zu stimmen, ist es, den Einlauf in der Badewanne durchzuführen und das Kind den Ballon selbst drücken zu lassen. Mit Zwang geht freilich gar nichts, das wäre der falsche Weg. Wenn ein Kind aber mit dem Einlauf in der Hausapotheke sozusagen aufwächst, wird es vielleicht gar keine Probleme geben.

- *Viele Menschen werden von schrecklichen Migräneanfällen gepeinigt. In vielen Fällen hilft folgende, zugegebenermaßen langwierige Prozedur, für die man sich vier Stunden Zeit nehmen sollte:* Am günstigsten ist es, bei den ersten Anzeichen eines Migräneanfalles mit drei Einläufen in halbstündlichen Abständen zu beginnen (Lindenblütentee, gemischt mit Schafgarbe und Kreuzkümmel). Dann erfolgt ein Hautentschlackungsbad: Nehmen Sie ein Vollbad, dem Sie Lindenblütentee, wahlweise Honig oder 250 Gramm Meersalz (vorzugsweise aus dem Toten Meer) und etwas kaltgepreßtes Öl beigefügt haben. Seifen Sie sich fünfmal hintereinander im Abstand von je 20 Minuten kräftig mit Kernseife ein und legen Sie sich dazwischen immer wieder ins Wasser. Da dieses Programm recht anstrengend ist, ist es wichtig, sich anschließend niederzulegen und auszuruhen. Bei einer eventuellen Kreislaufschwäche können Sie ein Kreislaufmittel einnehmen. Es ist selbstverständlich einfacher und bequemer, ein starkes Schmerzmittel einzunehmen, aber bestimmt nicht gesünder. Die vollkommene

Darm- und Hautentschlackung kann in vielen Fällen einen Migräneanfall verhindern oder zumindest mildern.

- *Hauterkrankungen, Hautallergien und Neurodermitis nehmen immer mehr zu. Auch hier hilft ein Entschlackungsprogramm:* Bevor Sie zu hochdosierten Kortisonpräparaten greifen, versuchen Sie es mit Einläufen und Entschlackungsbädern. In die Badewanne kommt für einen Erwachsenen 250 Gramm Meersalz oder ein Eßlöffel echter Bienenhonig, vermischt mit zehn Tropfen Teebaumöl, zehn Tropfen Karottensamenöl und fünf Tropfen Lavendelöl, sofern keine Allergie auf ätherische Öle besteht. Außerdem geben Sie Lindenblütentee ins Badewasser. Sollten Sie an einer Blütenallergie leiden, ersetzen Sie den Honig durch vier Eßlöffel kaltgepreßtes Sesam-, Haselnuß-, Mandel- oder Olivenöl. Für Kinder hat sich auch Walnußöl bewährt. Das Programm läuft ab wie bei Migräne: fünfmal stark einseifen, dazwischen ein 20minütiges Bad, wobei Sie zwischendurch warmes Wasser nachfüllen.

- *Durchfall oder Brechdurchfall:* Wichtig ist bei dieser Erkrankung eine rasche Haut- und Darmentschlackung. Sofern es der Blutdruck erlaubt, sollte man sich mehrmals täglich mit Kernseife einreiben und wieder abduschen. Der erste Einlauf besteht aus Lindenblütentee, Kümmel, Fenchel und Anis und dient der Darmwäsche. Ungefähr eine Stunde später folgt der zweite Einlauf mit einem Eßlöffel jodiertem Kochsalz für einen Liter lauwarmes Wasser. Durch die Salzbeigabe wird der Elektrolythaushalt stabilisiert. Wiederum eine Stunde später gibt es den dritten Einlauf mit schwarzem Tee und Schafgarbentee, der stopfend und krampflösend wirkt. Danach essen Sie eine Haferflockensuppe mit viel Majoran. Warum? Weil die Suppe zum Einschleimen wichtig ist und stärkt, und der Majoran die Abwehrkräfte steigert. Sie sollten die Suppe bewußt langsam essen. Ein bis zwei Stunden später reiben Sie einen Apfel, lassen ihn eine halbe Stunde stehen und essen ihn dann – wieder ganz langsam – mit einer zerdrückten Banane. Das Obst wirkt auf diese Weise stopfend und führt dem Körper wieder Vitamine zu. Dieses Programm können Sie bei Kleinkindern bereits ab dem achten Lebensmonat durchführen; allerdings müssen Sie die Dosierung des Einlaufs selbstverständlich an das Alter des Kindes anpassen (siehe Beginn dieses Kapitels). Durch dieses alte Hausmittel können viele, teilweise dramatisch verlaufende Krankenhausaufenthalte vermieden werden, die für die ganze Familie und ganz besonders natürlich für das betroffene Kind sehr belastend sein können.

- *Viele Frauen leiden unter heftigen Menstruationsbeschwerden:* Auch hier kann ein Einlauf (Schafgarbe, Frauenmantel- und Kreuzkümmeltee) Wunder wirken.

- *Manche Neugeborene leiden mehrere Wochen sehr stark an Gelbsucht:* Hier sind drei in stündlichem Abstand aufeinander folgende Einläufe mit Schafgarbe, die entgiftend wirkt, hilfreich.

Wenn Sie das alte Mittel des Einlaufs einmal für sich entdeckt haben, werden Sie es nicht mehr missen wollen. Möglicherweise wäre sogar die hohe Darmkrebsrate durch ab und zu durchgeführte Einläufe vermeidbar. Das Problem heutzutage ist, daß wir uns alle erst wieder mühsam an die alten Hausmittel herantasten müssen, weil das Wissen um sie in Vergessenheit geraten ist, und sie dadurch an Selbstverständlichkeit eingebüßt haben. Was früher ganz natürlich war, empfinden wir heute teilweise als Zumutung. Muten wir es uns doch zu, haben wir Mut, gegen den Strom zu schwimmen, wir können dabei nur gewinnen.

6. Die Hausgeburt

Viele Frauen stellen sich im Laufe ihrer Schwangerschaft einmal die Frage: Kommt eine Hausgeburt für mich in Frage? Ebenso schnell wie die Frage auftaucht, wird sie auch schon negativ beantwortet. Das ist sehr schade. Nicht, weil alle Frauen ihre Kinder eigentlich zu Hause zur Welt bringen sollten, sondern weil für viele Frauen die Hausgeburt eine sehr gute Alternative darstellt, die sie aber wegen falscher Vorstellungen und mangelndem Wissen sofort wieder verwerfen. In diesem Kapitel versuchen wir Sie zu ermutigen, eine Hausgeburt ernstlich zu überlegen und sie nicht leichtfertig als Möglichkeit auszuschließen, nur weil sie bei uns nicht (noch nicht?) allgemein üblich ist.

Wir wissen, daß es bei einer Hausgeburt viele Zweifel und Unsicherheiten gibt und werden uns bemühen, Sie umfassend zu informieren und Ihnen die Hausgeburt näherzubringen. Wenn wir der Hausgeburt gegenüber auch sehr positiv eingestellt sind und meinen, daß viel mehr Frauen ihre Kinder zu Hause zur Welt bringen können, so wollen wir doch klar sagen, daß es keine »bessere oder schlechtere Art« zu gebären gibt. Ob Haus- oder Krankenhausgeburt – diese Entscheidung muß jede Frau für sich selbst treffen. Letztendlich trägt die positive Einstellung der Frau, die sie entweder zur Hausgeburt oder zur Krankenhausgeburt mitbringt, sehr wesentlich dazu bei, wie sie die Geburt erlebt. Wir meinen nur, daß es über die Hausgeburt ein großes Wissensdefizit und viele Vorurteile gibt, während die Krankenhausgeburt in der Öffentlichkeit als nahezu vollkommen sicher gilt, was so nicht stimmt. Wir wollen versuchen die Relationen ins rechte Licht zu rücken.

Das häufigste und wichtigste Argument gegen eine Hausgeburt ist immer das angebliche Sicherheitsrisiko. Sie brauchen

Ihren Verwandten und Freunden gegenüber nur erwähnen, daß Sie eine Hausgeburt in Erwägung ziehen, und schon werden sich alle eifrig bemühen, Ihnen das auszureden. »Was, du traust dich das? Ist das nicht gefährlich? Was ist, wenn Komplikationen auftreten? Du setzt das Leben deines Kindes leichtfertig aufs Spiel!« Das sind schwere Geschütze, die wohl nur sehr selbstsichere Frauen nicht aus der Ruhe bringen. In unserer nur scheinbar toleranten und liberalen Gesellschaft gilt eine zu Hause gebärende Frau als potentielle Kindsmörderin. Wenn Sie das Kapitel über die Sicherheit von Hausgeburten lesen, wird diese unerträgliche Last von Ihnen genommen, und Sie werden sich wirklich frei entscheiden können, welcher Weg für Sie der richtige ist. Das hoffen wir von ganzem Herzen.

Sollten Sie fürchten, eine Hausgeburt verursache zu viel »Schmutz« in Ihrer Wohnung, so vergessen Sie diesen Einwand bitte sofort wieder. Weder Sie noch Ihr Partner müssen nach der Geburt die Wohnung von Blutspuren reinigen. Ihr Baby ist auch nicht schmutzig, wenn es auf die Welt kommt. Es ist in all seiner Runzeligkeit wunderschön und duftet wie sonst nichts auf der Welt. Diese selbstverständlichen Tatsachen müssen wir leider heute extra betonen, damit sie nicht vergessen werden. Wir leben in einer Gesellschaft, die eine Geburt als Störung und Provokation sieht, sie gern in den weißgekachelten Kreißsaal abschiebt und somit leicht verdrängen kann. Wir leben mit einem Weltbild, das uns Neugeborene als Bedrohung empfinden läßt. Sie erinnern sich wahrscheinlich noch an die Plakatserie einer italienischen Modefirma, die ein Neugeborenes, so wie es wirklich aussieht, in Großaufnahme auf Werbeflächen abbildete. Kein anderes Werbeplakat stieß jemals auf so heftige Reaktionen. Dieses nackte Baby erregte die Gemüter, als ob es obszön wäre. Ein Baby wird erst wohlwollend zur Kenntnis genommen, wenn es frisch gebadet im Designer-Strampelanzug steckt. Dann ist es herzig und süß. Die wirklichen Eigenschaften eines Kindes, seine Kraft, seine Sehnsucht zu leben, sein unendliches Vertrauen, seine ungeheure Neugier, seine vollkommene und uneingeschränkte Hingabe an alles und jedes und seine Kompromißlosigkeit: Wenn es weint, ist darin alles Elend der Welt, wenn es lacht, geht einem das Herz auf. Wenn wir nicht hinschauen auf das Neugeborene, wenn wir nicht hinschauen auf dieses Ausgeliefertsein, übersehen wir etwas ganz Wesentliches, und unser Leben wird ärmer.

Es ist keineswegs so, daß eine Geburt im Krankenhaus nicht ebenso komplex und erfüllend erlebt werden kann wie zu Hause, aber daheim ergibt sich das Hinschauen auf das Wesentliche wesentlich natürlicher.

Voraussetzungen für eine Hausgeburt in Sicherheit und Geborgenheit

Als wir bei der Vorbereitung zu diesem Buch in anderen Ratgebern zum Thema Hausgeburt nachlasen, kamen wir aus dem Staunen nicht heraus. Die Anforderungen an die Frauen, die für eine Hausgeburt angeblich in Frage kamen, waren unbeschreiblich hoch. Beim Lesen stellte sich langsam, aber sicher das Gefühl ein, die Frauen, die sich für die Hausgeburt »eignen«, könne man an den Fingern einer Hand abzählen. Zu jung darf sie nicht sein, zu alt darf sie nicht sein, nicht zu dick und nicht zu dünn, sie muß schon »normal« geboren haben, sie darf während der Schwangerschaft praktisch kein Problem gehabt haben, ihr Kind darf weder zu schwer noch zu leicht, keinesfalls zu klein noch zu groß sein, usw. Zugegeben, wir überzeichnen diese Bedingungen ein bißchen, aber nur ein bißchen. Die Frau, die diese geforderten Maßstäbe an sich anlegt, muß zwangsläufig zu der Überzeugung kommen, daß sie leider keine geeignete Kandidatin für die Hausgeburt sein kann. Wir hingegen wollen Ihnen Mut machen. Die Hausgeburt ist viel öfter möglich als Sie denken.

Das wichtigste Kriterium ist die Frau und ihre Einstellung zu sich selbst. Sie soll ein gutes Gefühl für ihren Körper mitbringen, ein gesundes Selbstbewußtsein und eine gewisse Offenheit. Nur wenn sie zuversichtlich ist und grundsätzlich positiv denkt, wird eine Hausgeburt in Frage kommen. Frauen, die eher ängstlich sind, werden eine Krankenhausgeburt vorziehen, weil sie sich dort durch die medizinische Betreuung sicherer fühlen. Eine Frau, die sich eine Hausgeburt für ihr Kind wünscht, ohne sie zur Bedingung zu machen, bringt bereits gute Voraussetzungen mit. Sich auf eine Hausgeburt zu fixieren, ist nicht optimal, weil jede Frau immer offen sein soll für das Befinden ihres Kindes, und wenn es sich wirklich als notwendig erweist, daß das Baby im Krankenhaus zur Welt kommt, so darf sich dem niemand verschließen. Allzu fixe Vorstellungen, eine falsch verstandene Ideologie und Fanatismus dürfen bei der Hausgeburt keinen Platz haben.

Eine weitere wichtige Voraussetzung ist eine gute Zusammenarbeit zwischen Schwangerer und Hebamme. Es muß von vornherein klar sein, daß sowohl die Frau als auch die Hebamme die Hausgeburt jederzeit abbrechen können, wenn es zwingende Gründe dafür gibt. Dies sollte daher unbedingt Thema bei den Vorgesprächen zur Hausgeburt sein. Ich kann mich noch gut an das Gespräch zwischen Ilona Schwägerl und mir erinnern, in dem sie mich bat, so viel Vertrauen zu ihr zu haben, daß ich mich füge, wenn sie meint, ich sollte das Kind im Krankenhaus zur Welt bringen. Umgekehrt versprach sie mir, selbstverständlich darauf Rücksicht zu nehmen, wenn ich beim Geburtsbeginn das Bedürfnis hätte, doch lieber ins Krankenhaus zu fahren. Dieses Gefühl, wirklich frei zu sein, war für mich sehr wertvoll. Überflüssig zu sagen, daß ich davon keinen Gebrauch gemacht habe. Ich bin während der Geburt keine Sekunde auf die Idee gekommen, lieber im Krankenhaus zu gebären, im Gegenteil, ich war in jedem Moment froh und dankbar, bei uns zu Hause sein zu können.

Was soll eine Frau, die eine Hausgeburt plant, noch mitbringen? Die Bereitschaft, sich halbwegs gesund zu ernähren (siehe Kapitel »Gut essen«, S. 27). Sehr wichtig ist auch die Haltung des Partners zum Thema Hausgeburt. Er soll sich emotional nicht dagegenstellen, denn das kostet die Frau zu viel Kraft und Energie, die sie bei der Geburt für sich und das Kind benötigt. Im Idealfall vertraut der Mann seiner Frau oder Partnerin, daß sie am besten weiß, was ihr guttut. Dann wird er ihr die Wahl lassen, wo und wie sie gebären will. Wenn er das Vertrauen nicht aufbringen kann, ist es sehr wichtig, daß das Paar offen über dieses Thema spricht und alles, was dafür und dagegen spricht, erwägt. Nur so kann eine gute Entscheidung für die ganze Familie getroffen werden.

Eine wichtige Voraussetzung für die Hausgeburt ist die Schädellage des Kindes. Sollte sich das Kind bis zur 34. Woche nicht in die ideale Startposition gedreht haben, gibt es einige Möglichkeiten, um ein bißchen nachzuhelfen. Zunächst sei hier das Moxen erwähnt. Mit einer indischen Beifußzigarre werden an bestimmten Reflexpunkten der schwangeren Frau Hitzeimpulse gesetzt, die das Kind oft dazu bringen, sich zu drehen. Die Erfolgschance beträgt ungefähr 70 Prozent. Auch mit Akupunktur läßt sich diesbezüglich einiges erreichen. Wirken werden diese Methoden allerdings nur, wenn Mutter und Kind das auch wirklich wollen. Es ist wichtig, wenn Sie mit Ihrem Kind immer wieder reden und in sich hineinhorchen. Ihr Kind ist vielleicht fest entschlossen, sich nicht zu drehen und in der Steißlage zur Welt zu kommen. Das ist weder ein Nachteil noch ein Fehler, schon gar kein Versagen. Viele Frauen können das schwer akzeptieren und tun sich selber leid, weil sie vielleicht eine Hausgeburt planen. Sosehr die Enttäuschung verständlich ist, sollten wir immer offen sein für wirkliche Notwendigkeiten, auch wenn sie nicht unseren Vorstellungen entsprechen. Es gibt eben auch die Vorstellungen Ihres Kindes.

Prinzipiell sind auch Steißgeburten und Zwillingsgeburten nicht von der Hausgeburt auszuschließen, allerdings muß dann ein Frauenarzt anwesend sein.

Vollkommen uninteressant für die Entscheidung, ob Hausgeburt oder Krankenhausgeburt, sind Größe und Gewicht des Kindes. Hier werden viele Frauen durch Ultraschalluntersuchungen vollkommen verunsichert. Es sollte uns viel stärker bewußt sein, daß Ultraschalluntersuchungen lediglich Orientierungshilfen darstellen und keinesfalls dazu geeignet sind, die »Wahrheit« festzustellen. Es ist völlig unbedeutend, wie groß oder klein ein Baby zur Welt kommt, es kommt, wie es kommen will.

Hausgeburten können drei Wochen vor bis drei Wochen nach dem errechneten Geburtstermin stattfinden. Voraussetzung ist nach Überschreiten des Geburtstermins um über zehn Tage eine regelmäßige Herztonkontrolle durch die Hebamme. Außerdem ist es empfehlenswert, mit dem Frauenarzt oder der Frauenärztin Kontakt aufzunehmen. Solange es dem Kind gutgeht, die Plazenta (der Mutterkuchen) gut funktioniert und dadurch eine optimale Versorgung des Kindes gewährleistet ist, besteht kein Grund zum Eingreifen. Eine Hausgeburt ist in diesem Fall möglich. Es kommt ja immer wieder vor, daß der Geburtstermin falsch berechnet wird, Sie sollten ihn daher nur als ungefähren Richtwert sehen.

Oft wenden sich Frauen nach negativen Geburtserlebnissen in Krankenhäusern bei einer neuerlichen Schwangerschaft an eine Hebamme, weil ihr nächstes Kind unter für sie besseren Umständen zu Hause zur Welt kommen soll. Diesen Frauen kann in den meisten Fällen geholfen werden. Schwere Geburten, die mit der Saugglocke oder Zange beendet wurden, und Kaiserschnitte sind kein Hindernis für eine Hausgeburt. Aufgrund ihrer langjährigen Erfahrung in der freien Praxis weiß Ilona Schwägerl, daß die meisten Frauen trotz negativer Geburtserlebnisse im Krankenhaus zu Hause vollkommen unkompliziert und natürlich gebären können.

Vor allem besonders sensible Frauen kommen mit einer Hausgeburt viel besser zurecht, weil sie die Krankenhausatmosphäre, und sei sie noch so freundlich, hemmt und stört, ohne daß sie sich dessen oft bewußt sind. Eine Frau muß also nicht fünfmal bewiesen haben, daß sie perfekt gebären kann, bevor sie sich an eine Hausgeburt heranwagt. Von dieser Vorstellung sollten wir uns endlich lösen. Grundsätzlich kann auch jede Erstgebärende ihr Kind zu Hause zur Welt bringen. Eine Frau, die Zweifel überfallen, ob sie sich eine Hausgeburt zutraut, könnte folgendes überlegen: Sie war fähig, ein Kind zu empfangen, es neun Monate lang unter ihrem Herzen zu tragen; in jedem Moment der Schwangerschaft wußte sie, was das Kind in ihr brauchte und sie war bereit, es ihm vorbehaltlos zu geben. Und so ein wunderbarer Körper sollte nicht bereit sein zu gebären? Wäre das in irgendeiner Weise logisch? Das Mißtrauen in unsere eigene Gebärfähigkeit wurde von außen in uns hineingetragen. Es liegt an uns, es wieder abzulegen und lieber unserem Gefühl zu folgen.

Die Wohnung bzw. das Haus, in dem eine Hausgeburt geplant ist, soll selbstverständlich zum Zeitpunkt der Geburt ein gewisses Maß an Sauberkeit aufweisen. Es muß aber keinesfalls steril sauber sein. Die hauseigenen Keime und Bakterien sind für Mutter und Kind ungefährlich, mehr noch: Sie sind ausgesprochen gesund.

Wenn Sie sich also eine Hausgeburt wünschen, steht dem meist nichts im Wege. In der 37./38. Schwangerschaftswoche ist eine Ultraschalluntersuchung zu empfehlen. Falls dabei keine tiefsitzende Plazenta oder eine Plazenta Praevia (vor den inneren Muttermund verlagerter Mutterkuchen) festgestellt wird, und wenn die Funktionstüchtigkeit der Plazenta gewährleistet ist, und es Ihrem Baby gutgeht, es keine Mißbildung und keinen Herzfehler aufweist, steht einer Hausgeburt nichts im Wege.

Welche Vorbereitungen sind vor einer Hausgeburt zu treffen?

Jede freipraktizierende Hebamme hat selbstverständlich ihre eigenen Vorstellungen. Nehmen Sie daher, sobald Sie sich zu einer Hausgeburt entschlossen haben, Kontakt zur gewünschten Hebamme auf. Sie wird sich mit Ihnen und Ihrer Familie zu einem Intensivgespräch treffen, wo Sie alles Nähere erfahren. Es ist sehr zu empfehlen, daß Sie bei derselben Hebamme, die Sie bei der Geburt begleitet, auch einen Geburtsvorbereitungskurs besuchen, um einen näheren Kontakt aufzubauen und das gegenseitige Vertrauen wachsen zu lassen. Je mehr Sie voneinander wissen, um so harmonischer wird die Geburt vor sich gehen. Die Vorbereitungen zu einer Hausge-

burt werden hier nach Ilona Schwägerls Empfehlungen vorgestellt. Drei Wochen vor dem Geburtstermin gibt es ein zweites
Intensivgespräch, bei dem die Hebamme den Mutter-Kind-
Paß genau studiert, und bei dem Sie eine Pagernummer oder
eine Telefonnummer erhalten, unter der Sie die Geburtshelfe-
rin zu jeder Tages- und Nachtzeit anrufen können. Eine Hebamme ist rund um die Uhr erreichbar, scheuen Sie sich nicht,
im Ernstfall davon Gebrauch zu machen. Sollte es sich um einen Fehlalarm handeln, fährt die Hebamme ganz einfach wieder nach Hause. Bei einer geplanten Hausgeburt sollte trotzdem eine Krankenhaustasche gepackt werden, um notfalls
schnell handeln zu können und keinen unnötigen Streß aufkommen zu lassen, falls eine Fahrt ins Krankenhaus wirklich
notwendig sein sollte. Grundsätzlich ist bei einer Hausgeburt
die Anwesenheit eines Gynäkologen nicht erforderlich. Ihr
Frauenarzt oder Ihre Frauenärztin sollte aber von Ihrer Ab-
sicht, zur Geburt Ihres Kindes zu Hause zu bleiben, wissen,
um auf eventuelle Komplikationen hinzuweisen. Wenn Ihre
Blutgruppe Rhesus-negativ ist und die des Vaters Ihres Kindes
Rhesus-positiv, ist es wichtig, daß Sie sich eine Rhesusspritze
(Anti-Rho (D)-Immunglobulin) beim Chefarzt besorgen. Sollte die Blutgruppe Ihres Kindes dann Rhesus-positiv sein, bekommen Sie spätestens 48 Stunden nach der Geburt die Spritze, damit bei Ihnen keine Antikörper entstehen, was im Falle
einer neuerlichen Schwangerschaft für das Kind gefährlich
wäre.

Der Kinderarzt wird über die geplante Hausgeburt informiert, damit er das Neugeborene innerhalb einer Woche nach
der Geburt bei Ihnen zu Hause untersuchen kann. Ein prakti-
scher Arzt sollte im Notfall erreichbar sein, um bei einer extre-
men Kreislaufschwäche eine Infusion zu verabreichen. All das
klingt jetzt wieder sehr gefährlich; damit Sie den Stellenwert
dieser Risken aber richtig einschätzen können, hier einige
Zahlen: In ihrer neunjährigen Tätigkeit als freipraktizierende
Hebamme hat Ilona Schwägerl ungefähr 800 Frauen bei der
Geburt zu Hause begleitet. Während dieser Zeit war es nur
zweimal notwendig, den Hausarzt zu rufen. Ein einziges Mal

wurde ein Kind zur Beobachtung ins Krankenhaus gebracht, wo es aber nach 24 Stunden wieder entlassen wurde. Bei drei von 800 Frauen ist es passiert, daß sich die Plazenta auch nach zweistündigem Warten nicht gelöst hat. Die Frauen mußten daher nach der Geburt ins Krankenhaus gebracht werden, wo die Plazenta operativ entfernt wurde.

Bilden Sie sich ein eigenes Urteil, ob eine Hausgeburt ein kalkulierbares Risiko darstellt, oder ein leichtsinniges Spiel mit dem Schicksal ist.

Zurück zur Hausgeburt, der wir positiv und voll Vertrauen entgegensehen. Was bereiten Sie für den großen Tag vor? Halten Sie zwei bis drei Leintücher bereit. In den meisten Fällen bringt die Hebamme eine Kautschukunterlage mit, die Sie zum Schutz der Matratze unter das Leintuch Ihres Bettes legt. Die Hausgeburt ist weit weniger kompliziert als allgemein angenommen. Ihr neugeborenes Baby wickeln Sie nach dem Baden am besten in ein sauberes, altes (wegen der besseren Saugfähigkeit!) Flanellbettuch. Vielleicht haben Sie noch einige Tees zu Hause, die Sie schon von der Geburtsvorbereitung kennen. Wichtig ist auch Honig oder Traubenzucker, damit Sie sich während oder nach der Geburt, falls das notwendig ist, stärken. Das ist aber auch schon alles. Nein, doch nicht. Das Wichtigste ist Ihre Vorfreude.

Wie geht eine Hausgeburt vor sich?

Sollten sich die Ereignisse bei der Geburt nicht überstürzen, wird die Hebamme rechtzeitig eintreffen und von der werdenden Mutter innig begrüßt. Das mag seltsam oder gar versponnen klingen, ist in Wirklichkeit aber von großer Bedeutung, trägt es doch zu dem allesentscheidenden Klima bei, das nur bei einer Hausgeburt entstehen kann. Hier ist die Geburtsbegleiterin wirklich die Freundin, die in möglicherweise schweren Stunden nur für Sie da ist.

Die Hebamme tastet den Bauch ab, kontrolliert die Herztöne des Kindes untersucht den Muttermund. Sollte bei Ihnen die Geburt durch einen Blasensprung begonnen haben, so wird die Hebamme feststellen, wo sich der Kopf des Kindes befindet. Üblicherweise wird eine Hebamme mit Vaginaluntersuchungen sehr zurückhaltend sein, um die werdende Mutter nicht zu stören. Die Wehenpausen sind dazu da, daß Mutter und Kind sich erholen und Kraft für die nächste Wehe schöpfen können.

Wie lange die Geburt dauert, spielt zu Hause eine geringe Rolle. Niemand und nichts hetzt Sie. *Sie und Ihr Kind haben alle Zeit der Welt.* Manche Frauen und manche Kinder brauchen eben länger, und das ist vollkommen in Ordnung. Die Geburtsdauer sagt überhaupt nichts über die »Schwere« der Geburt aus. In der heutigen Zeit, wo alles schnell, effizient und ohne Mätzchen über die Bühne gehen soll, wünschen sich die meisten Frauen eine schnelle Geburt, obwohl das kein entscheidendes Kriterium für eine gute Geburt ist. Wenn bei einer Hausgeburt die Wehen zwischendurch nachlassen oder wegbleiben, essen Sie, trinken Sie, plaudern Sie gemütlich mit Ihrem Partner und der Hebamme oder versuchen Sie, ein wenig zu schlafen und Kräfte zu sammeln für das letzte Rennen. Wenn es Ihrem Kind gutgeht, besteht keinerlei Anlaß zur Hektik; im Gegenteil, sie wäre kontraproduktiv. Die Hebamme kann jederzeit die Herztöne kontrollieren, sie hat ein kleines und meist auch ein großes CTG-Gerät zur Herzton-Wehen-Überwachung mit (mit dem großen CTG-Gerät werden die Untersuchungsergebnisse schriftlich dokumentiert).

Sie können sich zu Hause in aller Ruhe Ihren Platz suchen, den richtigen Ort, wo Sie Ihr Baby zur Welt bringen möchten. Sie allein spüren das ganz genau, niemand sonst als Sie. Mag auch der Geburtsort für andere unbequem sein, in diesem Moment gilt nur der Wille der Frau. Sie allein kann entscheiden, wann und wie sie untersucht werden will. Die Hebamme ist nur die Geburtsbegleiterin und keine Wunderfee oder Alleswisserin. Sie ist Gast in Ihrem Haus und wird schon aus diesem Grund ihre Kompetenzen nicht überschreiten. Sie ist Ihre ganz persönliche Hebamme, Sie müssen sie nicht – wie das im Krankenhaus sehr oft der Fall ist – mit anderen Frauen teilen. Die Geburt ist ebenso intim wie die Liebe, wieso sollte sie in einem möglicherweise überfüllten Kreißsaal stattfinden? Es ist grotesk, wie sehr das Widernatürliche zur Norm erhoben wurde. Zu Hause bleiben die Intimität und Würde gewahrt. Wie beglückend eine Geburt erlebt wird, hängt unter anderem auch davon ab, wie gut eine Hebamme auf die Gefühle und Bedürfnisse einer Frau eingehen kann. Sicherheit und Geborgenheit haben Vorrang vor Technik und Sterilität. Sie können sich trotz der Schmerzen wohl fühlen. Durch die vollkommen entspannte und vertraute Atmosphäre sind die Wehen zu Hause viel leichter zu ertragen.

Besonders in der Preßphase ist die psychische Betreuung der Frau wichtig. Viele Frauen sind zu diesem Zeitpunkt erschöpft und haben das Gefühl, daß sie nicht mehr weiter können. Dabei sind Sie schon so nahe am Ziel. Sie brauchen sich nur noch ein letztes Mal überwinden und in den Schmerz hineingehen, dann ist »alles« vorbei und gleichzeitig beginnt »alles«. Durch Feinfühligkeit und liebevolle Worte kann eine gute Hebamme hier tatsächlich viel bewirken. Bei einer Hausgeburt kann sie optimal auf die Frau eingehen und Rücksicht auf ihre Wünsche nehmen. Bei der Geburt meines dritten Kindes beispielsweise blieb ich während der Preßwehen in der tiefen Hocke, Ilona Schwägerl lag seitlich auf dem Boden, um den Damm zu schützen. Eine derartige Position wäre in einem Krankenhaus eher ungewöhnlich, was ja auch irgendwie verständlich ist. Es geht aber nicht nur um den Geburtsort im engeren Sinn. Zu Hause wird Ihr Kind in sein Nest hineingeboren, vielleicht kommt es in dem Zimmer zur Welt, in dem es empfangen wurde. Wenn draußen die Sonne grell scheint, wird man die Vorhänge zuziehen oder am Abend das Kind mit Kerzenschein begrüßen. Die Eltern und die Hebamme werden jedes laute Geräusch vermeiden, um das Kind nicht zu erschrecken. Man mag einwenden, all das kann man in einem Krankenhaus auch machen, und es wird zum Teil auch so gemacht. Doch auch Kerzenschein und Ihre Lieblingsmusik, die Sie vielleicht mitgebracht haben, werden nicht darüber hinwegtäuschen, daß Sie nicht zu Hause sind.

Selbstverständlich ist zu Hause auch eine Geburt in der Badewanne möglich, auch bei Blasensprung. Der Vorteil der Unterwassergeburt liegt darin, daß warmes Wasser sehr viel zur Entspannung der Frau beiträgt. Der Geburtsschmerz wird leichter erträglich, nicht zuletzt deshalb, weil das eigene Badezimmer mit seinen vertrauten Düften wesentlich zum Gefühl der Geborgenheit und des Sich-wohl-Fühlens beiträgt. Wenn es dem Kind gutgeht, spricht nichts gegen eine Unterwassergeburt. Die Hebamme kann die Herztöne des Kindes auch unter Wasser gut hören. Ob eine Geburt in der Badewanne für Sie persönlich in Frage kommt, entscheiden ganz allein Sie. Wichtig ist nur die gute Kommunikation mit Ihrer Hebamme.

Frauen, die unter Kreislaufschwäche leiden, werden diese Form des Gebärens aus verständlichen Gründen meiden. Eher ungünstig ist die Geburt in der Wanne auch bei zu starken Krampfadern, weil dann das Badewasser relativ kühl gehalten werden muß, was für das Neugeborene nicht angenehm ist. Badezusätze sind selbstverständlich nicht zu empfehlen, wie sich jede Frau sicher vorstellen kann. Im Schaumbad sollte kein Kind zur Welt kommen müssen! Das einzige, was Sie in das Badewasser geben können, ist Meersalz, Lindenblütentee und Honig (siehe Rezept »Entspannungsbad«).

Es ist auffallend, daß es bei Geburten in der Badewanne wesentlich weniger Dammrisse gibt. Außerdem ist wohl für jeden einsichtig, daß das Kind auf diese Art und Weise besonders sanft geboren wird. Es bleibt länger in seinem vertrauten Element, dem Wasser. Nach der Geburt schwimmt das Baby in der Badewanne, so lange die Nabelschnur reicht. Für die Hebamme Ilona Schwägerl zählen diese Momente zu den schönsten ihres Berufes. Sie spürt hier immer wieder, wie wohl sich diese Kinder fühlen. Ihre ersten Atemzüge machen sie, indem sie auf der Brust ihrer Mutter liegen, während der kleine Körper noch immer im wohlig warmen Wasser liegt.

Und wenn es dann nach schwerer Arbeit zu Wasser oder zu Land wirklich soweit ist, und Sie halten Ihr Kind in den Armen, dann können Sie es in aller Ruhe gemeinsam mit Ihrer Familie bestaunen und liebhaben. Das ist das Einzige und Wichtigste, was Sie sich und Ihrer Tochter oder Ihrem Sohn jetzt geben können: bestaunen und liebhaben. Das neugeborene Kind will gehalten und gekost werden, alles andere ist nebensächlich. Das Kind kann Abschied nehmen von seiner bisherigen Wohnung, der Gebärmutter, und sich langsam an sein neues Zuhause gewöhnen. Die Nabelschnur wird erst durchtrennt, wenn sie vollkommen auspulsiert hat. Das kann zwischen fünf Minuten und zwei Stunden dauern. Vater oder Mutter können die Nabelschnur durchtrennen und das Baby dann baden, wenn sie wollen, falls es nicht ohnehin im Wasser zur Welt kam. Wenn die Mutter vielleicht zu erschöpft und der Vater zu beeindruckt ist, kann diese Aufgabe natürlich die Hebamme übernehmen, sie wird das Baby dabei aber nie wegtragen, sondern vor den Augen der Eltern baden. Das erste Baden ist auch so eine Sache. Das Baby wird *nicht* gebadet, weil es schmutzig ist, sondern weil es sich im Element Wasser wohl fühlt. Neun Monate schwamm es in der Fruchtblase, es kannte nichts anderes. Das Baden soll dem Baby nur dieses vertraute Gefühl zurückgeben, dieses Gefühl von Heimat. Ein Kind, das auf die Welt kommt, ist nicht schmutzig, sondern mit wertvoller Käseschmiere (das Wort weckt leider keine sehr positiven Assoziationen) bedeckt, die die Haut schützt. Früher wurden die Babys nach der Geburt mit Seife regelrecht abgeschrubbt, um sie »sauber« zu bekommen. Heute ist man da Gott sei Dank etwas feinfühliger. Babys brauchen auch keine Badezusätze, Seifen oder Shampoos, im Gegenteil, das ist sogar schädlich. Der wunderbarste Duft der Welt ist ohnehin der Geruch Ihres Kindes.

Wenn es der Mutter nach der Geburt gutgeht, kann sie mit ihrem Baby auch in einer großen Wanne baden, falls sie es nicht schon dort zur Welt gebracht hat. Vielleicht möchte das Baby jetzt trinken. Dann legen Sie es an. Falls es kein Interesse zeigt, ist es möglicherweise noch zu überwältigt oder zu erschöpft von der Geburt, oder es kommt vor lauter Staunen, Schauen und Riechen nicht zum Schmecken. Lassen Sie dem Kind Zeit, es möchte sich erst später laben. Schenken Sie sich und Ihrem Baby die Endlosigkeit und geben Sie sich dem Glück einfach hin.

Einige Zeit nach der Geburt löst sich die Plazenta. Bei manchen Frauen geschieht das früher, bei manchen später, in seltenen Fällen muß sie operativ entfernt werden. Es ist jedenfalls nicht gut, wenn die Hebamme oder der Arzt zu stark auf den Bauch der Mutter drückt. Es verstärkt wieder einmal das Gefühl in der Frau: Aha, du brauchst Personal, damit sich die Nachgeburt lösen kann. Diese »Hilfe« ist in Wirklichkeit ein Mißtrauen, eine Degradierung.

Die Frau kann selbst in die Hocke oder Kniestellung gehen, sie kann auf die Toilette gehen oder warm duschen. Mit dem Abgang der Plazenta kommt noch einmal eine größere Menge Blut, die dann in eine normale Wochenbettblutung übergeht. Die Plazenta wird von der Hebamme genau untersucht, ob die Eihäute vollständig mit abgegangen sind. Im Krankenhaus verschwindet die Nachgeburt meist schnell in irgendwelchen Eimern. Niemand fragt mehr danach. Zu Hause sind Sie für die »Entsorgung« verantwortlich. Sie können sie beispielsweise 60 Zentimeter tief im Garten vergraben und darüber einen Baum pflanzen. Es besteht auch die Möglichkeit, sie zu verbrennen. Bitte werfen Sie sie nicht einfach in den Restmüll, denn das ist aus verständlichen Gründen verboten. Man könnte die Nachgeburt auch einfrieren und zu einem späteren Zeitpunkt entscheiden, was mit ihr geschehen soll. Zu Hause wird Ihnen jedenfalls wieder bewußt, daß die Nachgeburt kein Abfall ist, sondern der wertvolle Mutterkuchen, der Ihr Kind neun Monate genährt hat.

Die Nachbetreuung durch die Hebamme, die Sie vor und während der Geburt begleitet hat, ist zu Hause wesentlich intensiver und natürlich liebevoller, weil persönlicher. Die Hebamme wird Sie umsichtig und fürsorglich durch das Wochenbett begleiten.

Wenn wir von der Voraussetzung ausgehen, daß ein Kind sehr viel mitbekommt, was rundherum passiert, so geht eine Hausgeburt wesentlich ruhiger, sanfter und natürlicher vor sich, was für das Kind nur angenehm sein kann. Zwei Begriffe, die ganz eng mit der Hausgeburt in Verbindung stehen, sind *Würde* und *Geborgenheit* für Mutter *und* Kind.

Zum Schluß noch ein Hinweis zu den Kosten einer Hausgeburt. Es gibt freipraktizierende Hebammen *ohne* und *mit* Kassenvertrag. Eine Hausgeburt kostet in Österreich rund 20 000 Schilling, wenn die Hebamme keinen Kassenvertrag hat. Dieser Betrag ist wesentlich günstiger als eine Geburt und ein Aufenthalt in einem Krankenhaus oder einem Geburtshaus. Sollten Sie eine Hebamme mit Kassenvertrag haben, entstehen – wenn überhaupt – nur geringe Kosten. In Deutschland ist dann z. B. nur die sogenannte »Hebammen-Bereitschaftspauschale« in Höhe von ca. 300,– bis 400,– DM zu bezahlen. Unser ohnehin angeschlagenes Gesundheitswesen würde schlagartig Milliarden einsparen, wenn die Hausgeburt etwas mehr gefördert würde. Doch die Kostenersparnis allein ist natürlich kein Grund, für die Hausgeburt einzutreten.

Wie sieht es mit den immer wieder angeführten Risiken aus, die eine Frau mit der Hausgeburt eingeht?

Das angebliche Risiko – mehr Sicherheit im Krankenhaus?

Alle sind sich heute einig, daß ein Kind möglichst sanft und natürlich zur Welt kommen soll. Es ist doch einleuchtend, daß die eigene Wohnung der ideale Geburtsort ist, denn nur hier fühlt sich eine Frau so vertraut, daß sie sich völlig entspannen kann. In einem Krankenhaus gebiert eine Frau unter Fremden, sie ist von einem ihr meist unbekannten Geburtsteam umgeben (in Extremfällen sogar ausgeliefert), sie findet möglicherweise ihre Hebamme nicht sehr sympathisch, der Schichtwechsel bringt neuerlich Unruhe in das Geburtsgeschehen, der Personalmangel in den Krankenhäusern bedingt, daß ein Geburtsteam oft mehrere Frauen betreuen muß. Durch diese und andere, nicht kalkulierbare Unsicherheitsfaktoren können gebärende Frauen sehr verunsichert werden, was negative Auswirkungen auf den Geburtsverlauf haben kann. Oft entsteht dadurch ein Teufelskreis, der zahlreiche Komplikationen mit sich bringt.

Was sagen aber Fakten und Zahlen über die Unterschiede zwischen Haus- und Krankenhausgeburt aus? In den zivilisierten Ländern der Erde kommen 95 Prozent aller Kinder in einem Krankenhaus zur Welt, was einen Vergleich mit der Geburt zu Hause natürlich erschwert. Lediglich in den Niederlanden hat die Hausgeburt eine lange Tradition. 1986 kamen dort 38 Prozent der Kinder zu Hause auf die Welt.[1] Dabei ergaben sich folgende Vergleichszahlen mit Krankenhausgeburten, die zu denken geben:

Perinatale Sterblichkeitsrate in den Niederlanden 1986[2]

	Klinik	Hausgeburt
Anzahl der Geburten	119 037	66 536
Todesfälle	1 653	149
Perinatale Säuglingssterblichkeit pro 1000	13,9	2,2

(Perinatal bedeutet kurz vor, während und kurz nach der Geburt)

Wie sehen die Zahlen für Erstgebärende aus, die sich ja oft scheuen, eine Hausgeburt zu planen? Auch hier belegen die Zahlen eindeutig, daß die Hausgeburt sicherer als die Krankenhausgeburt ist.

---

[1] Sonja Stacherl: »Nähe und Geborgenheit. Durch Körperkontakt Säuglinge fördern«. Walter Verlag, S. 43

[2] Marjorie Tew (1990), zitiert in: Sheila Kitzinger, »Hausgeburt«, S. 43

Erstgeburten in den Niederlanden 1986[3]

	Frauenarzt in Klinik	Hebamme zu Hause
Anzahl der Geburten	41 861	15031
Perinatale Sterblichkeit pro 1000	20,2	1,5

Sogar Früh- und Risikogeburten weisen in einer Klinik eine höhere Sterblichkeitsrate auf. Die Überlebenschancen für Risikokinder sind bei Hausgeburten sehr gut.[4]

Es gibt Untersuchungen über Hausgeburten in und um München während der Jahre 1986 bis '88.[5] In diesen drei Jahren kamen 613 Kinder zu Hause zur Welt, kein Kind starb, nicht einmal fünf Prozent der Mütter wurden ins Krankenhaus verlegt. 99 Prozent brauchten keine Schmerzmittel. Besonders hervorzuheben ist auch die niedrige Dammschnittquote, die in allen drei Jahren unter vier Prozent lag. Bis vor noch nicht allzu langer Zeit wurde der Dammschnitt in nahezu allen Kliniken routinemäßig durchgeführt. Fast alle Erstgebärenden wurden noch in den 80er Jahren geschnitten und genäht. Damit war der Dammschnitt 1986 die häufigste Operation in der westlichen Welt, und die unnötigste, sind wir versucht zu sagen.[6] Bei den über 800 Hausgeburten von Ilona Schwägerl war es nur zweimal (!!!) notwendig, einen Dammschnitt zu machen. Ein einziges Mal wurde der Dammschnitt von der Frau ausdrücklich gewünscht. Ein Vergleich der Dammschnitt-Quote im Krankenhaus und zu Hause spricht eine deutliche Sprache. Wieviel Schmerz und unnötige Qualen können einer Frau erspart werden, wenn man die Geburt ihren natürlichen Lauf nehmen läßt! Selbst wenn der Damm

---

[3] Ebd., S 44

[4] Stacherl, S. 41

[5] Ebd., S. 41

[6] Ebd., S. 55

während der Geburt ein bißchen reißen sollte, heilt dies meist viel besser als ein Dammschnitt, bei dem die Heilung oft Probleme macht. Durch das Schneiden können Blutergüsse und Schwellungen entstehen, die den Heilungsprozeß stark beeinträchtigen. Wenn auch heute der Dammschnitt in den meisten Krankenhäusern nicht mehr automatisch erfolgt, so wird er trotzdem noch immer viel zu oft durchgeführt. Es ist eigenartig, daß noch niemand auf die Idee gekommen ist, einen unnötig durchgeführten Dammschnitt als Körperverletzung und ärztlichen Kunstfehler zu sehen.

Ehe Sie sich für ein bestimmtes Krankenhaus entscheiden, sollten≤ Sie versuchen herauszufinden, bei wie vielen Erstgebärenden ein Dammschnitt durchgeführt wird. Ebenso sollten Sie sich unbedingt erkundigen, wie oft ein Kaiserschnitt durchgeführt wird. Welch schockierende Entwicklung hier stattgefunden hat, belegen Zahlen aus den Vereinigten Staaten, wo jede vierte Frau (!) mit Kaiserschnitt entbunden wird. In den letzten 20 Jahren ist damit die Kaiserschnittrate um 400 Prozent gestiegen![7] Und Frauen lassen das mit sich geschehen! Amerikanische Ärzte greifen viel zu oft zu diesem letzten Mittel, um sich rechtlich gegen alle Eventualitäten abzusichern. Solange wir in einer Gesellschaft leben, die meint, alles Menschenmögliche würde mit einem Kaiserschnitt getan, solange wird diese katastrophale Entwicklung weitergehen. Erst wenn den Menschen die Augen aufgehen, und sie sehen lernen, was hier passiert, werden sie beginnen, einen Arzt zu verklagen, der ohne zwingende Gründe einen Kaiserschnitt durchführt. Erst dann werden wir erkennen, daß der Kaiserschnitt nicht immer Mutter und Kind rettet, sondern im Gegenteil, beide unnötig in Gefahr bringen kann. Ein unnötig durchgeführter Kaiserschnitt ist ein schweres Vergehen, das geahndet werden muß. Eine Kaiserschnittgeburt nimmt der Mutter zwar die Schmerzen während der Geburt, beraubt sie aber auch des himmlischen Gefühls, das sich sofort nach der Geburt einstellt. Es beraubt sie der Erfahrung des schöpferi-

---

[7] Janet Balaskas: »Aktive Geburt«, S. 23, zitiert in Stacherl, S. 65

schen Gebärens, es beraubt das Kind seines natürlichen We-
ges. Die Geburt wird von einem Kind nämlich nicht nur
furchtbar erlebt – diese Vorstellung steht leider heute im Vordergrund –, sondern das Baby wird durch die Geburt körperlich stimuliert und intensiv massiert, wodurch das gesamte
Nervensystem, die Atmung und die Reflexe besser in Gang
kommen.[8] Während der Geburt produziert die Mutter Hormone, die dem Kind bei der Reifung von Leber und Niere
helfen. Eine schwere Komplikation bei Kaiserschnittneugebo-
renen ist das Atemnotsyndrom, das ein häufiges Sterblich-
keitsrisiko in den ersten Lebenswochen darstellt.[9] Viele Frau-
en leiden nach einem Kaiserschnitt noch lange an den Folgen
des Eingriffes. Die Schmerzen, die sie sich während der Geburt ersparen, stellen sich häufig nach der Geburt ein.

Infektionen treten bei im Krankenhaus geborenen Kindern
wesentlich häufiger auf als bei Hausgeburt-Babys. Die unnatürliche sterile Atmosphäre, in der es besonders hartnäckigen Keimen immer wieder gelingt zu überleben, trägt nicht
zum Wohlbefinden eines Neugeborenen bei. Zu Hause ist die
Gefahr für das Kind, an einer Infektion zu erkranken, wesentlich geringer.

Welche Risiken im Krankenhaus durch Geburtseinleitun-
gen und den Einsatz von Wehen- und Schmerzmitteln entstehen, lesen Sie bitte im Kapitel »Medikamentöse Einleitungen«: Vor- und Nachteile, S. 95 nach.

Zusammenfassend kann gesagt werden, daß eine Krankenhausgeburt keineswegs sicherer ist als eine Hausgeburt; die
vorhandenen Untersuchungen belegen sogar das genaue Gegenteil. Bis sich diese Wahrheit allgemein durchsetzt, wird
wohl leider noch einige Zeit vergehen. Bei den herrschenden
Vorurteilen gegen die Hausgeburt dürfen auch die finanziellen
Aspekte nicht vergessen werden. Würde der Großteil der Geburten wieder zu Hause stattfinden, müßten Gynäkologen mit

---

[8] Stacherl, S. 66

[9] Ebd.

großen Einkommenseinbußen rechnen, und zahllose, teuer erworbene medizinische Geräte kämen nicht zum Einsatz.

Es sei hier nochmals betont, daß es nicht darum geht, die moderne Medizin in Bausch und Bogen zu verurteilen und ins Mittelalter zurückzukehren. Gerade durch den sinnvollen Einsatz von medizinischen Apparaten ist die Hausgeburt sicher wie nie zuvor. Die Tragik ist, daß die großen Errungenschaften der Geburtshilfe, der Ultraschall und der Herzton-Wehenschreiber (CTG), auch Gefahren in sich bergen, die leider allzuoft übersehen werden. Medizinische Geräte sind eben nur so gut wie die Menschen, die sie bedienen. Und es ist leider eine traurige Tatsache, daß einige Ärzte nicht zuletzt durch ihre Ausbildung das Gefühl für natürliche Vorgänge verloren haben. Sie haben die Geburt zu einem hochriskanten und äußerst komplizierten Unternehmen gemacht, bei dem Technik, Apparate und Medikamente im Vordergrund stehen. Kein Wunder, daß sich viele Frauen, die ihr Kind im Krankenhaus zur Welt bringen, krank fühlen und meinen, ohne medizinische Hilfe wäre alles schiefgegangen. Wirklich krank ist allerdings ein »Gesundheitswesen«, das derartiges zuläßt und fördert.

Kritische Anmerkungen zur Krankenhausgeburt

Falls Sie bereits fest entschlossen sind, Ihr Kind im Krankenhaus zur Welt zu bringen, lesen Sie dieses Kapitel am besten gar nicht. Wenn Sie sich dort sicher und geborgen fühlen und Vertrauen zu Ihrem Geburtsteam haben, wird auch alles gutgehen. Wir wollen Ihnen die Krankenhausgeburt keinesfalls ausreden. Falls Sie aber gefühlsmäßig eine Hausgeburt bevorzugen, sich aber nicht trauen, auf den medizinischen Beistand im Krankenhaus zu verzichten, möchten wir Sie auf psychologische und andere Fakten hinweisen, die bei einer Geburt sehr wichtig sind und in vielen Krankenhäusern leider zu kurz kommen.

Zunächst gibt es im Krankenhaus die erhöhte Bereitschaft, eine Geburt künstlich einzuleiten. Sobald man meint, das Kind sei »fertig« und der Geburtstermin überschritten, besteht die Tendenz, etwas zu tun, nachzuhelfen, in der Meinung, ohne diese medizinischen Manipulationen käme das Kind nicht zur Welt. Es zeigt sich auch hier wieder die Ungeduld und das Mißtrauen der Natur gegenüber. Nehmen Sie eine Geburtseinleitung nicht unwidersprochen hin, hinterfragen Sie, wie es Ihrem Kind geht. Nur wenn es ihm schlechtgeht, ist ein Agieren der Ärzte notwendig. Daß das Kind schon »groß« und »genügend schwer« sei, darf keinerlei Rolle spielen. Entsprechende Ergebnisse von Ultraschalluntersuchungen stellen sich nachträglich oft als falsch heraus, errechnete Größe und Gewicht des Kindes sollten daher nicht als Argument für das Einleiten der Geburt herhalten. Ultraschalluntersuchungen sind Orientierungshilfen, die allerdings nichts über die Reife eines Kindes aussagen, die nicht in Zahlen ausgedrückt werden kann. Über die Reife eines Kindes bestimmen Mutter und Kind und nicht der Arzt.

Besonders während einer lang andauernden Geburt ist es in Krankenhäusern üblich, die Frau relativ oft vaginal zu untersuchen. Der Assistenzarzt, der Professor, die Hebamme und das nach einem Schichtwechsel komplett ausgetauschte Geburtsteam, alle wollen immer ganz genau wissen, wie weit der Muttermund geöffnet ist, obwohl das relativ wenig darüber aussagt, wann das Baby endgültig da ist. Abgesehen davon, daß die Vaginaluntersuchung unangenehm ist, daß bei häufigen Untersuchungen die Würde der Frau verletzt werden kann, und viele Frauen auch Schmerzen dabei haben, verunsichert sie die Frauen nur unnötig. Oft ist trotz längerer, heftiger Wehen der Muttermund noch wenig geöffnet, was Frauen sehr verunsichern kann. Jetzt hat sie schon so starke Schmerzen, und trotzdem geht nichts weiter! Dieses Gefühl ist sehr entmutigend und läßt Zweifel aufkommen, ob auch alles normal ist und gutgeht. Diese Gefühle sind meist unbewußt, aber sie wirken und haben sehr wohl Einfluß auf den Fortgang der Geburt. Außerdem führt die ständige Kontrolle zu einer erhöhten Bereitschaft, medizinisch nachzuhelfen und in den natürlichen Fortgang einzugreifen, oft zum Nachteil von Mutter und Kind. Selbstverständlich machen die Ärzte keinen Fehler, wenn sie die werdende Mutter untersuchen, aber zu häufige Vaginaluntersuchungen sind überflüssig und können allein schon durch die psychische Belastung schädlich sein. Alles, was eine Frau während der Geburt belastet – und sei es auch noch so eine scheinbare Kleinigkeit –, ist tunlichst zu vermeiden. Aber nicht nur die Frau, auch das Kind soll geschont werden. Manche Babys werden durch den ständigen Widerstand, den sie bei der Untersuchung spüren, irritiert und reagieren mit Verunsicherung.

Im Krankenhaus wird der Dauer der Geburt eine zu große Bedeutung beigemessen, obwohl sie überhaupt nichts über die »Schwere« der Geburt aussagt. Leider können wir auch hier das Leistungsdenken nicht ausschalten und legen den Tüchtigkeitsmaßstab an. Alle träumen von einer schnellen, effizienten und komplikationslosen Geburt. Wir verwenden Vokabeln, die wir im Zusammenhang mit der Geburt gar nicht in den Mund nehmen sollten. Es handelt sich hier nicht um einen sportlichen Wettkampf, bei dem die Schnellste gewinnt. »Gewonnen« hat die Frau, die trotz der Schmerzen die Geburt als angenehm und beglückend empfinden kann. Leider müssen sich schwangere Frauen immer wieder Geschichten von qualvollen Dreißig-Stunden-Geburten anhören. Überflüssig zu betonen, daß diese Horrorberichte nicht dazu angetan sind, Mut zu machen für die Geburt. Viele Frauen erleben die Geburt ihres Kindes tatsächlich sehr negativ. Wieso gibt es das, wo doch die Geburt angeblich so natürlich und einfach ist, daß sie jede Frau positiv erleben kann? Was hat es mit diesen Alptraumgeschichten auf sich?

In einem Krankenhaus kann eine lange Geburt manchmal schon zum Alptraum werden. Stellen Sie sich vor, Sie liegen im überfüllten Kreißsaal, wie es leider in vielen Krankenhäusern noch immer üblich ist, und müssen einige Geburten miterleben. Eine Frau jammert leise vor sich hin, eine andere befindet sich gerade in der dramatischten Phase der Geburt, sie preßt mit aller Kraft ihr Kind ins Leben, wieder eine andere hält bereits selig ihr Baby in den Armen. Bei Ihnen ist es trotz heftiger Schmerzen noch immer nicht soweit. Das zehrt an den Nerven, und Sie können unter Druck geraten. Sie werden ungeduldig, verkrampfen, Ihr Arzt hat das Gefühl, die Geburt sollte jetzt endlich weitergehen, bevor Sie den Mut verlieren. All diese Gefühle führen Ärzte in Versuchung, einzugreifen und dann bedingt ein noch so kleiner Eingriff meist den nächsten. Die Frau muß zwangsläufig das Gefühl bekommen: Allein schaff ich das nicht!

In einem Kreißsaal ist jeder Ton, den Sie von sich geben, öffentlich. Das hemmt viele Frauen, die dann zuviel Rücksicht auf ihre Umgebung nehmen wollen und ihre wahren Gefühle unterdrücken. Im Krankenhaus muß sich eine Frau auf so viele unbekannte und damit »bedrohliche« Faktoren einlassen, die sie viel Kraft kosten. Sie muß sich in kurzer Zeit mit dem Geburtsteam bekannt machen, sie kennt die örtlichen Gegebenheiten meist nicht, sie weiß nicht, mit wem sie im Kreißsaal liegen wird, die Gerüche in einem Krankenhaus sind alles andere als vertrauenerweckend und angenehm, von den Geräuschen gar nicht zu reden. All diese fremden Umstände irritieren, lenken ab und bereiten sensiblen Frauen Unbehagen.

Freilich bemühen sich die meisten Krankenhäuser sehr, daß sich Frauen dort wohl fühlen können. Ein Kreißsaal sieht heute nicht mehr wie ein Operationsraum aus. Bunte Vorhänge, Stofftiere, Bilder von entzückenden Babys und viele andere Verzierungen sollen es der schwangeren Frau im Krankenhaus so angenehm wie möglich machen. Das Personal bemüht sich sehr, die Wünsche der Frauen – soweit es möglich ist – zu erfüllen. Und doch – ein bißchen kommt mir das vor wie eine Inszenierung und eine Vortäuschung falscher Tatsachen. Selbst im schönsten Geburtshaus, das ja wirklich nichts mehr von einem Krankenhaus an sich hat, mit wunderbar eingerichteten Zimmern, sind Sie nicht in Ihren eigenen vier Wänden. Nur zu Hause gibt es keine fremden Geräusche, keine fremden Gerüche und keine fremden Menschen. Sie sind nur mit

Ihrer eigenen Wohnung vollkommen vertraut und können sich dort wirklich fallenlassen.

Ein weiterer Unterschied zur Hausgeburt besteht darin, daß die Hebamme, die während der Geburt für Sie zu einer wichtigen Bezugsperson wird, ganz schnell wieder aus Ihrem Leben verschwindet. Das ist ihr auch gar nicht anzukreiden. Ihr Arbeitsplan erlaubt es nicht, sich allzu intensiv um Sie zu kümmern. Nach der Geburt sind die Kinderschwestern Ihre Ansprechpartner, die Hebamme bekommen Sie möglicherweise gar nicht mehr zu sehen.

Wenn wir von der Voraussetzung ausgehen, daß ein Kind sehr viel mitbekommt, was rund um seine Person passiert und was seine Mutter fühlt, so geht eine Hausgeburt schon wesentlich ruhiger, sanfter und harmonischer vor sich. Das beginnt bereits beim Geburtsbeginn, der ja manchmal gar nicht so einfach zu erkennen ist. Sie spüren die ersten Wehen, fahren ins Spital, die Wehen hören wieder auf, Fehlalarm, Sie fahren wieder nach Hause. Beim nächsten Mal – vielleicht schon ein paar Stunden später – ist es soweit, wieder Aufbruch ins Krankenhaus, Untersuchungszimmer, Kreißsaal, wo Ihr Baby zur Welt kommt, anschließend Beobachtungsraum, Ihr Zimmer, das Sie vielleicht mit anderen teilen müssen, nach drei bis fünf Tagen neuerlicher Ortswechsel, diesmal endlich nach Hause, *auf Umwegen* ins eigene Nest sozusagen.

Diejenigen Frauen, die die hier angeführten Argumente für unwesentlich halten, werden sich im Krankenhaus auch sehr wohl fühlen. Wichtig ist allein die Einstellung und die Zuversicht, die Sie zur Geburt, ob im Krankenhaus oder zu Hause, mitbringen.

7. Aussagen von Medizinern, die Sie nicht unwidersprochen hinnehmen sollten

Wir wollen Sie nicht mißtrauisch gegenüber Ärzten machen, sondern hellhörig. Im allgemeinen ist das Ärzteverständnis immer noch geprägt von einer tiefen Autoritätsgläubigkeit. Wir meinen, gehorsam sein zu müssen, und vergessen oft, daß es unser Leben ist, für das *wir* Verantwortung tragen. Ärzte sind keine Halbgötter, sondern Partner, die uns ihr Spezialwissen anbieten. Das gilt in besonderem Maße, wenn es um Schwangerschaft und Geburt geht. Frauen sind in den allermeisten Fällen keine Patientinnen, sie sind nicht krank. Deshalb sollte hier der Grad der Selbstbestimmung auch besonders hoch sein. Suchen Sie daher bei jeder ärztlichen Maßnahme das Gespräch, hinterfragen Sie jeden scheinbar noch so kleinen Eingriff. In diesem Kapitel finden Sie Sätze, die vor oder während einer Geburt häufig fallen, und die Sie nicht unwidersprochen lassen sollten.

»Ihr Kind ist reif für die Geburt.« Gratulation, Sie haben einen Hellseher zum Arzt! Im Ernst: Diese Aussage allein dürfte nie Grund für eine medikamentöse Einleitung sein. Größe und Gewicht des Kindes sagen wenig aus über seine Reife. Haben Sie mehr Vertrauen zu sich und zu Ihrem Kind. Niemand sonst auf dieser Welt weiß, wann die Zeit der Geburt gekommen ist.

»Der Kopf des Kindes ist zu groß, wir müssen einen Kaiserschnitt machen.« Wenn es sich nicht um eine krankhafte Veränderung handelt, weisen Sie dieses Vorhaben zurück. Was für ein Gefühl muß eine Frau kurz vor der Geburt haben, wenn ihr so etwas gesagt wird? Derartige Aussagen tragen nicht dazu bei, die Geburt als Fest zu sehen. Kein Wunder, wenn eine Frau von Angst erfüllt wird. In Wahrheit ist es so, daß schon die größten Köpfe durch die schmalsten Becken marschiert sind.

Wäre der Satz richtig, würde das ja bedeuten, daß Frauen, die größere Kinder zur Welt bringen, mehr Schmerzen oder gar Komplikationen bei der Geburt haben. Das ist blanker Unsinn!

»Ihr Becken ist zu schmal für eine natürliche Geburt.« Diesen Satz hörte auch Ilona Schwägerl vor ungefähr 18 Jahren, als sie zum erstenmal schwanger war. Da sie aber das Beispiel ihrer Mutter vor Augen hatte, die mit einer ähnlichen Figur problemlos neun Kinder zu Hause zur Welt gebracht hatte, wollte Ilona diese Aussage so nicht hinnehmen. Sie wandte sich damals an ihren ehemaligen Chef in Zell am See, der sie einlud, in seinem Krankenhaus die Geburt auf natürlichem Weg zu versuchen. Es war eine kurze, vollkommen problemlose Geburt und auch ihr zweites Kind kam auf normalem Weg – wieder in Zell am See – zur Welt. Ilona war bereits damals ihrer Zeit voraus und ihre persönlichen Erfahrungen trugen wesentlich zu ihrer begründeten Skepsis gegenüber der »Schulmedizin« bei, so wie sie vielfach praktiziert wurde und wird.

»Wir müssen etwas unternehmen. Der Muttermund geht nicht auf.« Wie oft hört eine Frau im Krankenhaus diesen Satz und verzweifelt. Also doch, sie ist unfähig. Die passende Antwort darauf ist: »Gut, dann warten wir eben.« So viele großartige Dinge passieren, damit ein Kind entstehen und im Mutterleib heranwachsen kann, warum sollte dann ausgerechnet der Muttermund nicht aufgehen? Unser Mund öffnet sich wie von selbst, wenn wir etwas sagen wollen, der Muttermund öffnet sich, wenn es soweit ist. »Es« kommt heute leider unter die Räder, »es« wird verleugnet, wenn es sich nicht nach Plan verhält. »Es« muß unbedingt korrigiert werden und an das Licht der Öffentlichkeit gezerrt werden. Für das Geheimnis »Es« ist kein Platz und keine Zeit.

»Sie haben eine Wehenschwäche.« Denken Sie sich: »Na und, diese angebliche Schwäche ist in Wirklichkeit eine Stärke, ein Rasten und noch einmal in sich Einkehren vor der letzten großen Kraftanstrengung.«

»Wegen Ihres Nabelbruches (Leistenbruches) müssen wir einen Kaiserschnitt machen.« Nabel- oder Leistenbruch sind keine Indikation für einen Kaiserschnitt.

»Wir müssen die Fruchtblase künstlich sprengen.« Das Öffnen der Fruchtblase ist kein geeignetes Mittel, die Geburt einzuleiten. Fragwürdig ist es auch, auf diese Weise die Wehen zu verstärken und die Geburt zu beschleunigen. Die Verstärkung der Wehen stellt dann ein Risiko dar. Außerdem: »Je länger die Fruchtblase intakt bleibt, desto schonender ist die Geburt. Einrisse des Muttermundes sind seltener und die Belastung des Kindes geringer.«[1]

»Sie sind schon zehn Tage über dem errechneten Geburtstermin. Wir müssen die Geburt jetzt einleiten.« Warum? Wenn es dem Kind gutgeht, und das kann man heute leicht feststellen, besteht kein Grund zum Eingreifen.

»Sie haben zu viel oder zu wenig Fruchtwasser.« Die Menge des Fruchtwassers sagt nichts aus über den bevorstehenden Geburtsablauf und sollte daher nie der Anlaß für eine medizinische Maßnahme sein. Es gibt eben Kinder, denen genügt ein Planschbecken, manche brauchen einen Teich, andere wieder einen ganzen See, um glücklich zu sein. Was ist schon normal, und wer maßt sich an zu wissen, was normal ist? Das Wesen Ihres Kindes entscheidet, wieviel Fruchtwasser es braucht, und das Fruchtwasser wird von der Eihaut, die zum Kind gehört, gebildet.

»Mit dieser Brust/diesen Brustwarzen können Sie nicht stillen.« »Ihre Brüste sind zu groß (oder zu klein) zum Stillen.« Wir hoffen von ganzem Herzen, daß sich das heute keine Frau mehr sagen läßt.

Eine natürliche Geburt ist sogar bei sehr schweren Erkrankungen der Mutter möglich, so zum Beispiel bei multipler Sklerose, ja sogar dann, wenn die Frau im Rollstuhl sitzt. Ilona Schwägerl begleitete eine Frau im Rollstuhl während einer Hausgeburt. Auch das ist möglich und gut, wenn die Frau sich das wünscht. Es ist immer den Versuch wert, eine natürliche Geburt zu wagen, und keine Frau soll sich allzu schnell davon abbringen lassen.

---

[1] Adam, Daimler, Korbei: »Kinder kriegen«. S. 121

Das Maß aller Dinge während der Geburt soll für jede Frau sie selbst und das Kind sein. Wenn es ihm gutgeht, geht auch die Geburt gut voran, wie immer sie von Natur aus vor sich geht und egal, wie lange sie dauert. Daß Frauen während der Geburt Tiefpunkte erleben, in denen sie alles mit sich machen lassen, um die Geburt schleunigst zu beenden, ist verständlich. In solchen Momenten braucht die Gebärende eine äußerst liebevolle Betreuung und innige Zuwendung und nicht ein Medikament.

8. Frauen und Männer berichten über die Geburt ihrer Kinder

Mag. Gertraud Knoll.
Evangelische Superintendentin des Burgenlandes
und 1998 Präsidentschaftskandidatin in Österreich

Als sich unser drittes Kind ankündigte, war die Freude riesengroß.

Gleich parallel zum Be-greifen der Schwangerschaft wölbte sich auch schon verdächtig rund mein Bäuchlein vor, und unsere beiden Töchter, Esther und Eleni, lebten von da an in staunendem Austausch mit dieser »Person Babybauch«. Streichelnd. Umarmend. Mit ihm redend. Mit einer so intensiven Art selbstverständlicher Natürlichkeit, daß dann der Wunsch nur mehr eine ganz logische Folge war: »Wir wollen bei der Geburt dabeisein!«

Und so war es auch. Sie interessierten sich für alle bebilderten Bücherbände über Geburten und lauschten besonders gern detaillierten Schilderungen, wie das bei ihrer eigenen Geburt war. Ich bemühte mich sehr, ihnen vor allem die »umwerfende« Kraft der Wehen zu erklären, damit sie auf die Eigendynamik der Geburtsarbeit gut vorbereitet wären.

Als es dann wirklich soweit war, in der Nacht von Sonntag auf Montag nach dem Geburtstermin, kam alles so natürlich und selbstverständlich, als würde Esther jede Nacht um halb drei aufstehen (Eleni wurde erst eine Stunde später geweckt).

Ich hatte Ilona Schwägerl angerufen, nachdem ich mir ganz sicher war, daß es sich nicht mehr um heftige Senkungswehen, sondern eindeutig um regelmäßig wiederkehrende und dabei heftiger werdende Eröffnungswehen handelte. Sie klang auch aus dem Schlaf geweckt hellwach und sagte: »Ich freue mich!«

Das war wunderschön, weil es wie eine heilige Allianz für diese kommende Nacht der Erwartung war.

Bis sie kam, hatte mein Mann Otmar Kaffee gemacht, und mitten im Wohnzimmer war am Boden das riesige Schaffell ausgebreitet, mit weichen Flanelltüchern, damit ich es ganz bequem hatte, und für Wanda, unsere Riesenschnauzerhündin, ein extra Fleckerlteppich (der aber nie gebraucht wurde, weil sie die ganze Geburt über dicht neben mir lag und sich nicht wegrührte). Ich legte eine wunderschöne, jazzige CD auf, plauderte mit Esther über den Stand der Geburt und konnte mich immer wieder in den Wehenpausen herrlich entspannen. Der Kaffee tat mir sehr gut.

Kaum war Ilona da, verbreitete sich im Haus das wohlige Gefühl vertrauter Sicherheit, so wie es nur zu den tiefsten Kindheitsträumen gehört, und es mußte eigentlich nicht darüber geredet werden, daß jetzt alles nach meinen Bedürfnissen laufen sollte, soweit diese zu erfüllen waren. Und sie waren es. Es war unglaublich, wie kraftvoll und zugleich zärtlich fühlend Ilona es verstand, den Wehenschmerz in der Kreuzbeingegend wegzustreichen und »hinauszumassieren«.

Vor dieser Phase hatte ich seit einem Bandscheibenvorfall ein wenig Angst. Aber dieser Risikofaktor hätte ja auch schon in der Schwangerschaft zu Problemen führen können. Tatsache war, daß es mir alle neun Monate so gutging, wie schon lange nicht. Vornübergebeugt auf einem Gymnastikball fand ich einen klaren Rhythmus beim Wehenaufbau. Nur einmal wurde ich durch mein eigenes Lachen gestört, weil mein Wanda-Hund begonnen hatte, wie mein Echo mitzuatmen!

Inzwischen war auch Eleni dazugekommen, und wir waren die ganze Geburt über immer miteinander im Austausch. Die Mädchen waren hoch konzentriert, ganz entspannt und fröhlich und brauchten keinerlei Hilfe von den Erwachsenen.

So war Otmar ganz für mich da, streichelte meinen Kopf, Schulter und Arme, und ich fühlte mich sehr geborgen.

Um halb fünf schon war Levi Simeon geboren. Durch das Höchstmaß an Entspannung erlebte ich die Austrittsphase sehr bewußt als mächtigen Akt des Loslassens. Kein Gewaltakt. Kein von anderen eingeredetes »Jetzt!« und »Richtig atmen!«. Levi kam, wie er wollte und konnte. Ich war bloß da und sagte JA zu diesem Wunder an Geben und Nehmen, Empfangen und Herschenken. Nichts kam vom Kopf gesteuert, alles WURDE... (Und nie sonst könnte ich für das, was mit GLAUBEN gemeint ist, ein besseres Beispiel bringen.) Mein Herz war so übervoll an Freude und Dankbarkeit, daß ich dafür keine Worte habe. Nur das Gefühl werde ich nie vergessen. Otmar und ich – wie eine kleine Herde – von unseren nunmehr drei Kindern umgeben, aus Glück zusammengekauert. Staunend, sehr leise. In Levis offene Augen schauend, der uns aufmerksam einen nach dem anderen musterte und wahrlich keinen Grund zum Weinen hatte. Abgenabelt wurde erst sehr viel später. Ich weiß es nicht mehr genau. Esther schnitt die Nabelschnur durch, als diese längst auspulsiert hatte. Danach ging ich mit Levi gemeinsam in die Badewanne.

Längst war es Morgen geworden, und ich konnte es kaum erwarten, meinen Freunden und Verwandten selbst per Telefon die frohe Nachricht zu bringen.

Mir ging es so gut, daß ich am Nachmittag ein Pressegespräch mit Fernsehen zuließ. Alle staunten.

Besser kann nicht erzählt werden, daß Kinder kriegen keine Krankheit ist.

Eva-Maria Jeindl

In der Schwangerschaft ist alles anders! So war es jedenfalls bei mir. Nicht nur, daß ich gerne Quark (Topfen), Essiggurken und Senf esse, beginne ich auch noch meine nächste Umgebung zu benörgeln. Gott sei Dank habe ich einen Partner, der sich auf meine Veränderungen in der Schwangerschaft einstellt und mir eine große Hilfe und Stütze ist. Was von vielen als eine unangenehme Nebenerscheinung der Schwangerschaft gewertet wird, ist für mich eine wichtige Erfahrung, die ich nicht mehr missen möchte. Zugegeben spielt die glückliche Beziehung zu meinem Ehemann eine entscheidende Rolle. Niemals ist und war es *mein* Kind, sondern immer *unseres*.

Niemals habe oder hatte *ich* ein Problem, sondern wir bemühten *uns* gemeinsam, es zu lösen.

Nach neun Geburten, bei denen ich fünf Buben und vier Mädchen glücklich zur Welt bringen durfte, ergeben sich für mich im wesentlichen zwei bedeutende Erfahrungen:

In der Schwangerschaft sehe ich mein gegenwärtiges Leben und meine vergangene Zeit in einem anderen Licht. Jede Begebenheit, alles was ich tue oder auch nicht, erhält einen eigenen, kritischen Charakter. Sinn oder Unsinn einer Handlung werden von mir viel bewußter erlebt. So erkannte ich in der Schwangerschaft viel klarer, daß es wichtiger ist, für meine Kinder dazusein, als mein Studium zu beenden. Oder zum Beispiel, daß es nun höchste Zeit sei, schon fast vergessene Freundschaften zu pflegen.

Von einer anderen Perspektive werden eigene gute oder schlechte Angewohnheiten und die meiner engsten Familienmitglieder durchleuchtet. Das Schlürfen beim Essen oder die aufgeklappte Klobrille stören mich plötzlich weit mehr. Andererseits freue ich mich über ein liebes Wort, das ich sonst vielleicht gar nicht beachtet hätte. Ich werde viel empfindsamer.

Mein objektives Urteilungsvermögen ist besser ausgeprägt, aber nicht nur hinsichtlich meines eigenen Verhaltens. Es gibt keine Gleichgültigkeiten, wenig Lauheit, es gibt nur kalt oder warm, gut oder schlecht, interessant oder uninteressant. Dadurch werde ich konfliktanfälliger, weiß genau, was mich stört, wie ich zu handeln habe, oder wie sich andere zu verhalten hätten. In diesem Zusammenhang erlebe ich auch viele vergangene Ereignisse und Erfahrungen noch einmal und arbeite sie im Geiste auf. Gerade das empfinde ich als besonders wertvoll. Echte Verzeihung birgt großen Frieden.

Die zweite Erfahrung steht in engem Zusammenhang mit der Geburt. Noch nie im Leben konnte ich die Nähe des Todes so deutlich spüren, wie bei der Geburt. Dieser Gedanke enthält etwas Paradoxes, da man doch Mutter wird, und gleichzeitig ist das einer der schönsten Augenblicke meines Lebens. Diese Erfahrungen konnte ich in ungestörter Atmosphäre viel eindeutiger erleben. In der Hausgeburt habe ich die optimalen Voraussetzungen für dieses beglückende Geschehen gefunden. Für mich gibt es keine schönere Zeit, als das erste Berühren, Aufnehmen und Bestaunen meiner Kinder nach der Geburt. Ich danke Gott für jedes Kind, das ich zur Welt bringen durfte.

Uli Ozlsberger

Als ich mit meinem ersten Kind (Tatjana ist jetzt fünf Jahre alt) schwanger war, war »Hausgeburt« fast ein Fremdwort für mich. Eine Freundin erzählte mir von ihrer Hausgeburt mit der Hebamme Ilona Schwägerl. Mein Freund Wolfgang und ich hatten uns noch keinerlei Gedanken über die Geburt gemacht, aber mein Gefühl sagte mir sofort: »Das ist es!« Auch für Wolfgang war es absolut in Ordnung. Nur meine Familie lieferte eine Schreckensgeschichte nach der anderen, weil eine Hausgeburt »ja so gefährlich ist – was da alles passieren kann«. Ich hätte keine Ahnung von einer Geburt, und da sei ein Krankenhaus viel sicherer.

Doch ich zweifelte keine Sekunde an meiner Entscheidung. Das Kind in mir, Wolfgang und Ilonas Worte bestärkten mich darin.

Bei der Geburt gab Ilona mir Sicherheit und Geborgenheit und meiner Tochter die Zeit, die sie benötigte. Ich konnte mich bewegen, wie ich wollte, tun, was mir und dem Baby guttat. So verbrachte ich die meiste Zeit in der Badewanne. Ich hatte mir die Wehen schlimmer vorgestellt. Durch die angenehme Wärme des Wassers, die Bewegung, waren sie sehr mild. Das Pressen war dann ein richtiges Aha-Erlebnis. Ich wußte zwar, was vor sich ging, doch wie es sich anfühlte – das war etwas ganz anderes.

Die optimale und individuelle Betreuung in gewohnter Umgebung machten Tatjanas Geburt zu einem einmaligen Erlebnis. Das war sogar für meine Familie nachvollziehbar, so daß während meiner zweiten Schwangerschaft keiner an etwas anderes als eine Hausgeburt dachte. Es war eine Selbstverständlichkeit.

Bei der Geburt meines Sohnes (Raphael ist jetzt 7 Monate alt) wurde ein Traum von mir wahr – Raphael kam in der Badewanne auf die Welt.

Ich hatte dieses Mal starke Wehen, doch die schaukelnden Bewegungen im Wasser und die Bauchatmung taten uns gut. Meine Tochter unterstützte Ilona, indem sie mir den Bauch massierte. Auch kannte ich den Punkt beim Pressen, über den ich rüber mußte. Ich wußte, dann ist das Baby da.

Wir konnten Raphael nicht genug bestaunen, und Tatjana war fasziniert von ihrem kleinen Bruder.

Beide Kinder konnten – so unterschiedlich sie sind – auf ihre individuelle Art das Licht der Welt erblicken, begleitet von einer Hebamme, die sie ernst nahm und eine Atmosphäre der Geborgenheit schuf.

Dr. Rosemarie Hebenstreit

Ich bin knapp 40, homöopathisch tätige Ärztin und Mutter von fünf Kindern, die jetzt 18, 16, 15, zehn und sechs Jahre alt sind.

Die ersten beiden kamen in einer geburtshilflichen Abteilung zur Welt, die anderen zu Hause. Diese Entwicklung steht als ein Symbol für alle Bewußtwerdungsschritte, die ich im Laufe der Jahre machen durfte. Immer mehr drängte es mich, den Menschen als einzigartige Persönlichkeit in den Mittelpunkt meines Lernens, meiner Arbeit zu stellen, die Person (*personare* = »durchklingen, durchtönen«) mit ihrem Leiden, ihrer Art zu leiden, ihren Stärken und Schwächen, ihren Bedürfnissen – meine Kinder waren mir dabei wichtige Lehrer. Ich nützte das lange Warten zwischen Studium und Krankenhausanstellung mit einer Psychotherapieausbildung und wandte mich schließlich ganz der Homöopathie zu.

Zu Beginn meines Studiums, das ich mit viel Idealismus gewählt hatte (ich wollte in der Krebsforschung mitarbeiten, denn mein Vater war sehr früh an einem Melanom verstorben), wurde ich zum erstenmal schwanger. Alle drei Wochen ging ich zum Frauenarzt, um mir bestätigen zu lassen, daß es mir gutging. Ich besuchte einen Geburtsvorbereitungkurs, machte Gymnastik und meldete mich in einem kleinen Wiener Krankenhaus zur Entbindung an. Als großen Fortschritt konnte man das »rooming-in« – allerdings nur untertags – wählen. Die Entbindung verlief völlig problemlos und normal. So normal, wie ich sie aus Erzählungen meiner Mutter, meiner Schwiegermutter, aus Filmen kannte. Ich wunderte mich also nicht, daß wir vehement darauf dringen mußten, daß mein Mann nicht weggeschickt wurde, daß ich die Geburt liegend mit angebundenen Beinen verbrachte, meine Tochter an den Füßen hochgezogen und kräftig geklapst wurde, ich sie gerade zwei Minuten halten durfte und mich kurz darauf völlig allein – ohne Mann, ohne Kind – in einem Zimmer wiederfand. Es war 23 Uhr und daher keine »rooming-in«-Zeit. Unruhig und traurig wurde ich erst, als mir meine Tochter täglich morgens mit den Worten gebracht wurde: »Na, Sie haben ja eine kleine Opernsängerin, die ganze Nacht schreit sie durch!« Ich nahm mir vor, sie zu Hause nicht nachts weinen zu lassen, und auch sonst stellten wir bald alles um, zuallererst den pünktlichen Vier-Stunden-Still-Rhythmus.

Diese Kritik richtet sich jedoch nicht gegen dieses eine Spital; denn sowohl die Mütterheim- als auch Kinderschwestern waren wirklich liebenswürdig, und ich fühlte mich gut aufgehoben. Es ist vielmehr eine Rückschau, was vor jetzt fast 20 Jahren in vermutlich den meisten geburtshilflichen Abteilungen für das »Normalste« und »Selbstverständlichste« gehalten wurde.

Ich wählte für meine zweite Entbindung, eineinhalb Jahre später, deshalb auch wieder dieselbe Station. Mein Vertrauen war allerdings bei der Geburt erschüttert, als die Hebamme meinte, dieses Kind wäre zu klein für das »rooming-in«, es habe sicher nicht die erforderlichen drei Kilogramm. Vielleicht hat sie meine Verzweiflung erkannt, denn Babette wog dann doch »genau« die erforderlichen 3000 g.

Selbst zur dritten Geburt war ich wieder dort angemeldet. Inzwischen aber hatte ich andere Mütter kennengelernt, und es wurde viel über Schwangerschaft und Geburt diskutiert.

Bücher von Frederic Leboyer, Jean Liedloff, Sheila Kitzinger fielen mir in die Hände.

Ich war sehr berührt und bald überzeugt von der Idee, daß Neugeborene etwas ganz anderes erwarten als Wiegen, Messen, Waschen und ab ins Kinderzimmer. Daß Mutter und Kind nach der Geburt zusammengehören, muß man gar nicht damit begründen, daß wir als Menschen Humanisten sind (oder sein sollten?) mit hochentwickeltem Verstand, Gefühlen und der Fähigkeit zum eigenen Willen. Da reicht es, daß wir immer noch die Instinkte der Säugetiere in uns tragen, die sich am intensivsten um ihre Neugeborenen kümmern, einfach schon deshalb, weil sie nur sehr wenige im Laufe des Lebens gebären können.

Ich war bereits im sechsten Monat schwanger, als Wolfgang und ich deshalb entschieden, daß unser drittes Baby zu Hause zur Welt kommen sollte. Eines spürte ich sofort: Initiative und Verantwortung lagen plötzlich bei uns. Als Erstes und Wichtigstes: Ich brauchte eine Hebamme. Das war zu diesem Zeitpunkt der Schwangerschaft schon schwierig, denn es gab in Wien damals nur etwa acht freischaffende Hebammen. Aber nach einem ganzen Nachmittag Telefonieren hatte ich Erfolg. Sonja Höfer hatte noch Platz für mich, und wir besuchten sie zu einem Vorstellungsgespräch. Wir erfuhren, was wir alles vorbereiten sollten (wofür wir uns fast zu lange Zeit ließen, denn Benjamin kam zehn Tage zu früh). Ich erinnere mich noch gerne an die sorgfältige und bereichernde Geburtsvorbereitung. Neben Information, Übungen, Atemtechniken war viel Raum für Erfahrungsaustausch. Noch heute pflegen wir Freundschaften aus dieser Zeit.

An einem Septembertag 1983 war es schließlich soweit. Die Wehen kamen kräftig und regelmäßig, und ich piepste Sonja an. Sie kam, packte aus, untersuchte mich, und dann warteten wir zu dritt. Ich spüre noch diese dichte, ja feierliche Ruhe, in der alles geschah.

Anfangs war es noch angenehm herumzugehen, aber bald mußte ich stehenbleiben und mich ganz auf das Veratmen einstellen. Wolfgang massierte meinen Rücken während der

Wehen, und Sonja gab von Zeit zu Zeit Bericht, munterte mich auf oder gab Anweisung, was ich besser tun oder lassen sollte. Der Druck nach unten wurde immer größer und mit der heißersehnten Botschaft, daß der Muttermund verstrichen sei, durfte ich endlich mitpressen.

Bisher gewohnt, im Liegen zu gebären, war es gar nicht so einfach, meine eigene Position zu finden. Schließlich lehnte ich mich halb hockend, halb sitzend an Wolfgang. Ihn zu spüren, gab mir Stütze und Geborgenheit. Wie bei allen Geburten, ging auch diesmal die letzte Phase an meine Grenze. Welche Freude war es da, als ich schon die Haare unseres Babys spüren konnte, welches Glücksgefühl, als wir Benjamin endlich in unseren Armen hielten.

Und diese ersten Stunden nach der Geburt, die zu den schönsten Stunden unseres Lebens gehören, die durften wir richtig genießen. Das erste Kennenlernen, diese ersten Handlungen, halten, streicheln, Nabelschnur durchtrennen, baden, anlegen, wiegen – sie geschahen langsam, ja andächtig. Benjamin war das einzige Neugeborene von unseren fünf Kindern, das nicht einmal geweint hat. Er lag ganz ruhig da, schaute mit großen Augen in die Welt und nach einigen Minuten suchte er schon nach dem Wichtigsten seiner ersten Lebenszeit, nach meiner Brust. Inzwischen war es Morgen geworden, und unsere zwei jetzt plötzlich ganz großen Mädchen kamen und staunten mit uns. Wolfgang hatte sich eine Woche freigenommen, und wir konnten einfach nur »Familie sein«.

Eigentlich betrachteten wir unsere Familienplanung mit diesem dritten Kind als abgeschlossen, aber 1987 wurde ich kurz nach meiner Promotion noch einmal schwanger. Berenice kam im November 1987 mit der Hebamme Claudia Schachner zur Welt (Sonja war selbst gerade schwanger). Im Juni 1992 – wir waren inzwischen ins Piestingtal übersiedelt – wurde Konstantin geboren. Bei ihm stand uns Ilona Schwägerl zur Seite.

Die letzte Geburt ging wider Erwarten sehr schnell – nach fünf Jahren Pause hatte ich mich auf einen zäheren Ablauf eingestellt. Ich bildete mir ein, die Küche besonders gründlich aufräumen zu müssen und schrubbte bis Mitternacht den Boden. Um drei Uhr mußten wir Ilona aus dem Schlaf reißen, sie war gleich da – gerade noch rechtzeitig, so daß ich beim letzten Kind die Annehmlichkeiten eines Gebärhockers »genießen« durfte.

Obwohl ich schon Erfahrung mit der Wochenbettzeit hatte, war ich doch jedesmal froh, wenn es während der ersten zehn Tage an der Tür läutete, und meine Hebamme dastand. Diese halbe Stunde »mütterliches« Ohr für meine Fragen, die guten Ratschläge sind ein wichtiger Teil der Geborgenheit, die ich erlebte. Dieses Getragenwerden verdanke ich aber auch meiner Familie und nicht zuletzt meinen Freunden, die »einfach so« mit einem fertigen Mittagessen in der Tür stehen, weinende Babys herumtragen oder meine »Großen« mitnehmen, um mir einige ruhige Stunden zu bescheren. Wir wußten alle: Die Neigung, sich in dieser labilen Zeit zu überfordern, ist groß. Mich warnte immer meine Brust – sobald sie begann, sich zu entzünden, und das Stillen höllisch weh tat, wußte ich, ich war bettreif für zwei Tage mit Kamillentee- und Leinsamenumschlägen und einem »Dankschön« an alle, die sich um den »Rest« kümmerten.

Auch das Stillen veränderte sich positiv seit den Hausgeburten. Hatte ich für meine beiden großen Mädchen nur jeweils einige Wochen Milch, konnte ich die anderen alle ein Jahr und länger stillen.

Seit der Lektüre des Buches »Auf der Suche nach dem verlorenen Glück« von Jean Liedloff verschwand der Kinderwagen und wurde durch Tragetuch und »Snuggli« ersetzt. Wir lernten, die tapferen »In-die-Welt-hinaus-Schritte« unserer Kinder mit Gelassenheit und Freude zu beobachten. Wir wünschten ihnen – und tun es auch heute noch –, so in die Freiheit zu gehen, wie Astrid Lindgren ihre Ronja Räubertochter lernen läßt, mit den Gefährlichkeiten des Borka-Waldes umzugehen.

In den Fluß zu plumpsen, davor sollte sie sich hüten, hatte Mattis gesagt, und darum sprang sie am Ufer kühn und keck von einem glatten Stein zum anderen, dort, wo das Wasser am wildesten toste. Schließlich konnte sie sich ja nicht im Wald da-

vor hüten, in den Fluß zu fallen. Welch ein Glück, dachte sie,
daß ich eine Stelle gefunden habe, wo ich mich davor hüten
kann, ins Wasser zu plumpsen und mich gleichzeitig darin
üben kann, keine Angst zu haben. (Aus: »*Ronjas Räubertochter*«
von Astrid Lindgren, © *Verlag Friedrich Oetinger, Hamburg 1982*)

Ein Nachsatz und Trost für jene, die vielleicht gerade jetzt
zwischen »zu Hause oder im Krankenhaus« zu entscheiden haben: Meine Erfahrungen mit Entbindung im Krankenhaus
sind fast 20 Jahre her. Seither hat sich Grundlegendes verändert. Ich habe im Laufe meines Turnus acht Monate an der
Geburtshilfe in Wiener Neustadt verbracht. Vieles hat sich so
entwickelt, wie ich es mir damals gewünscht hätte. Liebevolle
Betreuung, »rooming-in« für alle und das bei Tag und Nacht,
Entspannen in der Badewanne, Gebärhocker, Ermutigung für
alle Väter, die Geburt mitzuerleben und vieles mehr. Es gibt
auch die Möglichkeit der ambulanten Geburt, seit kurzem sogar mit der eigenen Hebamme.

Eine breite Palette also zwischen Hausgeburt mit der Möglichkeit, bei Schwierigkeiten doch im Krankenhaus aufgenommen zu werden, und der Entbindung im Krankenhaus mit
dementsprechender Sicherheit und doch »heimeliger« Atmosphäre und Möglichkeit zur Selbstgestaltung.

Das ist mein Traum: Nicht in Konkurrenz treten, sondern
ein liebevolles, achtsames Miteinander im Umgang mit den
Bedürfnissen der werdenden Mütter.

Claudia Jell

Ich bin Mutter zweier Kinder und habe beide zu Hause mit
meiner Hebamme zur Welt gebracht. Es ist heute fast fünf
Jahre her, da ich mich zum erstenmal für die Hausgeburt
entschied. Damals lernte ich Ilona Schwägerl bei einem ihrer
Geburtsvorbereitungskurse kennen. Mein Mann und ich
belegten einen Paarvorbereitungskurs. Zusätzlich ging ich in
ein Krankenhaus zur Geburtsvorbereitung.

Ich war sehr froh, bei Ilona auch über alternative Methoden, wie Massage oder Akupunktur, und nicht nur über kör-

perliche Vorgänge informiert zu werden. Mich beeindruckte vor allem das Bedenken der Gefühle des Babys im Mutterleib während der Schwangerschaft und der Geburt, und auch die Gefühle der schwangeren und gebärenden Frau. Auch die vielen Möglichkeiten von Homöopathie und anderen alternativen Methoden gaben mir Sicherheit. So reifte in mir langsam der Entschluß zu einer entspannten, harmonischen Geburt in vertrauter Umgebung.

Für mich war es wichtig, meine eigene Wohnung mit Bad, Küche und Toilette jederzeit, ohne Wartezeiten, zur Verfügung zu haben. Denn zu Hause konnte ich einfach besser entspannen.

Sehr wichtig war das Beisein von Ilona, weil sie auf ihrem Gebiet eine sehr versierte, kompetente Frau ist. Ich konnte mich auf ihr Wissen verlassen, sie gab mir Sicherheit, und so konnte ich der Geburt als natürlichem Vorgang ihren Lauf lassen. Ein weiterer Entscheidungsgrund zur Hausgeburt war auch, daß ich mein Baby bei meiner Hebamme gut versorgt wußte. Ich wußte, sie würde es ganz sanft und liebevoll in unserer Welt willkommen heißen.

Meine erste Tochter kam wirklich bei gedämpftem Licht zur Welt und wurde anschließend neben mir, neben dem Bett gebadet. Alles geschah in Ruhe und Respekt. Das Baby mußte keinen Schrei zuviel tun.

Auch meine zweite Tochter wurde, Gott sei Dank, so sanft in dieses Leben geboren.

Nach der Geburt brauchen nicht nur die Mütter Ruhe, sondern auch die Babys. Auch die Babys wollen sich von den Strapazen der Geburt erholen und nicht unter zu vielen fremden Leuten sein. Ich bin der Meinung, man sollte Neugeborene nicht dem Krankenhausalltag aussetzen, vorausgesetzt, es ist alles in Ordnung. Denn Kindergeschrei ist für Babys ansteckend, und wer könnte liebevoller wickeln als die eigene Mutter.

Ruhe und Hilfe sind sehr wichtig und unverzichtbar nach der Geburt. Aber ich lag oft in den Tagen nach der Geburt neben meinem schlafenden Kind und konnte vor Glück kein Auge zutun. Nicht, daß ich dann aufstand, um Hausarbeiten zu erledigen, sondern ich war ganz auf Babyversorgen und Babystillen eingestellt.

Vielleicht ist das auch eine Einrichtung der Natur?!

Doris Ruhnau

Wir haben drei Kinder. Daniel ist sieben, Paul vier und Elisabeth zwei Jahre alt. Als ich mit Daniel schwanger war, entschied ich mich für eine Geburt in der Wiener Semmelweis-Klinik. Diese hatte den Ruf, *für* sanfte Geburt zu sein. Meine Vorstellungen darüber unterscheiden sich wohl heute sehr von den damaligen. Ich hatte zwar keinen Vergleich zu anderen Krankenhäusern, dachte aber doch, die beste Möglichkeit für uns gefunden zu haben. Ich fand es sehr positiv, daß man, unter häufiger Kontrolle, bis zu vierzehn Tagen Zeit bis zu einer Einleitung bekam. Am 29. November war es dann, elf Tage nach dem errechneten Termin, endlich soweit. Ich war glücklich, als am 28. November am Abend die Wehen begannen. Wir waren gerade bei Freunden zu Besuch. Ich genoß das Abendessen, wie nur schwangere Frauen bestimmtes Essen genießen können. Ich wußte noch nicht, daß ich es später wieder unfreiwillig hergeben mußte. Wir fuhren gegen 21 Uhr nach Hause. Dort versuchte ich, noch ein wenig zu schlafen, was aber nicht wirklich gelang. Um ein Uhr fühlte ich mich schon ein wenig unsicher ohne Kontrolle. Also packten wir alles zusammen und fuhren los. Bei der Aufnahme um zwei Uhr und der ersten Untersuchung stellte irgendein Arzt einen drei Zentimeter offenen Muttermund fest. Ich fühlte eine kleine Enttäuschung, da ich dachte, es wären schon einige Zentimeter mehr. Ich bekam einen Einlauf in einem Zimmer mit gedämpftem Licht. Ich mußte dann über einen langen (und immer länger werdenden) Gang in eine Toilette laufen. Eine schwierige Aufgabe, speziell in diesem dünnen Nachthemd, welches ich schon davor erhalten hatte. Anschließend wurden wir in eine Art Wehenzimmer gebracht. Es war ebenso halbdunkel. Sechs bis acht Frauen lagen dort drinnen. Mein Mann und ich teilten uns ein Bett, da wir beide hundemüde waren. Davor ging ich noch ziemlich lange auf dem Gang herum. Ich hatte schon etliche anstrengende Wehen und ich glaubte, durch das viele Herumgehen den Geburtsvorgang zu beschleunigen. Es beschleunigte nichts. Irgendwann kam eine Schwester und sagte mir, ich solle mich niederlegen, da ich sonst keine anständigen Wehen produzieren könne. Es vergingen Stunden mit unbequemer Schlaflosigkeit.

Es gab zuwenig Platz und zuviel Unruhe in allen möglichen Formen. Zwischendurch verabschiedete sich plötzlich mein Abendessen wieder. Sofort wurde ich gerügt, weil ich alleine auf die Toilette gelaufen war, um zu erbrechen. Ich hätte wohl Mitteilung machen sollen, aber gerade das Sprechen ist mir in diesem Moment etwas schwergefallen. Um neun Uhr war mein Muttermund vier Zentimeter offen, und ich war noch immer müde, müde, müde.

Endlich um zehn Uhr war ich bei fünf Zentimeter angelangt. Wer auch immer dies feststellte, schickte mich in den Kreißsaal.

Endlich stand dort ein zweites Bett. Martin legte sich darauf, um wieder etwas auszuruhen. Als die Hebamme kam, fragte sie ihn, ob ihm schlecht sei. Dann wandte sie sich mir zu. Sie schien sehr freundlich und vertrauenswürdig. Ich durfte aufstehen, konnte mich aber nach einer Weile nicht mehr auf den Beinen halten. Also legte ich mich hin. Eine Hebammenschülerin kam und betreute mich. Sie blieb die ganze Zeit bei mir. Martins und ihre Zuwendung taten mir sehr gut. Was mich allerdings irritierte, war das breite, »zentnerschwere« Gummiband auf meinem Bauch. Immer wieder bat ich, es mir herunterzunehmen, aber es half alles nichts. Es mußte offensichtlich sein. Stündlich oder seltener kam die Hebamme zur Kontrolle. Ich sehnte mich zwar öfter nach ihr, sagte aber nichts. Dann bekam ich eine Spritze, die meinen Zustand seltsam veränderte.

Ich verfiel innerhalb von Sekunden in eine Art Schlaf, träumte sofort und redete dann wirres Zeug. Als Martin mich danach fragte, wurde ich wieder wach. Ich hatte wohl Halluzi-

nationen. Die Injektion sollte der Entspannung dienen! Als
der Muttermund acht Zentimeter offen war, kam ein Arzt und
öffnete die letzten zwei Zentimeter mit seiner Hand, was mir
Höllenschmerzen bescherte! Das ist der einzige Arzt, dessen
Gesicht ich bis heute in Erinnerung habe. Auch die Fruchtblase wurde geöffnet. Kurz darauf begannen heftige Preßwehen.
Ich sollte aber *nicht* pressen.

Es war sehr schwierig, dem Druck standzuhalten. Also hieß
es: nicht mehr aufstehen, maximal Seitenlage und hecheln.
Der Kopf unseres Kindes war noch nicht weit genug unten.
Vor lauter Hecheln fingen meine Gliedmaßen an zu kribbeln,
bis ich sie fast nicht mehr spürte. Ich durfte dann in ein Ny-
lonsäckchen atmen, und mein Zustand besserte sich nach einiger Zeit. Insgesamt mußte ich vier Stunden Preßwehen verhe-
cheln. Ich wurde schon sehr ungeduldig. Endlich durfte ich
sogar einen Versuch starten zu pressen. Ich mußte aber aufgeben. Die Hebamme verließ lächelnd den Saal. Sie hatte es ja
gewußt, daß ich es noch nicht schaffen würde. Ich fühlte mich
sehr klein. Martin redete mir gut zu. Es tat mir gut, nicht alleine zu sein. In weiser Voraussicht hatten wir zu Hause noch eine Jause für Martin eingepackt. So konnte er sich wenigstens
ein bißchen stärken. Ich war mächtig durstig, durfte aber leider nichts trinken. Es verging eine Menge Zeit, bis die Hebamme wieder hereinschaute. Sie sagte: »Fünf Preßwehen
noch, dann dürfen Sie pressen!« Ich zählte mit, endlich, endlich war es soweit. Die Enttäuschung war groß, als die Hebamme nicht rechtzeitig zurückkam. Ich wurde wirklich böse und
begann, fürchterlich zu schimpfen. Meine zwei ständigen Begleiter, besonders Martin, bekamen meine Wut zu spüren.

Ich wollte, daß jemand sie holt. Endlich kam sie und ebenso
der Arzt. Es hieß, ich dürfte pressen, also tat ich es. »Na, Moment, Moment, des is, ja noch nix!« wurde mir gesagt. Ich war
nun völlig durcheinander. Ich konnte nicht mehr unterscheiden, ob ich eine Wehe hatte oder nicht. Martin sollte dann auf
meinen Bauch drücken, damit das Baby nicht zurückrutscht.
Er war so lieb und sanft. Der Arzt übernahm, etwas kräftiger!
Um 17.13 Uhr erblickte schließlich unser kleiner Daniel das

Licht der Welt. Wie froh war ich, als ich die Geburt geschafft hatte. Ich war sehr mit Stolz erfüllt. Jede Anstrengung war vergessen. Ein weiches, warmes, glitschiges, lebendiges, 4001 g schweres süßes Kerlchen lag in meinem Arm. Ich erinnere mich, dieses Gefühl eingesogen zu haben, um es niemals zu vergessen.

Pauls Geburt war unsere erste Hausgeburt. Ich hatte mich schon lange davor entschieden, zu Hause zu gebären. Ich hatte schon mit ungefähr 18 Jahren darüber gelesen. Am meisten aber faszinierten mich die Berichte von Frauen, die ich in der »La Leche Liga«-Stillgruppe kennen gelernt hatte. Einige davon hatten bereits zu Hause geboren. Ich konnte mir plötzlich nichts anderes mehr vorstellen. Ich stellte mir die Ankunft unseres zweiten Kindes friedvoll, gemütlich und ruhig vor. Das konnte ich aber nur in meiner gewohnten Umgebung. Es war nicht schwer, Martin davon zu überzeugen. Wir freuten uns beide darauf, wie auf eine Reise in ein wunderschönes Land. Am Montag, den 11. Oktober 1993 war es dann soweit. Ich war acht Tage über dem errechneten Termin und schon etwas ungeduldig. Ich entschied mich, einen Geburtscocktail zu trinken. Ilona, unsere vertraute Hebamme, brachte mir die Zutaten. Martin brachte mir eine große Topfengolatsche (Quarkkuchen) für hinterher, damit der etwas ekelhafte Geschmack verging. Ich mußte dann schon einige Zeit auf die Wirkung warten, aber sie kam trotzdem unaufhaltsam.

Wir hielten immer wieder Kontakt zu Ilona, um den neuesten Stand der Dinge bekanntzugeben. Während des Tages richteten wir uns im Wohnzimmer gemütlich ein. Matratzen, Decken, Sitzpolster, eine Kerze und was sonst noch so dazugehört, wurden vorbereitet. Am Abend war mein Darm wohl völlig leer. Ich spürte ein leichtes Ziehen. Um 6 Uhr kam Ilona wieder zu uns, um mich zu untersuchen. Der Muttermund war tatsächlich schon ein Stück geöffnet. Da Ilona nicht weit weg wohnt, fuhr sie nach Hause. Kaum machte sie die Tür hinter sich zu, begannen deutliche Wehen. Wir zogen die Jalousien herunter und dämpften das Licht. Dann zündete ich noch eine geweihte Kerze an, die ich von einer lieben Freundin bekommen hatte. Ich fand es so schön gemütlich in unserem Wohnzimmer. Unser Sohn Daniel wurde inzwischen müde. Mein Mann brachte ihn ins Bett. Als er seelenruhig schlief, wurden die Wehen noch ein wenig intensiver. Ich genoß die ungeteilte Aufmerksamkeit meines Mannes. Unsere gemeinsame Abenteuerreise hatte bereits begonnen. Um ca. 21 Uhr waren die Wehen schon sehr stark. Ich bat Martin, Ilona zu verständigen. Als sie kam, richtete sie mit viel Ruhe und Sorgfalt ihre Utensilien her. Jedes Teil wurde behandelt wie ein kleines Heiligtum. Wir waren während der Wehen auf mich konzentriert. Zwischendurch ließen wir die Stimmung auf uns wirken. Ilona war sehr still, jedoch aufmerksam, wie ein Reisebegleiter. Einen Moment lang hatte ich den Eindruck, sie bete.

In einer Wehenpause stellte Ilona fest, daß der Muttermund schon sieben Zentimeter offen war, was mir große Freude bereitete. Es würde nicht mehr lange dauern, bis unser zweites Kind geboren würde, höchstens eine Stunde. Dann würde das Ziel unserer Reise erreicht sein.

Der Muttermund verstrich in kurzer Zeit. Die letzten Wehen veratmete ich auf dem Gebärhocker, dann konnte ich pressen. Nach drei bis vier Versuchen wechselte ich auf die Matratze. Die ganze Zeit der Geburt befand ich mich in Martins Armen. Ich fühlte mich in jeder Hinsicht gestützt und geschützt. Die Freude war gewaltig, als Pauli um halb zehn Uhr am Abend die Welt erblickte. Er lag so warm und weich auf meinem Bauch. Ich spürte, wie die Nabelschnur noch pulsierte.

Erst als sie aufhörte, durchtrennte Martin sie. Ich legte Pauli an die Brust. Er saugte perfekt von der ersten Minute an. Dann brachten Ilona und Martin eine Wanne mit einem Entspannungsbad für unseren Kleinen. Ilona blieb noch ein Weilchen bei uns. Als sie gegangen war, richtete Martin ein Schlaflager neben mir im Wohnzimmer für uns alle ein. Als unser Sohn Daniel am nächsten Morgen munter wurde, sagte er nur: »Oh, das Baby ist da!«. Wir fühlten uns sehr wohl und behütet in unseren eigenen vier Wänden und stolz, unsere Abenteuerreise bestanden zu haben.

In der Zeit des Wochenbettes wurden wir von Ilona liebevoll betreut. Wir waren sehr traurig, als diese Zeit beendet war.

Als sich unser drittes Kind ankündigte, war mein erster Weg zu Ilona, um mich wieder für eine Hausgeburt anzumelden. Eine andere Möglichkeit zogen mein Mann und ich nicht mehr wirklich in Betracht. Mit Leidenschaft trafen wir die großen und kleinen Vorbereitungen dazu. Speziell unsere beiden Söhne wollten wir gut vorbereitet wissen, da wir auch nicht voraussehen konnten, ob sie zur Geburtszeit schlafen würden oder nicht. Ich las ihnen oft Bilderbücher zum Thema Geburt eines Geschwisterchens vor und beantwortete vor allem Daniels Fragen. Pauli war noch sehr klein. Aber ich glaube, daß er gefühlsmäßig verstand. Wir fragten Ilona um ihre Erfahrungen mit Geschwisterkindern bei der Geburt. Nachdem es keine schlechten Erfahrungen gab, fühlten wir uns sicher. Wir ließen einfach alles auf uns zukommen.

Elisabeth meldete sich, zu unserer Überraschung, schon einen Tag nach dem Termin. Wir hatten erst später mit der Geburt gerechnet, da unsere zwei Buben mit Verspätung angekommen waren. Ich hatte schon in der Nacht zum 8. September ganz leichte Wehen. Am Vormittag des nächsten Tages verständigte ich Ilona. Der Tag verlief ruhig. Martin kümmerte sich um unsere Buben, und ich um mich und unser noch ungeborenes Baby. Die Wehen wurden nur langsam stärker. Ich richtete mich im Wohnzimmer gemütlich ein, hörte Musik, schlief manchmal für kurze Zeit. Es tat mir gut, mich in aller Gemütlichkeit und Ruhe auf die Geburt einzustellen.

Martin ging mit Paul und Daniel an die frische Luft. So gegen 16 Uhr rief ich ihn an (wir hatten uns ein Handy ausgeborgt). Ich spürte, daß ich ihn schon in meiner Nähe brauchte. Die Wehen waren noch immer gut erträglich. Ich hatte einen großen Gymnastikball, auf den ich meinen Oberkörper während der Wehen legte. Ich konzentrierte mich darauf, offen zu werden.

Ilona kam um ca. 17 Uhr. Wir freuten uns über ihre Anwesenheit, und ich fühlte mich geborgen. Ich hatte aber im wahrsten Sinn des Wortes leider »kalte Füße« bekommen. Ich weiß nicht, warum ich mich gerade beim dritten Kind ein bißchen vor der Geburt fürchtete. Also richtete sie mir ein wohltuendes Fußbad und gab ätherische Öle in meine Duftlampe. Ebenso gut tat mir die Rückenmassage.

Um 18 Uhr rief sie Martin, Daniel und Pauli. Alle drei waren überrascht, daß es schon so weit war. Daniel positionierte sich auf einem Sessel hinter Ilona, damit er alles genau sehen konnte. Pauli weinte ein bißchen. Er wollte Ilona die Uhr bringen. Daniel war aber schneller gewesen. Ich saß schon auf dem Gebärhocker. Martin stütze mich von hinten. Er tröstete gleichzeitig auch Pauli, der sich schnell wieder beruhigte.

Mit der dritten Preßwehe war Elisabeth da. Wir hießen sie alle, fast laut jubelnd, willkommen. Die Buben freuten sich über die kleine Schwester. Ilona und Martin halfen mir auf die Matratze. Die Nabelschnur hatte aufgehört zu pulsieren. Martin durchtrennte sie. Plötzlich fragte Daniel: »Und wo ist jetzt der Mutterkuchen?« Bei all der Vorbereitung auf die Geburt hatte ich wohl vergessen zu erzählen, wie ein Mutterkuchen aussieht. Offensichtlich stellte er sich einen richtigen Kuchen vor.

Elisabeth suchte nach einer kleinen Verschnaufpause heftig nach meinem Busen und saugte kräftig und gekonnt. Alle waren fasziniert. Dann wurde sie in unserer bewährten Babywanne im Wohnzimmer, direkt neben mir gebadet. Sie genoß es sichtlich. Ich empfand es als kleines Wunder, daß ich diesmal keinen Dammriß hatte. Ilona ging etwa eine Stunde nach der Geburt.

Martin und ich betrachteten spät am Abend unsere drei schlafenden Kinder mit Stolz. Wir waren noch lange erfüllt mit einem besonderen Glücksgefühl, fast »high« von den Ereignissen.

Die folgenden Tage unter Ilonas Betreuung und Fürsorge genossen wir sehr.

Der Abschied von dieser schönen Zeit des Umsorgtseins fiel uns diesmal nicht so schwer, weil wir sie zum zweitenmal erleben durften. Wir empfanden es wohl mehr als ein Geschenk: Nicht traurig, daß es vorbei, sondern glücklich, daß es gewesen.

Nina Stein

Im Juni 1997 stand es fest: Ich war schwanger und erwartete mein erstes Kind.

Von nun an begann eine ganz besondere und wunderbare Zeit in unserem Leben.

Viele Gedanken kamen in mir auf, viele Fragen beschäftigten uns.

Eine dieser Fragen, die ich mir sehr bald stellte, war die der Geburt. Wie es wohl werden würde? Ich hatte anfangs eher gemischte Gefühle, wenn ich an dieses große Ereignis dachte. Die meisten Frauen, die ich kannte, und die bereits geboren hatten, waren dieser Geburt gegenüber ziemlich negativ eingestellt. »Ich erzähl, dir lieber nichts«, war die Reaktion vieler Frauen, als ich sie während meiner Schwangerschaft nach ihren Geburtserfahrungen fragte.

Ich hörte sehr bald auf, mir irgendwelche Schreckensberichte zu Herzen zu nehmen. Wer sagte denn, daß es bei mir so werden müßte?

Ich war mir recht bald im klaren: Für mich sollte die Geburt ein schönes Erlebnis werden und kein Horrorszenario! Wie konnte ich diesen Wunsch aber nun verwirklichen?

Nur an einem Platz der Geborgenheit kann die Geburt meiner Meinung nach zu einem schönen Erlebnis werden.

Bei dem Gedanken, mein Kind im Krankenhaus zur Welt zu bringen, wurde mir von Anfang an mulmig. Krankenhäuser haben für mich eine Atmosphäre, die in mir Unbehagen hervorruft, die mir sogar angst macht. Mit der Vorgangsweise in Krankenhäusern bin ich oft nicht einverstanden, und Ärzte besitzen meist nicht mein vollstes Vertrauen – zumal ich die, die mich bei der Geburt betreuen würden, nicht einmal kennen würde, ebensowenig die Hebamme.

Noch etwas schreckte mich von einer Krankenhausgeburt ab: Ich glaubte, daß ich hier das Vertrauen in meine eigene Kraft, ein Kind zur Welt zu bringen, verlieren würde. Mit all der Gerätetechnik und den medizinischen Mitteln im Hintergrund, die ständig bereit stehen zur Anwendung, passiert es, glaubte ich, recht schnell, sich auf diese mehr zu verlassen als auf sich selbst. Immer der Gedanke im Hinterkopf: Wenn ich nicht mehr kann, wird schon irgendwer etwas tun – Wehentropf, Saugglocke, Kaiserschnitt ...

Durch all diese Überlegungen faszinierte mich die Idee einer Hausgeburt mehr und mehr. Hier konnte ich in der Geborgenheit meiner eigenen vier Wände bleiben und sehr viel selbstbestimmter an die Geburt herantreten. Oder war dies nun doch zu gefährlich?

Ich sprach mit Andi, dem Vater des Kindes, darüber. Er war dem Gedanken einer Hausgeburt nicht abgeneigt, hatte aber doch Zweifel und Ängste. Wir wußten auch noch viel zu wenige Details über Hausgeburten.

Wir beschlossen, uns eingehend zu erkundigen – am besten bei einer Hebamme, die Hausgeburten durchführt. Ich erfuhr von Ilona Schwägerl und machte bald darauf ein Informationsgespräch mit ihr aus. In diesem konnten offene Fragen unsererseits beantwortet werden. Nach diesem Gespräch hatte ich ein sehr gutes Gefühl. Wir meldeten uns vorläufig einmal für eine Hausgeburt an, waren aber noch immer etwas unsicher. Die endgültige Entscheidung mußte erst noch in uns reifen.

Während meiner Schwangerschaft beschäftigten wir uns noch sehr eingehend mit dem Thema »Geburt«. Wir besuchten einen Geburtsvorbereitungskurs bei Ilona und lernten sie und Eva, ihre Hebammenkollegin, im Laufe der Zeit gut kennen.

Im Geburtsvorbereitungskurs trafen wir auch andere Frauen, die bereits Erfahrungen mit einer Hausgeburt gemacht hatten und uns von ihren Erlebnissen berichten konnten. All das bestärkte unseren Entschluß zu einer Hausgeburt. Ich konnte meine Ängste mehr und mehr abbauen und gewann immer mehr Vertrauen in meine eigenen Fähigkeiten, ein Kind zu gebären. Eine Hausgeburt war für uns genau das richtige! Ich stellte mich ganz und gar auf die bevorstehende Hausgeburt ein und schaute ihr voll Zuversicht und auch mit etwas Ungeduld entgegen. Ich konnte es kaum abwarten, die Geburt selbst zu erleben, und das kleine Wesen, das in mir heranwuchs, in den Armen zu halten. Wie es wohl aussehen würde?

Aber ich sollte alles früher erfahren als erwartet. Denn viereinhalb Wochen vor dem Geburtstermin wurde ich nachts immer wieder munter, weil meine Gebärmutter hart wurde. Dieses Hartwerden war zwar in den letzten Tagen schon öfter vorgekommen und nichts Ungewöhnliches – um 5 Uhr kam mir das Ganze jedoch schon etwas seltsam vor, weil das Hartwerden in regelmäßigen Abständen auftrat – ca. alle acht Minuten. Sollten das etwa Wehen sein?

Ich weckte Andi, er hörte mir schlaftrunken zu. »Es ist noch viel zu früh. Wir haben noch mehr als vier Wochen!« sagte er und schlief wieder ein. Als um 6 Uhr dann noch etwas Schleim abging, wurde ich wirklich unruhig und ängstlich. Sollte es wirklich heute schon soweit sein? »Das hast du jetzt von deiner Ungeduld«, dachte ich mir. Vorbei der Traum von der Hausgeburt, denn die begleitet Ilona höchstens drei Wochen vor dem errechneten Termin. Aber vielleicht war es ja doch nur ein Fehlalarm. Hoffentlich.

Ich versuchte, mich wieder zu beruhigen und zunächst einmal auf Ilona zu warten. »Zufällig« hatten wir nämlich genau für diesen Tag (17. Januar) um 9 Uhr den Termin für den Hausbesuch mit ihr vereinbart, den sie routinemäßig vier bis sechs Wochen vor dem Geburtstermin durchführt, um sich die räumlichen Gegebenheiten anzusehen und um letzte Fragen zu beantworten.

Andi und ich frühstückten gemeinsam, er nahm die Sache noch immer nicht ganz ernst.

Mittlerweile konnte ich bei den Wehen schon gar nicht mehr sitzen bleiben, ich ging auf und ab und veratmete sie. Dann wurden sie wieder schwächer. Ich wartete nervös und gespannt. Als Ilona endlich kam, waren die Wehen nur mehr sehr schwach, und ich dachte, es war doch nur ein Fehlalarm.

Zuerst plauderten wir nur, und Ilona führte Routinearbeiten durch. Erst kurz vor ihrem Aufbruch rückte ich mit der Sprache heraus: »Ilona, ich glaube, ich hatte schon Wehen!«

Ilona untersuchte mich sogleich. Ja, es waren wirklich bereits Wehen (die übrigens schon wieder stärker wurden), und der Muttermund war bereits einen Fingerbreit offen. Auf einmal nahm auch Andi alles sehr ernst.

Ilona meinte, es könne durchaus sein, daß die Geburt heute noch stattfindet. Sie würde dann aber keine Hausgeburt durchführen. Die Geburt selbst zu Hause sei kein Problem, aber es ginge um die ärztliche Versorgung, falls Komplikationen beim Kind auftreten sollten.

Ich war sehr enttäuscht und hoffte nur, daß sich alles doch noch um ein bis zwei Wochen verschieben würde, denn eines wußte ich ganz genau: Ich wollte dieses Kind auf keinen Fall im Krankenhaus zur Welt bringen. Ilona spürte anscheinend meine große Enttäuschung und meine Angst vor dem Krankenhaus. Denn sie war auf einmal im Zweifel, was sie tun und ob sie doch eine Ausnahme machen sollte, konnte sich aber noch nicht entscheiden.

Sie ordnete mir an, mich hinzulegen und abzuwarten, ob die Wehen wieder aufhören oder stärker werden würden. »Mach, dir das jetzt mit deinem Kindl aus«, sagte Ilona. Weil sie momentan nichts tun konnte, fuhr sie wieder, sie wollte zu einer Fortbildung. Wir machten aus, in telefonischem Kontakt zu bleiben.

Ich lag den ganzen Vormittag im Bett und hoffte, daß die Wehen wieder aufhören würden. »Wenn du zu Hause geboren werden willst, dann laß dir noch ein bißchen Zeit«, sagte ich zu meinem Baby. Aber die Wehen hörten nicht auf, mein Baby wußte es anscheinend besser.

Um ca. 11 Uhr läutete das Telefon. Es war Ilona. Sie war nicht zu ihrer Fortbildung gefahren, sondern nach Hause, um nachzudenken, was sie tun sollte. Sie hatte sich entschlossen, die Hausgeburt durchzuführen, wenn die Kinderärztin sich bereit erklärte, sofort zu kommen, falls Probleme mit dem Kind auftreten sollten.

Ich war total erleichtert und dankbar.

Da die Wehen bei mir noch nicht stärker geworden waren, fuhr Ilona doch noch zu ihrer Fortbildung; spätestens am Abend wollte sie dann bei uns vorbeischauen.

So weit, so gut. Das Problem war nun, daß Samstag war, und wir trotz intensiver Bemühungen die Kinderärztin nicht erreichen konnten und nach wie vor Unsicherheit herrschte, wo unser Kind im Falle des Falles geboren werden würde. Ich war mir auch immer noch nicht sicher, ob die Wehen nicht doch wieder vorbeigehen würden. Sie waren schon seit Stunden gleichbleibend und kamen ca. alle sieben Minuten.

Wir bereiteten aber alles für die eventuell bevorstehende Hausgeburt vor. Andi machte letzte Besorgungen in der Apotheke, ich bügelte noch Babywäsche. Zu meiner Verwunderung blieb ich trotz dieser unsicheren Situation erstaunlich ruhig und gelassen, und der Tag verging wie im Flug.

Um 19.00 Uhr kam Ilona dann auf ihrem Heimweg bei uns vorbei. Sie untersuchte mich gleich. Der Muttermund war bereits fünf Zentimeter offen! Jetzt gab es keinen Zweifel mehr: Unser Baby wollte zur Welt kommen! Und zwar zu Hause! Denn, obwohl wir die Kinderärztin noch immer nicht erreicht hatten, wollte Ilona die Geburt zu Hause durchführen. Mir fiel ein riesiger Stein vom Herzen, jetzt erst konnte ich mich so richtig freuen und ganz und gar auf die Geburt einlassen. Mein Körper reagierte auch sofort, denn als ob er nur auf den »Startschuß« gewartet hätte, wurden die Wehen nun stetig heftiger und traten in immer kürzer werdenden Abständen auf. Ich war bei jeder Wehe sehr konzentriert und veratmete sie, es ging mir gut dabei. Ilona und Andi trafen alle notwendigen Vorkehrungen.

Ich beschloß, eine Dusche zu nehmen. Hier erst wurde mir richtig bewußt, daß meine Schwangerschaft nun ihren Höhepunkt erreicht hatte und mit der Geburt in wenigen Stunden beendet sein würde. Bei diesem Gedanken wurde ich richtig wehmütig, denn es war eine sehr schöne Zeit gewesen. Ich verabschiedete mich in der Dusche von meinem kugelrunden Bauch, auf den ich so stolz gewesen war und den ich in den vergangenen Wochen so liebgewonnen hatte. Doch der Gedanke, daß ich seinen wundervollen Inhalt bald in meinen Armen halten würde, gab mir unendlich viel Kraft.

Ich war bereit für den letzten Schritt der Schwangerschaft – bereit für die Geburt.

Nach einer Dreiviertelstunde verließ ich die Dusche wieder. Die Wehen wurden jetzt stetig stärker. Ich suchte mir einen Platz, an dem ich mich richtig wohl fühlte – im Wohnzimmer auf einer Matte am Boden. Während der Wehen kniete ich auf der Matte und legte mich vornüber auf einen Gymnastikball, so kam ich gut mit den Wehen zurecht.

Ich war vollkommen auf meinen Körper und mein Baby konzentriert. Ich brauchte sehr viel Ruhe. Selbst die Versuche von Andi, mir zu helfen, lenkten mich zu sehr von meinem Körper ab. Ich wollte nicht, daß er mich berührte oder mitatmete. Es war einfach nur gut, daß er da war. Andi verstand mich und akzeptierte meine Wünsche, ich war ihm dafür sehr dankbar.

Er verhielt sich ganz ruhig, ebenso Ilona. Es herrschte eine angenehme Atmosphäre im Raum.

Um 21.30 Uhr erreichten wir die Kinderärztin. Sie wäre bereit, jederzeit zu kommen.

Ilona untersuchte mich zwischendurch immer wieder mit dem CTG. Dem Kind ging es gut, und es war bald ganz unten im Geburtskanal. »Tiefer kann es nicht mehr«, sagte Ilona.

Ich dachte daran, wie ein Baby sich im Geburtskanal richtig drehen muß, um nach unten zu wandern. »Unser Kind kann das«, dachte ich. Ich war sehr stolz auf unser Baby.

Die Wehen wurden immer stärker, und Ilona meinte, daß ich mich kurz vor dem Pressen befände. Aber irgendwie wollte mir das Pressen noch nicht gelingen. Die Wehen waren jetzt sehr schmerzhaft, und ich hatte sie nicht mehr richtig unter Kontrolle, zum ersten Mal bekam ich Angst. Ich suchte nach einer geeigneten Stellung, konnte aber keine finden. Ilona sagte, ich sollte versuchen, mich aufzurichten, so hielt ich die Schmerzen aber nicht aus. Für einen Moment war ich verzweifelt, die Schmerzen waren so stark, und ich kam irgendwie nicht weiter. In diesem Moment wußte ich aber ganz genau, daß ich alleine die Kraft haben mußte, mein Kind zur Welt zu bringen. Ich wußte, daß ich diese Kraft besaß. Ich versuchte, mich aufzurichten und setzte mich in der Hocke auf Andis Schoß.

Auf einmal wurde mein Körper von einer ungeheuren Wucht ergriffen, jeder meiner Muskeln war angespannt, und ich hörte mich schreien. Es war aber kein Angstschrei, sondern ein sehr befreiender Schrei – er kam mir vor wie ein Urschrei. War das wirklich ich?

Die erste Preßwehe hatte eingesetzt. Ich war überwältigt von ihrer Macht.

Der Weg war ganz klar. Bald würde mein Kind da sein. Es kam eine Preßwehe nach der anderen. Ich war schweißgebadet. Andi hielt mich fest. Bei einer Preßwehe platzte die Fruchtblase – es war wie eine Explosion. Ich preßte aus Leibeskräften, aber das Baby war noch immer nicht da. Es war wahnsinnig anstrengend. Ilona sagte, ich solle jetzt mit mehr Gefühl pressen, denn der Kopf kam schon heraus. Ich versuchte, das Pressen mehr zu dosieren. Bei der siebenten oder achten Preßwehe war es dann soweit: Unser Baby flutschte aus mir heraus auf die Matte! Unser Kind war geboren!

Ilona gab es mir in die Arme. »Das ist es also, unser Baby«, dachte ich immer wieder. Wir hatten so lange und mit so viel Neugierde auf es gewartet. Es war ein Mädchen. Mit 46 cm und 2225 g war sie zwar recht klein, aber alles war in Ordnung. Die Kinderärztin brauchte nicht zu kommen. Die Nachgeburt kam sehr rasch von ganz allein. Ilona nabelte unser Baby ab, dann badeten Andi und ich sie gemeinsam im Wohnzimmer. Nachdem wir sie dann noch angezogen hatten, legten wir uns zu dritt als neue Familie in unser Bett.

In dieser ersten Nacht konnte ich kaum schlafen aus Sorge, es könnte doch noch etwas passieren.

Unsere Tochter (ihre frühe Ankunft hatte uns so überrascht, daß wir nicht gleich einen Namen für sie hatten; erst nach sechs Tagen erhielt sie den Namen Magdalena) trank in dieser Nacht nicht von der Brust, auch nicht am nächsten Morgen und auch nicht in den nächsten drei Tagen, sie war einfach noch etwas klein. Dank Ilonas liebevoller Nachbetreuung konnten wir gemeinsam auch dieses Problem in den Griff bekommen. Wir waren bei ihr wirklich in den besten Händen.

Magdalena konnte bald problemlos von der Brust trinken und gedieh prächtig.

Ihre Geburt wird uns ein Leben lang in wundervoller Erinnerung bleiben.

Birgit Toth

Unser erstes Kind sollte so um den 13. Juni 1991 zur Welt kommen. Um so größer war die Überraschung, als ich in der Nacht zum 15. Mai, um ca. 1 Uhr früh, plötzlich spürte, wie mein Bett immer nasser wurde, und ich nichts dagegen tun konnte – der Blasensprung hatte stattgefunden.

Obwohl es noch vier Wochen vor dem Geburtstermin war, weckte ich meinen Mann Helmut ganz vorsichtig und gelassen. Der konnte es natürlich im ersten Moment gar nicht glauben, daß es nun losgehen sollte. Da man aber bei einem Blasensprung nicht aufstehen soll, brachte er mir einen Eimer, da ich auf die Toilette mußte. Und an der Menge des Fruchtwassers war es unübersehbar – die Geburt sollte losgehen.

Um ca. 1.30 Uhr brachte uns der Notarzt ins Krankenhaus; bis dahin hatte ich noch keine Wehen. Im Kreißsaal, der in drei offene Kojen unterteilt war, war es mucksmäuschenstill. Die Hebamme schloß mich an den Wehenschreiber an und untersuchte mich. Der Muttermund war noch ganz zu.

Dann wurde eine Frau in den Kreißsaal gebracht, und eine Weile später hörten wir sie stöhnen und sich erbrechen. Bis dahin hatte ich mich auf die Geburt gefreut, aber als wir das mit anhören mußten, wurde uns ganz anders zu Mute. Kurz darauf ertönte Babygeschrei, wie schön das klang. Wir freuten uns sehr für diese Mutter. Und noch eine Geburt sollten wir miterleben bis zum Hebammenwechsel um 7 Uhr – nur bei uns tat sich nichts! Dann kam die Visite mit zwei Ärzten und sechs Studenten und Ärzten in Ausbildung. Einer nach dem anderen tastete meinen Muttermund und meinen Bauch ab. Ich kam mir wie bei einer »Fleischbeschau« vor – hilflos ausgeliefert. Die Hebamme versuchte – ohne Vorwarnung – meinen Muttermund mit den Fingern zu dehnen, was höllisch weh tat , dann bekam ich eine Vaginaltablette (zur Einleitung). Mein Mann und ich sollten uns in einem Zimmer ausruhen, da wir ja die ganze Nacht nichts geschlafen hatten. Als sich nach ein paar Stunden noch immer nichts tat, bekam ich eine weitere Vaginaltablette. Ich durfte weder aufstehen noch etwas essen oder trinken! Die Zeit schien stillzustehen. Andere Schwangere bekamen ihre Kinder und wurden auf die Wochenstation gebracht. Nur ich lag immer noch im Kreißsaal mit meinem übermüdeten Mann neben mir und wurde immer deprimierter. Beim nächsten Hebammenwechsel hatte ich noch immer kaum Wehen. Da es bis zur Geburt noch lange dauern konnte, schlief mein Mann zu Hause. Ich lag alleine in einem Zimmer und schlief fast nichts, da ich doch ab und zu heftigere Wehen hatte. Niemand kam in der Nacht zu mir, und als mein Mann um ca. 7 Uhr früh wieder ins Krankenhaus kam, wußte niemand, wo ich lag, da wieder einmal Schichtwechsel war. Wie er mir erst viel später erzählte, war er zu Tode erschrocken, als er in den Kreißsaal kam. Denn an ihm rasten Rettungsmänner mit einem Baby im Brutkasten vorbei, und er hörte jemanden sagen: »Die Mutter muß sofort in den OP, ihr geht es sehr schlecht!« Helmut dachte zuerst, ich sei das, aber da kam ich gerade aus meinem Zimmer.

Der Muttermund war erst zwei Zentimeter offen, aber ich durfte jetzt wenigstens herumgehen und etwas Tee trinken. Dann bekam ich einen Einlauf und duschte längere Zeit – aber auch das nützte nichts. Also gingen Helmut und ich stundenlang am Gang auf und ab. Kamen dann doch einmal stärkere Wehen, kreiste ich mit dem Becken und machte Atemübungen, die sehr halfen. Helmut massierte mich. Alle Mütter kannten und bedauerten uns schon – unser Baby wollte einfach nicht kommen. Vielleicht war ich zu gern schwanger und wollte dieses wundervolle Gefühl in mir nicht missen.

Dann duschte ich wieder, und plötzlich verspürte ich einen so starken Schmerz, daß ich einen Schrei ausstieß, weil ich glaubte, unser Baby würde jeden Moment auf den Boden fallen. Die Hebamme und mein Mann stürmten herbei und brachten mich ganz naß in den Kreißsaal. Ich zitterte am ganzen Körper und war völlig übermüdet – endlich dufte es losgehen. Der Muttermund hatte sich endlich sechs Zentimeter weit geöffnet, aber die Hebamme sagte um 18 Uhr, daß es immer noch dauern würde. Wenn Helmut mir nicht gut zugeredet hätte, ich glaube, ich hätte aufgegeben. So gingen wir wieder ein bißchen hin und her, um die Wehen zu fördern. Und dann spürte ich auch, daß es nicht mehr lange dauern könnte. Doch gerade da war, wie kann es auch anders sein, Dienstwechsel! Nach kurzem Blick auf meine Kartei verschwand die Hebamme. Ich fühlte unser Kind so stark nach unten drücken, hatte aber trotzdem keine richtigen Preßwehen, und wir waren allein! Helmut mußte die Hebamme holen, und die rief sofort einen Arzt, als sie den Kopf schon fast kommen sah! Ich preßte so gut ich konnte, aber es tat sich nichts. Daraufhin drückte die Hebamme fest auf meinen Bauch – ohne Erfolg. Dann sagte sie: »Fest pressen, der Kopf steckt schon!« und im selben Augenblick spürte ich einen stechenden Schmerz und hörte »Ratsch«. Ein Dammschnitt wurde gemacht, und die Hebamme zog unser Kind am Kopf heraus. Da lag er nun, unser Sohn, mit blau-grauer Haut und voller Käseschmiere, endlich – nach 42 Stunden! Ich durfte ihn nur ganz kurz halten, dann wurde er gebadet und kam in den Brutkasten.

Aber für mich war es noch immer nicht überstanden. Die Nachgeburt wollte genausowenig herauskommen wie unser Lukas. Nachdem sich die Hebamme erfolglos auf meinen Bauch gekniet hatte, tat dies ein Arzt von stattlicher Größe. Unter starken Schmerzen drückte er die Plazenta heraus. Dann wurde ich noch genäht, und endlich durfte ich unser Baby stillen. Aber dieser kleine Kerl mit den verschwollenen Blutergüssen um die Augen war viel zu schwach zum Trinken. Er brauchte erst mal Ruhe. Lukas verbrachte fünf Tage fast nur im Brutkasten. Ich wollte ihn unbedingt stillen. Gott sei Dank half mir wenigstens eine Säuglingsschwester dabei. Lukas brauchte zwar einige Monate, um sich von der Geburt zu erholen, aber dank meiner nahrhaften Muttermilch war er bald ein kugelrundes, zufriedenes Baby.

Nachdem ich all diese Erlebnisse und Eindrücke verarbeitet hatte, stand für mich fest – NIE wieder eine Krankenhausgeburt (wenn nicht unbedingt notwendig)!

Als ich wieder schwanger wurde, war ich mir ganz sicher, diesmal das Kind zu Hause zur Welt zu bringen. Nur Helmut hatte so seine Zweifel. Aber ich wußte – wenn er erst Ilona Schwägerl kennengelernt hat, sind seine Sorgen beseitigt. Also gingen wir zu einem Elternabend ins Mütterstudio, um alles über die Vorbereitungen und den Ablauf einer Hausgeburt zu erfahren. Und wirklich: Schon beim Händeschütteln konnte ich Helmut ansehen, daß er Ilona vertraute und sie mochte, denn diese Frau strahlt solch eine Stärke, Sicherheit, Geborgenheit und Ruhe aus, daß man sie einfach gern haben muß.

Nach diesem Gespräch hatte auch Helmut keine Fragen und Bedenken mehr, und so freuten wir beide uns riesig darauf, unser Baby daheim zur Welt zu bringen.

Am 7. Februar 1997, sechs Tage nach dem errechneten Geburtstermin, hatte ich um 3 Uhr früh, wie schon beim erstenmal, wieder den Blasensprung, aber keine Wehen. Ich rief sofort Ilona an, und sie sagte: »Wenn sich vorher nichts Ernstes tut, komme ich um 9 Uhr zu Euch. Geht's wieder schlafen.« Das taten wir auch.

Helmut brachte Lukas noch bei dichtem Schneefall in den Kindergarten. Dann kam auch schon Ilona. Bis dahin hatte ich nur ganz leichte Wehen, ca. alle 15 Minuten.

Ilona untersuchte mich gleich. Das CTG war in Ordnung und der Muttermund schon sechs Zentimeter geöffnet! (Wenn ich da an das erste Mal denke!) Wir plauderten kurz, und schon begannen meine Wehen heftiger und öfter zu kommen. Ilona breitete im Wohn- und Schlafzimmer Unterlagen und Tücher aus und stellte den Hocker bereit. Ich hatte den Ball und andere Geburtsstellungen durchprobiert, aber in der Hocke fühlte ich mich am wohlsten. Zwischen den Wehen tranken wir Kaffee und Tee und unterhielten uns gemütlich. Solange ich hin und her ging, hatte ich starke Wehen, aber wenn ich mich hinsetzte, hörten sie fast auf. Da mich ein Einlauf überhaupt nicht stört, beschlossen wir, einen zu machen.

Dieser beschleunigte die Geburt so sehr, daß mich plötzlich ein bißchen Panik überkam. Ilona spürte das sofort, und sie redete ganz ruhig auf mich ein und ließ mir die Zeit, die ich brauchte.

Um ca. 12 Uhr begannen die Preßwehen, aber ich hatte immer noch ein bißchen Angst mitzupressen (wieso, weiß ich bis heute nicht). Kurz vor 12.30 Uhr sagte Helmut, der hinter mir saß und mich ganz fest hielt: »Los, drück an, ich kann den Kopf schon sehen, mit vielen schwarzen Haaren!« Da konnte ich es natürlich kaum mehr erwarten, unser Baby in den Armen zu halten. Ich preßte, so fest ich konnte. Um 12.30 Uhr hielt Ilona ein wunderschönes, kräftiges Mädchen in den Händen, 53 cm groß und 3800 g schwer und mit 37 Zentimeter Kopfumfang. Helmut und ich, wir weinten vor Glück, als sich Saskia zufrieden an mich schmiegte. Dieses unendlich schöne Gefühl, ein Kind zu Hause zur Welt zu bringen, die Hebamme nur für sich zu haben, diesen kleinen Wurm nicht gleich weggerissen zu bekommen – einfach unbeschreiblich!

Nach einer Weile badeten Helmut und Ilona Saskia gemeinsam, und erst dann wurde sie abgenabelt. Nach einem kurzen Schrei fand Saskia auch sofort den Weg zur Brust, und sie saugte auch gleich kräftig.

Währenddessen untersuchte Ilona die Nachgeburt und meine Scheide – alles in bester Ordnung und nicht der kleinste Riß!

Um ca. 15 Uhr verließ uns Ilona, und zu dritt kuschelten wir uns zusammen, bis Lukas von einer Freundin gebracht wurde. Er bestaunte und streichelte seine kleine Schwester, bis wir alle vier gemeinsam einschliefen.

Nach dieser wunderbaren Erfahrung könnten wir, glaube ich, noch zehn Kinder bekommen. Na ja! Vielleicht nicht gerade zehn, aber noch einmal wollte ich das alles schon noch erleben, denn was gibt es Größeres, als das Wunder der Geburt eines neuen Menschen erleben zu dürfen?

Fast zwei Jahre später sollte es auch soweit sein. Wir erwarteten unser drittes Kind. Voraussichtlicher Geburtstermin: 26. Januar 1998.

Am 25. Januar löste sich deutlich sichtbar der Schleimpfropfen. Ich verständigte vorsichtshalber die Hebamme. Die meinte aber, es könne durchaus noch einige Tage dauern, was auch stimmte.

Ilona kam am 27. Januar um 12 Uhr zur Kontrolle vorbei und meinte voller Überzeugung, obwohl ich noch gar keine Wehen hatte, daß unser Baby noch heute kommen würde. Saskia war zufällig bei meinen Eltern, Lukas wollte unbedingt bei der Geburt dabeisein. Helmut sagte ich telefonisch, er solle sicherheitshalber von der Firma heimkommen.

Da ich auf einen Einlauf sehr gut anspreche, schlug Ilona vor, einen »zur Probe« zu machen. Und wirklich, schon bald hatte ich erste Wehen. Unglaublich – Ilona war bei mir, und es ging los.

Meine zwei Männer spielten im Kinderzimmer, und wir plauderten im Wohnzimmer miteinander, bis ich kaum noch reden konnte. Mit sehr starken Wehen holte ich Helmut. Er kniete sich hinter mich, und ich ließ mich in seinen Armen total fallen. Lukas sah ganz neugierig und gespannt zu. Da meinte Ilona: »Noch drei Preßwehen, dann ist euer Kind da!« Ich fühlte mich so stark und preßte mit voller Kraft, daß plötzlich die Fruchtblase – und mit ihr unser Baby – »herausplatzte«. Lukas lief in sein Zimmer, ihm war es zu schnell gegangen, und er mußte erst die Geburt seines Geschwisterchens – und seine eigene – verarbeiten. Auch wir drei waren total erstaunt über diese »Blitzgeburt«. Wir hatten eine Selina mit »Glückshaube«, 53 cm lang und 4000 g schwer, bekommen.

Lukas kam erst nach einer Weile, um seine Schwester zu begutachten, aber er war sofort verliebt in seine »Prinzessin«, wie er sie gleich nannte. Dann tranken wir noch Sekt mit Ilona.

Wir freuten uns auch schon auf die Tage der Nachbetreuung, denn es tut so gut, sich mit Ilona zu unterhalten und gemeinsam das Baby zu pflegen. Wir haben eine so innige Beziehung zu ihr, die wohl immer bestehen bleibt. Denn wir werden ewig dankbar sein, diese wundervollen Momente mit ihr erlebt haben zu dürfen.

Dr. Rudolf Bayer

Als Mann waren für mich bei dem Ereignis »Geburt« folgende Dinge wichtig. Neben meinem Wunsch, dem neuen Erdenbürger eine möglichst schöne Ankunft zu bereiten, stand absolut meine Frau, auch bezüglich aller Begleitumstände, an erster Stelle, so daß ich gleich zu Beginn sagen kann: Nur durch ihren Mut, ihre Freude auf die Hausgeburt bin ich dieser Geburtsform begegnet. Apropos Mut: Beim ersten Erwägen stieß ich an eine – vielleicht berufsspezifische (Arzt, nicht Gynäkologe) Barriere, begann mich nach etwaigen Risiken zu erkunden und muß eine anfängliche Skepsis eingestehen. Aber im Laufe der Schwangerschaft wuchsen neben einem schulmedizinisch geschürten Restrisiko die wärmenden Aussichten, daß das Kind in häuslicher Umgebung – quasi vor Ort – in Begleitung einer fachkundigen Hebamme zur Welt käme, die größeren Geschwister direkt dabei sein dürfen, keine störende Klinikumgebung sphärisch drücken würde und die Hebamme (bzw. der Arzt) nicht drei Geburten gleichzeitig zu betreuen hat, somit alles sich auf Mutter und Kind konzentrieren könne. Außerdem: Von wegen Schulmedizin – noch mit Grauen sehe ich mit meinen heutigen Augen meine Erinnerungen als Famulant bzw. Arzt auf geburtshilflichen Stationen, wo zwar in den letzten Jahren zugegebenermaßen viel geschehen ist, teilweise aber immer noch gereizte Hebammen, im Befehlston agierende Ärzte in wenig anheimelnder Umgebung den »Geburtsakt erledigen«, ohne auf die Persönlichkeit der Mutter einzugehen (bzw. ob des Stresses eingehen zu können). Aber all diese Erlebnisse haben mich doch im tiefen mit der Ahnung bereichert, daß die Geburt – bei all den unsäglichen Schmerzen für die Frau – auch etwas Wunderbares sein muß. Für einen Mann völlig unverständlich, lächelten die meisten Frauen unmittelbar nach der Geburt in einer unvergleichlichen Weise, schien da der neue Sproß alles Vorangehende mehr als aufzuwiegen, eine Mischung aus wortloser Freude, Dankbarkeit und Liebe sich aufzutun, die mir Jahre später – bei der eigenen Frau – wieder begegnen sollte.

Neben all diesem aber waren zwei Erlebnisse letztlich für mich entscheidend. Durch die Bekanntschaft mit zwei medizinisch und menschlich überaus kompetent agierenden Frauenärzten gelang es mir, die skeptischen Stimmen – ja auch, offen gesagt, die Angst um Frau und Kind – zu relativieren bzw. abzubauen (auch mit dem Wissen, für alle Eventualitäten ein Krankenhaus in greifbarer Nähe zu haben), und schließlich das Kennenlernen »unserer« Hebamme, der Umgebung ihres Schaffens und dem gesamten Klima des Mütterstudios. Diese Form der Toleranz, Liebe, Offenheit und Sorge um das Kind und die Mutter war – und ist – eine Form von Geborgenheit und Zuversicht, daß rein gefühlsmäßig die letzten Zweifel wie weggeblasen waren und für mich feststand, in jeder mir möglichen Form den Wunsch meiner Frau zu unterstützen.

»Unsere« beiden Geburten waren dann auch derart schöne Erlebnisse, die die vorangegangenen Hoffnungen in jeder Weise bestätigten. Fast wehmütig erinnere ich mich an den »letzten« Hebammenbesuch nach der Geburt, wo – paradoxerweise – so etwas wie ein Abschied spürbar wurde, ein Abschied und doch ein Neubeginn zugleich.

Rückblickend würde ich jederzeit – mit meiner Frau, den Kindern, der Hebamme und dem begleitenden Arzt – neuerlich diesen Rahmen anstreben, wo sowohl der Mutter als auch dem Kind größtmöglicher Raum gegeben wird, wo – ergänzt durch die Vorbetreuung und Nachsorge – dem neuen Menschen mit einer Form von Respekt und Wärme begegnet wird, die ich jedem Menschen für sein übriges Leben nur wünschen kann.

Christine Nohava

Als ich mit meiner ersten Tochter schwanger war und bevor ich Ilona Schwägerl kannte, dachte ich ganz anders. Um ehrlich zu sein, mir wurde beim Anblick von Geburtsfotos schlecht, ich dachte nur an die Schmerzen, die ich haben würde, und mir war klar, daß ich in einem Krankenhaus mit Hilfe eines Arztes entbinden wollte. Dies änderte sich jedoch bald, als ich Ilona kennenlernte.

Nach der ersten Geburtsvorbereitungsstunde war ich total verwirrt und betroffen. Ilona sprach vom Denken an das Kind, davon, die Schmerzen des Kindes nicht zu vergessen, vom Hinhören, wie es dem Kind geht, von der eigenen Selbstsucht, die zur Mutterliebe wachsen sollte. Ich erkannte, wie recht Ilona hatte. Ich mußte lernen, für zwei zu fühlen, nicht mehr nur für mich, wie ich es eben gewohnt war. Schon kurze Zeit später planten wir eine Hausgeburt. Leider war Ilonas Terminkalender zum errechneten Geburtstermin ausgebucht.

Acht Tage vor Lenas errechnetem Geburtstermin mußte ich, wie so oft, um ungefähr 4 Uhr früh auf die Toilette. Da hatte ich schon einen hohen Blasensprung, d. h. ich verlor bereits etwas Fruchtwasser. Aufgeregt erzählte ich meinem Mann Martin von dem Vorfall. Da er Gott sei Dank die Ruhe in Person ist, riet er mir, noch etwas zu schlafen. Er schlief seelenruhig weiter, und auch ich fand noch ein paar Stunden Ruhe. Nach einem gemütlichen Frühstück rief ich dann doch im Krankenhaus an. Wir hatten uns vorher die Geburtsstation angesehen und waren recht angetan. Man sagte mir, ich sollte rasch und, wenn möglich, liegend kommen. (Aufgrund der vorangegangenen Untersuchungen wußten wir, daß der Kopf des Kindes richtig lag, ich machte mir daher auch keine Sorgen.)

Im Spital angekommen, stellte sich heraus, daß es sich tatsächlich um Fruchtwasser handelte, und ich wurde gleich aufgenommen. Von der freundlichen Hebamme wurde ich ebenfalls untersucht. Danach wollte sie mir ein Desinfektionszäpfchen geben, was ich allerdings ablehnte. Dies war die erste Konfrontation mit der Krankenhausroutine, doch die Hebamme zeigte Verständnis, und ich war froh, so eine »nette« erwischt zu haben. Wir baten, spazierengehen zu dürfen, denn ich verspürte einen unheimlichen Drang danach. Der Wunsch wurde uns gewährt. Es rechnete wahrscheinlich keiner damit, daß wir in den Garten gingen. Warum auch nicht – es war wunderschönes Wetter, und Martin war doch bei mir. Martin legte sich auf eine Parkbank (seine Gelassenheit ärgerte mich damals fast ein bißchen), ich ging meine Runden, und die ersten Wehen setzten ein. Wir kehrten auf die Station zurück, ich ging noch ein paarmal die Treppen auf und ab, schließlich tat es mir gut, und die Wehen wurden stärker – ein gutes Zeichen. Frohen Mutes kamen wir zurück, wo der Arzt gleich schimpfte, was wir uns erlaubten, so lange fortzubleiben. Dann rügte er noch die Hebamme, warum ich noch keine Krankenhausuniform trüge. Naja, ich zog mich um, wurde sehr lange ans Meßgerät angehängt und untersucht. Der Muttermund war erst ein bis zwei Zentimeter offen. Sie waren nicht zufrieden mit mir. Schließlich entschloß ich mich, ein wenig auszuruhen, während Martin noch schnell heimfuhr, um ein paar Sachen zu holen. Er wollte auch bei Ilona vorbeischauen, um sie zu fragen, was wir machen sollten, damit der Muttermund weiter aufgeht. Leider hat er sie nicht angetroffen. Ich hatte gerade die Augen zugemacht und war ein bißchen eingenickt, als ich geweckt wurde! Das Mittagessen war da! Ich weiß schon, daß es eine gewisse Krankenhausroutine geben muß, aber bei einer werdenden Mutter so wenig einfühlsam zu sein, machte mich betroffen. Nicht nur das. Ich konnte in diesem Augenblick sowieso nichts essen, noch dazu hatte ich eine Zimmernachbarin, die in der Nacht zuvor ihr Kind zur Welt gebracht hatte und es nun zum erstenmal (!) zu sich bekam. Schon kurze Zeit später beschwerte sie sich, daß sie das Kind nervte. Mir tat das Baby richtig leid.

Wie froh war ich, Martin wieder zu sehen. Nun stand uns die Visite bevor. Wie ein Labormäuschen wurde ich von zwei Ärzten, Schwestern und Hebammen umringt, betrachtet und schließlich untersucht. Es wurde nur festgestellt: »Ha. Der Muttermund ist erst zwei Zentimeter offen.« Der Arzt tat sein Bestes und massierte mir den Muttermund, alle waren zufrieden. Wie unangenehm das mitten im Zimmer vor all den Leuten war, schien niemandem aufzufallen. Wie oft ich dann an den Wehenschreiber angehängt wurde, weiß ich nicht mehr. Dazwischen bat ich (bzw. Martin – mein bestes Sprachrohr) um ein Bad für mich. Eilig veranlaßte die Hebamme alles. Als ich in das Zimmer mit der Wanne kam, war das Wasser leider voll Schaum. Da das nicht gut für die Scheidenflora ist, bat ich

239

um klares Wasser. Ohne Zögern putzten die zwei Hebammen die Wanne sauber und ließen frisches Wasser ein (mittlerweile waren wir schon für unsere Sonderwünsche bekannt!) Das Bad war sehr wohltuend, die Wehen wurden stärker, nur war mir etwas schlecht. Kein Wunder, hatte ich doch seit dem Morgen keinen Hunger verspürt, und jetzt war es bereits Nachmittag! Martin bat um ein wenig Brot, doch das konnte uns die Hebamme aufgrund der Krankenhausroutine nicht geben. Wegen einer etwaigen Narkose bei einem Kaiserschnitt, hieß es. Daß mir zu Mittag sehr wohl etwas angeboten worden war, schien kein Widerspruch zu sein! Mir war schlecht vor Hunger. Während ich mich anzog, schmuggelte mir Martin eine Semmel ins Zimmer. Wir kamen uns vor, als würden wir etwas Schlimmes anstellen, nur weil ich nach meinen Bedürfnissen handelte! Nach ein paar Bissen war mir sofort besser. Die Station durften wir leider nicht mehr verlassen, obwohl ich so gerne spazierengegangen wäre. So ging ich nur den Gang auf und ab. Nach einer neuerlichen Messung am CTG geschahen zwei Dinge, die es mir – im nachhinein gesehen – unmöglich machten, mein Kind im Krankenhaus zu bekommen. Da war erstens der Hebammenwechsel und zweitens ein Gespräch mit dem Arzt. Die neue Hebamme war jung, wenig einfühlsam und roch furchtbar nach Zigaretten (ich war zu diesem Zeitpunkt extrem geruchsempfindlich). Obwohl ich gerade eine Untersuchung hinter mir hatte, bestand sie forsch auf einer neuen (Dienstwechsel!). Sie montierte den Gurt des CTGs sehr schlecht, verschwand sogleich wieder und wurde für mindestens eine halbe Stunde nicht mehr gesehen. Sie rauchte, wie ich später feststellte. Zu diesem Zeitpunkt war ich bereits sehr verzweifelt, Martin versuchte, mich zu beruhigen und machte mir wieder Mut. Er war es auch, der das Gespräch mit dem Arzt suchte. Dieser war ganz erstaunt, daß wir uns über die vielen Untersuchungen beschwerten. Es war mir mittlerweile unmöglich, noch länger zu liegen. Die Hebamme meinte allerdings im Vorübergehen, ich sollte bei einem Blasensprung ohnehin nur liegen. Der Arzt versprach mir längere Abstände zwischen den Untersuchungen, meinte aber dann, wegen der

Infektionsgefahr müßte am nächsten Morgen die Geburt eingeleitet werden. Ich fiel aus allen Wolken. Warum durfte das Baby nicht auf die Welt kommen, wann es an der Zeit war? Warum wurde uns so wenig zugetraut?

Martin erkannte den Ernst der Situation und machte etwas, wofür ich ihm ewig dankbar sein werde: Er rief Dr. Jaskulski an, den wir aufgrund seines Buches »Kämpfer für das verlorene Glück« kannten. Ich bewundere noch heute Martins Mut und seinen Einfall, dieses Telefonat zu führen. Es ist für mich der größte Beweis an Vertrauen und Liebe meines Mannes in einer der schwierigsten Situationen unseres Lebens. Er hätte mein Verhalten auch als hysterisch abtun können.

Dr. Jaskulski war sehr nett und riet uns, das Gespräch mit dem dienstführenden Arzt zu suchen, um eine für uns akzeptable Atmosphäre zu schaffen. Inzwischen traf ich meine erste Hebamme wieder, die zufällig noch da war. Sie sah meine Verzweiflung und sprach mir Mut zu. Ich konnte aber nicht mehr weiter (der Muttermund war mittlerweile von vier Zentimeter auf zwei Zentimeter zugegangen!). Die Situation spitzte sich immer mehr zu, so daß Martin Dr. Jaskulski neuerlich anrief und fragte, ob wir zu ihm kommen könnten. Dr. Jaskulski willigte ein.

Wie verwundert war der Arzt, als wir sagten, daß wir gehen wollten! Er ließ uns einen Revers unterschreiben, ich packte meine Sachen, und wir fuhren los. Ich war unbeschreiblich erleichtert! Ich wußte, nun würde ich mein Kind in aller Ruhe bekommen können. Wir wurden von Dr. Jaskulski herzlich aufgenommen. Er entschuldigte sich fast, bevor er mich noch einmal untersuchte, nach all der Aufregung im Krankenhaus. Aufgrund meiner Entspannung war der Muttermund bereits wieder vier Zentimeter offen.

Der Arzt riet uns zu schlafen. Er befand sich im Nebenraum und hatte in der Zwischenzeit eine Hebamme organisiert. Martin schlief bald ein, und auch ich konnte in einer Art Sitzsack trotz Wehen noch gut ausruhen. Mein Baby und ich hatten endlich eine Pause!

Auf unseren Wunsch hin, versuchte der Arzt Ilona zu erreichen. Als sie gegen 4 Uhr früh hereinkam, hätte ich vor Freude weinen können. Sie legte ihre Hand auf meinen Bauch. So viel Gefühl und Wärme durchströmten mich, ich werde es nie vergessen. Sie zeigte so viel Einfühlsamkeit. Was für ein Unterschied!

Ilona gab mir Globuli, ich nahm ein Bad, und Frau Jaskulski brachte mir Tees und stellte Duftlampen auf. Ich fühlte mich trotz der Wehen so wohl! Danach ging es relativ schnell voran. Ich konnte gehen, an der Sprossenwand wippen, Martin und ich waren teilweise auch allein im Geburtsraum. Zwischendurch untersuchte Dr. Jaskulski die Herztöne des Kindes – im Stehen, liegend, egal in welcher Lage ich mich befand, jedenfalls so angenehm, daß ich mich kaum noch daran erinnere.

Ich konnte auch noch draußen an der frischen Luft spazierengehen. Ilona massierte mich mit ätherischen Ölen, ich war glücklich. Ich spürte bereits den Kopf meines Kindes zwischen den Beinen und kam kaum noch die Stufen ins Geburtszimmer hinunter. Ich probierte einige Geburtsstellungen und fühlte mich dann im Bett liegend mit Martin hinter mir am wohlsten. Anfangs preßte ich aus Angst zu vorsichtig. Wie befremdend es auch klingen mag: Ich hätte gern einen Spiegel unter mir gehabt, da ich mir nicht vorstellen konnte, daß jetzt bei mir ein Baby herauskam. Dann setzten die Wehen kurz aus. Ich stand auf, ging hin und her und merkte, daß meine Angst die Geburt aufhielt. Mein Baby wollte heraus, und ich war zu feige! Als mir das bewußt war, kamen die Wehen zurück, und ich wünschte sie mir regelrecht! Kurz vor 9 Uhr früh gebar ich unsere Tochter Lena Maria. Sie weinte kurz, dann lag sie selig in meinen Armen. Auch wir weinten vor Freude, daß wir unser Kind doch noch sanft zur Welt bringen durften. Nach einem wunderbaren Frühstück, einer erfrischenden Dusche und dem Besuch des Kinderarztes fuhren wir am Nachmittag mit unserem Sonnenschein nach Hause.

Vielen Dank der Familie Jaskulski!

Die Geschichte der Geburt unserer zweiten Tochter Luca ist kürzer, nicht, weil sie weniger wichtig war, sondern weil sie von Anfang an als Hausgeburt geplant und somit weniger ereignisreich war. Durch die Betreuung von Dr. Jaskulski und Ilona während der Schwangerschaft war alles bestens vorbereitet.

Diesmal waren es drei Tage vor dem errechneten Geburtstermin (Vollmond). Bereits am Vortag verlor ich den Schleimpfropfen, und in der Nacht spürte ich ein leichtes Ziehen im Bauch. Ich rief meinen Mann, der in der Arbeit war, an und bat ihn zu kommen. Da ich sehr nervös war, riet mir Ilona am Telefon, ein Entspannungsbad zu nehmen. Martin kam um 8 Uhr früh nach Hause, und wir gingen mit unserer Tochter Lena noch eine Runde spazieren. Mir war übel, und ich fühlte mich als Rabenmutter, die vorzeitig hysterisch wird. Zu Hause angekommen, ließ ich mir sofort wieder ein Bad ein, und diesmal wirkte es Wunder! Die Übelkeit war wie weggeblasen, und ich war total entspannt. Die Wehen kamen öfter, sie waren nicht sehr schmerzhaft. Ilona kam gegen 10 Uhr vorbei, was mir sehr guttat. Als sie mich untersuchte, war mein Muttermund schon sechs Zentimeter offen! Da die Fruchtblase noch ganz war, waren die Wehen noch sehr gedämpft, und ich konnte sie sehr gut annehmen. Da Lena dabeisein wollte (sie war 21 Monate alt), nahm ich sie zu mir und erklärte ihr, was geschehen würde. Sie war zufrieden und verstand es wunderbar, daß Mama jetzt Ruhe brauchte. Selbst unter Wehen mußte ich Lena zumindest etwas Reis kochen, damit ich mich wieder voll entspannen konnte. Mir war recht, daß Ilona und Martin plauderten, und ich genügend Ruhe hatte. Als ich mich erschöpft fühlte, legte ich mich ins Schlafzimmer, um auszuruhen. Die Wehen ließen in der Ruhepause etwas nach. Gestärkt kam ich ins Eßzimmer zurück. Ich war für jede Wehe dankbar und sprach mit Ilona über meine Gefühle und Gedanken. Besonders vor einer Geburt tut es gut, verstanden zu werden! Gegen Mittag richtete Ilona den Geburtshocker her. Da ich keinen besonderen Preßdrang verspürte, meinte Ilona: »Probieren wir einmal!« Ich setzte mich auf den Hocker, wieder mit Martin und Lena hinter mir auf dem Sofa. Und es funktionierte. Es kam eine Wehe nach der anderen. Ich preßte mit voller Kraft, bewußt nach unten denkend. Bei einer der letzten Wehen sprang die Fruchtblase. Ilona konnte schon den Kopf unseres Babys sehen – voller schwarzer Haare! Um 1 Uhr mittags war unsere zweite Tochter, Luca Elisa, geboren. Sie war wunderschön, alle freuten sich. Luca hatte viel Fruchtwasser in der Nase und schrie laut, bis sie den Busen entdeckte. Dann war alles in Ordnung! Lena konnte nicht gleich verstehen, was genau passiert war. Doch als sie das erste Mal ihre Schwester in den Armen hielt, hatte sie »begriffen«. Heute sind die beiden unzertrennlich!

Ich bin jetzt im 4. Monat mit unserem dritten Kind schwanger und habe mich wieder für eine Hausgeburt entschieden. Ich fühle mich in gewohnter Umgebung am wohlsten, im Beisein meiner Liebsten und mit der Betreuung einer guten Freundin, meiner Hebamme Ilona Schwägerl!

Martin Nohava

Da ich in der Medizintechnik tätig bin, kam aufgrund meiner Erfahrung immer nur eine Krankenhausgeburt in Frage. Was sich eine Frau wünscht, war für mich damals nebensächlich – es ging ja um die Sicherheit »meiner Kinder«. Durch meine Teilnahme an den Vorbereitungskursen änderte sich meine Einstellung in bezug auf Schwangerschaft, Geburt, Sicherheit, Babypflege usw. grundsätzlich (in positiver Weise!). Vielleicht können werdende Väter manches leichter annehmen, wenn andere Männer über ihre Erfahrungen berichten.

Ich war natürlich ebenso aufgeregt wie Christine, als bei ihr die Wehen begannen. Trotzdem versuchte ich – dank Ilonas Geburtsvorbereitung – der ruhende Pol zu sein. Lustigerweise konnte ich mich an bestimmte Details der Geburtsvorbereitung besser erinnern als Christine.

Im Krankenhaus war es interessant für mich zu beobachten, wie aus einer »Löwin«, aufgrund der ungewohnten Umgebung, der Angst um das Kind und der allgemeinen Unsicherheit, eine »Maus« wurde!!! Um so wichtiger war es, daß ich die Geburtsvorbereitung mitgemacht hatte und ihr so helfen konnte, indem ich jeden Konflikt mit dem Krankenhauspersonal und alles andere Unangenehme von ihr fernhielt, damit sie sich besser auf das Kind konzentrieren konnte. Ganz so wie Ilona es immer gesagt hatte: »Der Mann soll zum Sprachrohr der Frau werden!«

Ebenso wichtig ist es, daß man dem Gespür der Frauen für das Gebären mehr Vertrauen schenkt als irgendwelchen »Wünschen und Normen« beteiligter Personen und dies auch die Partnerin spüren läßt.

Im nachhinein betrachtet war die Hausgeburt wesentlich einfacher für mich. Christine war in ihrer gewohnten Umgebung und konnte machen, was sie wollte. Ich brauchte diesmal nur für sie dazusein.

Ich glaube, daß dies die wichtigsten Punkte waren, die ich von »unseren« Geburten mitgenommen habe. Daß es die schönsten Momente meines Lebens waren, bei den Geburten anwesend sein zu dürfen, brauche ich wohl nicht extra betonen, und ich freue mich schon auf die nächste!

Zum Schluß noch ein Tip für werdende Väter: Legt in den Monaten der Schwangerschaft nicht jedes Wort Eurer Partnerin auf die Waagschale.

Gerhild Jäggle

»Geburtsvorbereitung beginnt spätestens mit der Geschlechtsreife ...«, meinte mein Arzt, als er mich in der siebten Schwangerschaftswoche fragte, ob ich bereits wisse, wie und wo die Entbindung stattfinden sollte. Und er hatte recht: Nach Berichten aus dem Bekanntenkreis und nicht zuletzt durch meine beruflichen Erfahrungen auf dem Gebiet Geburt und Neugeborenenpflege hatte ich mir schon oft Gedanken darüber gemacht, was ich mir persönlich wünschte und was ich fürchtete. Da war zum einen der Wunsch, mein Kind rund um die Uhr selbst betreuen zu dürfen, ihm unnötigen Schmerz und Trennung von mir zu ersparen, die Hoffnung, erfolgreich stillen zu lernen und die Frage nach einer ruhigen, liebevollen Atmosphäre. Auf der anderen Seite hatte ich Angst, zu wenig Selbstbewußtsein an den Tag zu legen, um für meine Bedürfnisse und die des Kindes zu kämpfen. Gerade in einer Ausnahmesituation, wie Geburt und Wochenbett es darstellen, fürchtete ich, mich zu sehr an äußere Bedingungen anzupassen, statt auf mich selbst zu hören. So wollte ich eine ambulante Entbindung ins Auge fassen – vorausgesetzt, ich wäre körperlich dazu in der Lage. Bei meinem Arzt fand ich volle Unterstützung. Da ich nun aber sowieso Kontakt zu einer Nachsorgehebamme aufnehmen wollte, die, wie ich erfuhr, auch Hausgeburten machte, war es nur mehr ein kleiner Schritt, über eine Hausgeburt nachzudenken. Nach der ersten Sprechstunde bei Ilona war für mich klar, daß ich es probieren wollte. Trotz aller Ungewißheit, die beim ersten Kind herrscht: Die Geburt sollte für mich ein aktives Erlebnis sein, bei dem ich mich kompetent für mich und mein Kind einsetzen könnte.

Mein Mann beobachtete diese Entwicklung zunächst besorgt. Bei seinen beiden Kindern aus der ersten Ehe hatte es jeweils Situationen gegeben, in denen er froh war, daß eine optimale medizinische Versorgung möglich war – und das wollte er auch diesmal nicht missen. Außerdem fürchtete er den Aufwand, in unserer Wohnung ein Geburtszimmer einzurichten bzw. nachher wieder alles in Ordnung bringen zu müssen. Doch durch meine innere Überzeugung, durch entsprechende Literatur und nicht zuletzt durch Gespräche mit Ilona und die Kompetenz, die ihm die Hebamme vermittelte, ließ er sich überzeugen, daß eine Hausgeburt für uns durchaus realistisch war. Es beruhigte ihn auch, im Falle von Komplikationen den Krankenwagen und das nächste Krankenhaus in der Nähe zu haben. So folgte der – meist gemeinsame – Besuch des Geburtsvorbereitungskurses im Mütterstudio, wo sowohl Wissen und Tips zu Themen rund um Geburt, Wochenbett und Neugeborenenpflege vermittelt wurden als auch körperliche und mentale Einübung auf unsere Geburt stattfand. Die letzten Tage vor dem errechneten Geburtstermin war ich recht ruhig und vor allem neugierig, was da nun wirklich auf mich zukäme. Im nachhinein mußte ich schmunzeln, wie sehr ich mich tatsächlich auf mich und meinen Körper verlassen konnte.

Das erste Bauchzwicken in den frühen Morgenstunden war mir zwar unangenehm, aber ich ordnete es den berühmten Senkungswehen zu, versuchte mich zu entspannen und beobachtete weiter. Als die Wehen nach einem Bad immer noch vorhanden waren, wurde ich skeptisch, wartete aber noch eine Weile, bis ich gegen 11 Uhr mit Ilona Kontakt aufnahm. Als sie eine Stunde später kam und mich untersuchte, war der Muttermund bereits vier Zentimeter geöffnet, und es stand fest, daß nun der Tag X war. Ich wurde daraufhin leicht nervös, da mein Mann erst von der Arbeit heimkommen mußte, und ich doch eigentlich gar keine Zeit hatte. Ich bat auch meine Mutter zu kommen, da sie praktischerweise in der Nähe wohnte.

Nun versuchte ich, mich wieder auf meine Wehen zu konzentrieren und merkte bald, daß ich aus all den Übungen zum Öffnen des Beckens und Veratmen der Wehen, die ich gelernt hatte, meine eigene Mischung zusammenstellte. Kurz überkamen mich Zweifel, ob ich es »gut und richtig« machte, aber Ilona sprach mir Mut zu. Der Muttermund öffnete sich weiter, besonders schnell allerdings ging es erst, als ich meine Mutter fortgeschickt hatte und mit meinem Mann und Ilona alleine war.

Ich ging in der Wohnung auf und ab und hatte bei jeder Wehe das Bedürfnis, mich am Bettende niederzuknien, die Beine wie in der tiefen Hocke zu öffnen und den Oberkörper abzustützen. Auch die letzte Phase der Eröffnungsperiode verbrachte ich so. Das Bedürfnis, den Schmerz hinauszuatmen, kam von selbst. Durch die kurzen CTG-Kontrollen zwischendurch wurde ich in meinem Bewegungsdrang nicht eingeschränkt. Die Anwesenheit meines Mannes gab mir Sicherheit und war sehr wichtig für mich, Berührungen durch ihn, wie z. B. Kreuzmassage empfand ich jedoch unangenehm. Gegen 14.30 Uhr war es laut Ilona Zeit zum Pressen – was mich sehr erstaunte, da ich selbst gar nicht das Bedürfnis verspürt hatte. Mein Mann setzte sich aufs Bettende, während ich vor ihm hockte und mich mit meinen Armen auf seinen Beinen abstützte. Das war am angenehmsten, aber anstrengend, dauerte die Preßphase doch mit sieben Preßwehen ungefähr eine

247

halbe Stunde. Deshalb bot mir Ilona den Gebärhocker an, der mir allerdings Schmerzen bereitete. Da riskierte ich lieber einen Muskelkater.

Kurz nach 15 Uhr erblickte Anna das Licht der Welt, und ich war natürlich froh, es geschafft zu haben, war aber vor allem erschöpft, zitterte am ganzen Körper und fühlte mich kaum imstande, mein Kind festzuhalten. Mein Mann und Ilona halfen mir, mich ins Bett zu legen, wo ich mich in der nächsten Viertelstunde langsam beruhigte. Ab dann fing ich an, Freude über mein Kind zu spüren, das erste Stillen zu genießen und mich zu entspannen.

Mein Mann war erstaunt, wie rasch und in welcher Ruhe nicht nur Mutter und Kind bestens versorgt, sondern auch der nötige Papierkram erledigt und alle Spuren beseitigt waren, die an eine Geburt in unserem Haus hätten erinnern können. Anna war keine zweieinhalb Stunden alt, als wir drei erstmals unter uns waren und uns in gemütlicher Umgebung miteinander vertraut machten.

Die ersten Tage des Wochenbettes bekamen wir regelmäßig Besuch von Ilona, die ein paar medizinische Routinekontrollen bei mir durchführte, bei Stillfragen und Bauchkoliken des Kindes half, aber vor allem stets Zeit für ein persönliches Gespräch fand. Bei ihr hatte ich immer das Gefühl, daß die Frage »Wie geht's dir?« ernst gemeint war. Ich glaube, die gewohnte Umgebung und die ehrliche Anteilnahme an Freuden und Problemen in gleicher Weise waren der Hauptgrund, wieso ich die vielzitierten Wochenbettheultage nicht erleben mußte. Auch meinem Mann, der in dieser Zeit übrigens zum Haubenkoch avancierte, wurden dadurch viel Unsicherheit und Streß erspart.

Als ich ein Jahr später neuerlich schwanger war, meldete ich mich gleich wieder zur Hausgeburt an. Einige Fragen stellten sich diesmal ja nicht, aber ich wußte, ich durfte nicht den Fehler begehen, die erste Geburt sozusagen kopieren zu wollen. Ich mußte auch diesmal offen sein für Neues und Unerwartetes, eventuell auch Komplikationen, die eine Übersiedlung ins Spital notwendig machen würden.

Diesmal gab es die ersten Anzeichen für das Einsetzen der Geburt gegen 20 Uhr am Abend, als der Schleimpfropf, der den Muttermund verschloß, abging. Richtig deuten konnte ich das Zeichen allerdings erst um 3 Uhr am Morgen, als ich starke Wehen verspürte. Noch wollte ich niemandem den Schlaf rauben, geisterte alleine durch die Wohnung und konzentrierte mich darauf, meinen Körper zu öffnen. Diesmal spürte ich die Wehen sehr stark in der Kreuzgegend und empfand es angenehm, dann im Stehen mit dem Becken zu kreisen. Um 4 Uhr entschloß ich mich doch, die Hebamme zu verständigen und meine Mutter zu bitten, unsere größere Tochter abzuholen. Als Ilona keine halbe Stunde später bei uns war und mich untersucht hatte, meinte sie, es wäre schon Zeit zum Pressen. Nur zur Sicherheit sollte ich noch ein bis zwei Wehen veratmen. Wir übersiedelten ins Schlafzimmer zur altgewohnten Bettkante, aber alleine schon dieser Umgebungswechsel bewirkte, daß die erste Wehe, bei der ich mitpressen sollte, plötzlich fort war. Außerdem war ich verunsichert, da ich eine neue Preßstellung finden mußte. Das Hocken und Abstützen bei meinem Mann war diesmal unangenehm. Dafür konnte ich jetzt den Gebärhocker akzeptieren und brachte nach zwei weiteren Wehen meinen Sohn Markus zur Welt. Obwohl ich das Pressen sehr schmerzhaft empfunden hatte und große Ängste verspürte, am Damm oder innerlich zu reißen (was bei beiden Geburten nicht der Fall war), fühlte ich mich unmittelbar danach recht fit, aber etwas enttäuscht. Da alles so rasch vorbeigegangen war, hatte ich Probleme zu realisieren, daß unser Kind wirklich schon da war.

Die erste Zeit im Wochenbett verlief ähnlich wie beim erstenmal: Mein Mann nahm sich Urlaub und umsorgte uns, und Ilona stand durch ihre Visiten und telefonisch mit uns in Verbindung. Der einzige Unterschied war, daß ich diesmal nicht sosehr das Bedürfnis hatte, mir selbst und allen anderen zu beweisen, wie fit ich schon wieder war, sondern mich mehr schonte und im Bett blieb, was mir körperlich sehr guttat.

Erna und Thomas Marousek

Überglücklich erfuhr ich von meinem Frauenarzt, daß ich ein
Baby erwartete. Auf die Frage nach der Geburtsvorbereitung
verwies er mich an Ilona Schwägerl und bemerkte so nebenbei, daß einer Hausgeburt nichts im Wege stehen würde. Ich
war zwar nicht begeistert von dieser Idee, aber Thomas, mein
Mann war sogleich interessiert. Vorher aber wollte ich die viel-
beschäftigte Hebamme, die damals noch im Krankenhaus arbeitete, schon kennenlernen. Also machte ich mich in der 20.
Schwangerschaftswoche auf den Weg nach Baden und war sofort begeistert von der Art, wie sie die Geburtsvorbereitungen
gestaltete. Am Ende fragte sie mich, was ich denn für das bevorstehende Ereignis geplant hätte, und spontan kam es mir
über die Lippen, daß ich auf jeden Fall mit ihr eine Hausgeburt machen wollte. In den folgenden Wochen gewann ich so
viel Vertrauen in meine eigenen Fähigkeiten, daß ich der Geburt ganz gelassen entgegensah. Thomas begleitete mich öfter
nach Baden und lernte wißbegierig die wichtigsten Dinge
rund um die Geburt.

Im März 1992 war es endlich soweit. Ich hatte eine glückliche Schwangerschaft und war schon zwölf Tage über dem Termin. Jetzt lernte ich den für mich ziemlich schrecklichen Hebammentrunk kennen. Er hat bei mir genau das bewirkt, was er
bewirken soll. In der Nacht mußte ich ständig auf die Toilette
und merkte allmählich, daß die Schmerzen von den Wehen kamen und nicht vom Durchfall. Nach ungefähr eineinhalb
Stunden weckte ich meinen Mann, der die Badewanne einließ.
Dort hatte ich schon in kurzen, regelmäßigen Abständen starke Wehen, bei denen auch Blut und Schleim abgingen. Ich
dachte mir: »Jetzt tut es schon ganz schön weh, hoffentlich
kommt Ilona bald.« Im Wasser hielt ich es nicht mehr aus, so
ging ich in der Wohnung auf und ab, die Notfalltropfen fest in
der Hand. Ilona kam um halb fünf Uhr, und nach einer kurzen
Untersuchung sagte sie mir erfreut, daß der Muttermund
schon geöffnet sei. Ich setzte mich in den Gebärhocker, was
sehr angenehm für mich war. Thomas saß hinter mir, hielt

mich fest und schnaubte ordentlich in mein Ohr. Nach ein paar Preßwehen fühlte ich, daß die Fruchtblase gesprungen war. Nach einiger Zeit mußte ich mich noch einmal seitlich aufs Bett legen und so einige Wehen ertragen. Das war eigentlich das Schlimmste. Ilona meinte, daß der Kopf des Kindes noch nicht richtig eingestellt sei. Dann durfte ich mich wieder aufsetzen. Wieder kauerte Thomas hinter mir und hielt meine Beine. Nachdem Ilona abermals die Herztöne abgehört hatte, schaute sie mich eindringlich an und sagte: »Noch drei Preßwehen und dann muß das Kind da sein«. Es war wie ein freundlicher Befehl. Dann machte sie während einer Wehe einen Dammschnitt, von dem ich nichts spürte. Endlich haben wir es geschafft! Was für ein traumhaftes Gefühl, wenn das Kind entschlüpft und man dieses weiche, warme, unfaßbare »Etwas« auf dem Bauch spürt! Die Anspannung läßt nach, Erleichterung und Frieden breiten sich aus, doch dann dieser unvergessene erste lange Blick auf unser Kind. Ich hatte das vernichtende Gefühl, als ob mir jemand mitten ins Herz sticht, und das Wort *mongoloid* stand vor meinen Augen, brannte sich in mein Hirn und nahm mir die Luft zum Atmen. Ich spürte sofort Ablehnung, Angst machte sich breit, Hoffnung und wieder Zweifel. Ilona flüsterte mir ins Ohr, was ich für einen tollen Partner hätte und daß es dem Kind gutgehe, und ich dachte mir, sie verschweigt uns etwas, um Gottes willen! Ich traute mich nicht, sie zu fragen, ob ihr denn nichts aufgefallen wäre. Nachdem der herbeigerufene Arzt meinen Dammschnitt genäht hatte, blieb ich erschöpft liegen. Das Pressen hatte mich doch sehr mitgenommen. Teresa erlebte inzwischen das erste nach Rosen duftende Entspannungsbad mit Papas Hilfe und trank dann ein bißchen von der Brust. Diese ersten Stunden waren erfüllt mit Mozartmusik, Stille, Freude und Hilflosigkeit, Angst und tausend unausgesprochenen Fragen. Am Nachmittag hielt ich es nicht mehr aus und erzählte Thomas von meinen Gefühlen. Er reagierte genauso wie ich. Die nächsten Tage erlebten wir wie im Nebel; wir standen vor einem Abgrund und warteten darauf, daß uns jemand hinunterstößt.

Am vierten Tag nach der Geburt fuhren wir gemeinsam zu Dr. Moravansky, den mir eine Freundin empfohlen hatte, um Teresa das erste Mal untersuchen zu lassen. Ich saß dort auf der Stuhlbank und hatte Schweißausbrüche. Der Arzt war sehr gefaßt – er wußte wohl sofort, was ihm bevorstand – und teilte uns nach der langen, sehr fürsorglichen Untersuchung auf sehr humane und liebevolle Weise mit, daß wir ein Baby mit Down Syndrom hätten. Er sagte, daß es nicht leicht sein würde, aber daß wir sehr viel Freude mit ihr erleben könnten, wenn wir es nur zuließen. Für uns war es die Bestätigung unseres Verdachts und unsere Welt brach zusammen. Verzweifelt ließen wir den Tränen ihren Lauf, schworen uns aber gleichzeitig, gemeinsam wieder das Lachen und die Lebensfreude zu finden. Die nächste Woche war gekennzeichnet von Trauer und Schmerz und zahlreichen Besuchen von Ilona, den Lichtblicken, in denen sie mir half, das Baby zu stillen, zu baden, es einfach zu lieben, so wie es ist. Es war ein langsames Hineinwachsen in die neue Situation. In diesen Tagen schrieb ich folgenden Brief an Thomas:

»Meine Tränen durchtränken dieses Tagebuch, Tränen der Freude, der Liebe, des Schmerzes, der Trauer. Ich kann mich nicht so gut ausdrücken, wie du, aber ich versuch' es mit einfachen Worten: Ich liebe dich für dein Du-Sein, für deine Hingabe, für deine Empfindungen mir und Teresa gegenüber. Ich habe das Gefühl, ich kann bei dir aus unerschöpflichen Kraftreserven tanken, du bist immer da, es tut so gut, ich hab' keine Worte...

Es ist unsere Bestimmung, diesem süßen Mädchen zu helfen, und ich spüre ganz tief drinnen, daß wir das schaffen, gemeinsam, uns gegenseitig Kraft gebend.

Es passiert jeden Tag ein paar Mal, daß mich die Verzweiflung und Trauer einfach mitreißt, es tut dann so weh, aber gleichzeitig habe ich auch dieses Gefühl der Zuversicht und Hoffnung. Ich bin so glücklich über diese Hausgeburt, die wir gemeinsam erleben durften. Es war überwältigend, und das kann uns dreien niemand wegnehmen. Ich habe noch nie vorher Glück und Schmerz in so einer Einheit, so nah beieinander, erlebt.

Meine Tochter hat das Glück, den liebsten Vater der Welt zu haben und ich darf daran teilnehmen – das gibt mir sehr viel Mut und Zuversicht. Ich liebe dich. Erna«

In der Folge bestätigte sich auch Ilonas Verdacht eines Herzfehlers (Diagnose: kompletter AV-Komal, nicht operabel). Dieser nächste schwere Schock und die folgenden Krankenhausaufenthalte gaben mir zusehends die Gewißheit, welch unglaublich schönes Geschenk es war, gerade so ein Kind zu Hause bekommen zu haben. Inzwischen weiß ich auch aus Erfahrungen anderer betroffener Eltern, was uns alles erspart geblieben ist. Wieviel Tränen mußte ich sehen, wieviel Bitterkeit, Schuldzuweisungen und Demütigungen hörten wir von Eltern, die von verschiedenen Ärzten über ihr Schicksal informiert wurden. Viele Menschen werden in ihrer Hilflosigkeit grob und ungeschickt, ein Resultat auch der diesbezüglichen fehlenden Ausbildung. Auf jeden Fall war es für uns der denkbar beste Start in ein völlig neues Leben.

Nach zweieinhalb Jahren war ich wieder schwanger. Wir freuten uns sehr, daß wir noch ein Kind haben würden. In der Zwischenzeit hatte ich natürlich schon einiges über pränatale Diagnostik gehört. Dr. Geiger sagte uns, daß er jede diesbezügliche Entscheidung von uns akzeptieren würde. Diesen Satz rechne ich ihm sehr hoch an. Ich spürte mein wiedererwachendes Vertrauen zu meinem Körper und unserem Kind. Auch Thomas war gänzlich unbekümmert. So faßten wir recht schnell den Entschluß, keinerlei pränatale Untersuchungen außer den üblichen Ultraschalluntersuchungen machen zu lassen. Eine Entscheidung gegen das Leben kam für uns nicht in Frage, und deshalb machte ich mir auch weiterhin keine Gedanken darüber, was wäre, wenn... Anmerken möchte ich hier noch, daß Teresa eine »freie Trisomie 21« hat (wie 95% aller Trisomiekinder) und diese Form der Chromosomenveränderung nicht vererbbar ist.

Ich begab mich bald in Ilonas Obhut und bereitete mich wieder genauso vor wie beim erstenmal. Je näher der Termin rückte, ziemlich genau drei Jahre nach Teresas Geburt, um so überzeugter war ich, daß ich einen Buben bekommen und daß er genau zum Termin kommen würde. Letzteres stellte sich bald als Irrtum heraus. Ab dem errechneten Geburtstermin ging ich jeden Tag zum CTG. Mein Arzt gratulierte mir bei einer dieser Untersuchungen zu einem Mädchen. Jetzt mußte ich doch sehr lachen, der Bann war gebrochen und in dieser Nacht war es dann soweit. Nach elf Tagen Terminüberschreitung, dem dritten Hebammentrunk und dem x-ten Einlauf war ich schon mehr als gespannt auf die Geburt. Aber lassen wir diesmal doch den Vater erzählen. Aus Thomas' Tagebuch, März 1995:

»Was für ein Morgen! Als ich um sieben Uhr das Wohnzimmer betrete, blinzeln gerade die ersten Sonnenstrahlen vom Garten herein. Die Nacht ist verschwunden, die Sonne färbt den Osten in kitschiges Orange. Die letzten Sterne am tiefblauen Himmel. Windstille. Nur die Vögel sind schon munter. Sonst regt sich nichts. Was für ein Morgen!

Vor einer Stunde hat Erna ein Mädchen zur Welt gebracht. Ein süßes, frisches, gesundes Baby mit tiefschwarzem Haar und kräftiger Stimme. Jetzt ist Zeit für Mozarts Geigenmusik. Und die ersten Fotos. Friedlich liegen Mutter und Kind im Bett, zusammengekauert, aneinandergedrückt, erschöpft, aber wohlauf. Johanna – für diesen Namen haben wir uns dann im Laufe des Tage entschieden – nuckelt bereits an Ernas Brust. Was für ein Tag, welches Gefühl! Diese Glückseligkeit in mir, dieses angenehm prickelnde und trotzdem irgendwie betäubende Etwas, das mich ausfüllt. Und über allem der tiefe Frieden in mir, um mich, in der ganzen Wohnung, im Garten, in der Luft. Erinnerungen an Teresas Geburt werden wach. Ganz deutlich nehme ich dieselben Empfindungen wahr. Einen Augenblick habe ich das Bild vor Augen, wie ich mich am Vorabend, nachdem Erna ihren Hebammencocktail hinuntergewürgt hat, im Spiegel betrachte und aus tiefer Überzeugung zu mir sage: Morgen werden wir ein Baby haben, und neugierig in mich hinein horche um zu erfahren, wie ich denn auf diese Vorstellung reagieren würde. Ich weiß nur mehr, daß ich dabei ordentlich aufgeregt war, weil in diesem kurzen Moment die Zukunft für mich wirklich geworden war.

Begonnen hat alles damit, daß Erna irgendwann in dieser

Nacht aus dem Bett verschwunden ist. Kurz nach fünf Uhr haben wir Ilona gebeten zu kommen. Erna hatte bereits das Gefühl, das Baby könnte nicht mehr warten. Ich selbst war ziemlich gefaßt, der Gedanke, vielleicht ohne Hebamme eine Hausgeburt mitzumachen, bereitete mir zu diesem Zeitpunkt kein Unbehagen. Ja, und um Punkt sechs war Johanna entschlüpft. Es ging wirklich sehr schnell, und es kam mir alles sehr vertraut vor. Ein schreiendes, kleines Menschenkind, schwarze Haare, dunkle Augen, ein glattes, rosiges Gesicht ohne Spuren von Streß oder Anstrengung oder Angst. Eine halbe Stunde pulsierte die dicke Nabelschnur noch, inzwischen saugte Johanna schon an Mamas Brust. Wie rührend!

Dann war Teresa munter und kam zu uns ins Bett. Mit weit offenem Mund und staunendem Blick betrachtete sie ihre kleine Schwester, sie war ganz aus dem Häuschen vor Aufregung. Wir brauchten ihr nicht viel erklären, ich glaube, sie hat gleich verstanden, was sich an diesem Morgen ereignet hat. Seltsame, fremde Gefühle nahmen mich in Beschlag, als ich vormittags mit Teresa in der Stadt einkaufen ging. Mit meiner Prinzessin im Arm durch die Straßen zu spazieren und gleichzeitig in Gedanken zu Hause bei Erna und unserem zweiten Sprößling, daß da plötzlich noch etwas ist, etwas Großartiges, das zusätzlich mein Herz überschüttet, das ist neu für mich. Zweifacher Vater sein zu dürfen, ist schon eine Wucht.«

Diesmal durfte bzw. mußte ich (Erna) nach einer Stunde aufstehen und das Baby selber baden, was den Vorteil hatte, daß ich gleichzeitig die Nachgeburt herauspressen konnte. Teresa dachte, daß das Baby Ilona gehört und sie es auch mitnimmt. Wir ahnten noch nichts vom Ausmaß ihrer Eifersucht. Im Laufe des Tages habe ich dann meine Eltern, Geschwister, Dr. Geiger und Freunde angerufen und merkte plötzlich die enorme Erleichterung bei allen, daß alles glücklich ausgegangen war und wir ein gesundes Baby hatten. Dankbar nahmen wir die vielen Glückwünsche entgegen und an dieser Stelle möchte ich auch allen hier Genannten meinen Dank aussprechen. Dank für ihr Mitgefühl, für ihr Zuhörenkönnen, ihre echte Anteilnahme und ihre Unterstützung in dieser Zeit.

Von Beginn der Geburtsvorbereitung an bis zur etwas wehmütigen »Entlassung« Ilonas kam ich mir sehr beschützt vor, und es kam mir nie in den Sinn, daß etwas passieren könnte. Für alle Fälle wußte ich ja, daß das Krankenhaus in der Nähe ist.

Ich weiß heute, wie entscheidend die Umstände vor, während und nach der Geburt für die weitere Entwicklung des Kindes *und* der Eltern, insbesondere der Mutter sind. Meine Freundin, die drei Wochen vor mir ein Mädchen mit Down-Syndrom im Geburtshaus Nußdorf bekommen hatte, sagte mir einmal: »...und die Hebamme hat mich mit meinem Schmerz aufgefangen...«. Ich wünsche allen Frauen, die ein Kind erwarten, solch engagierte, weise und erfahrene Hebammen.

9. Akupunktur

Dr. med. Elisabeth Bischof

Die Akupunktur ist über 3000 Jahre alt und Teil der Traditionellen chinesischen Medizin (TCM).

In China bildet die Akupunktur heute einen wesentlichen Bestandteil der Medizin und ist praktisch nicht mehr wegzudenken. Ziel ist es, den Organismus in einem dynamischen Gleichgewicht zu halten, wofür verschiedene körpereigene Regulationsmechanismen zur Verfügung stehen. Die Beeinflussung der Regulationsmechanismen erfolgt über sogenannte Akupunkturpunkte, welche auf zwölf symmetrisch verlaufenden Meridianen liegen. Meridiane sind Regionen des Körpers, die unter anderem mit einem inneren Organ in Verbindung stehen. Störungen des Organs projizieren sich an die Körperoberfläche im entsprechenden Meridian, und umgekehrt kann man das Organ über Punkte auf seinem zugeordneten Meridian beeinflussen. Nach altchinesischer Vorstellung kreist in den Meridianen die Lebensenergie Qi.

Wie wirkt die Akupunktur?

Von den zahllosen wissenschaftlichen Untersuchungen gibt es vier wesentliche Ergebnisse.

1. Nervös-reflektorische Wirkung:
   Die Stimulation eines Akupunkturpunktes bewirkt eine meßbare Modulation bestimmter Nervenstrukturen, die für das Schmerzempfinden zuständig sind, im Sinne einer Schmerzlinderung.
2. Humoral-endokrine Wirkung:
   Durch Stimulation eines Akupunkturpunktes werden an bestimmten Nervenenden Substanzen freigesetzt, die zu einer Schmerzhemmung führen (sogenannte Neurotransmitter).

3. Durchblutungsparameter:
   Wird eine Nadel in einen Akupunkturpunkt eingestochen,
   kann man im Einstichkanal und auch im Zielgebiet einen
   durchblutungsfördernden Effekt nachweisen.
4. Effekte auf die Muskulatur:
   Der Nadelstich in einen verspannten Muskel bewirkt eine
   Tonusabnahme nicht nur lokal, sondern auch in bestimmten weiter entfernten Arealen. Es kommt nicht zu einer iso-
   lierten Tonusveränderung eines Muskels, sondern immer
   zur gleichsinnigen Mitreaktion aller betroffenen Funktions-
   ketten, die wiederum mit den entsprechenden Meridianen
   in Verbindung stehen.

Aufgrund dieser Tatsachen ist es verständlich, daß mit dieser
Methode auch Einfluß auf die Gebärmutter bzw. die Organe
und Gewebsstrukturen im gesamten Beckenbereich genommen werden kann und somit auf den ganzen Geburtsmecha-
nismus. Im Speziellen wird bei der Akupunktur-Geburtsvor-
bereitung der Wehenschmerz im Sinne einer Schmerzredukti-
on beeinflußt sowie die Entbindungsdauer reduziert.

Auch bei Übertragung kann die Akupunktur zur Einleitung
beitragen und so eine natürliche Geburt ermöglichen.

Nachdem die Akupunktur praktisch nebenwirkungsfrei ist,
bewährt sich ihr Einsatz bei diversen Beschwerden während
der Schwangerschaft, wie beispielsweise Schwangerschafts-
übelkeit und -erbrechen, Rückenschmerzen und Sodbrennen.

Auch bei Lageanomalien, speziell bei Beckenendlage, kann
die Akupunktur spontane Wendungen bewirken.

Formen der Akupunktur

Nadeltherapie: In genau definierte Punkte werden Nadeln gestochen.
Lasertherapie: Akupunkturpunkte werden mittels Laser stimuliert.
Moxibustion: Moxa (getrocknetes Beifuß- oder Wermutkraut)

wird verbrannt; es ist eine Kombination von chinesischer Pharmatherapie und gezielter Wärmebehandlung.

Schröpfkopftherapie: Erwärmte Glaskugeln werden auf Akupunkturpunkte aufgebracht, es entsteht ein Unterdruck, wodurch es zu einer deutlichen Vermehrung der Durchblutung kommt.

Akupunktur mit elektrischer Stimulation: Es werden sogenannte Punktelektroden an den Akupunkturpunkten aufgesetzt und elektrisch gereizt.

10. Craniosacrale Osteopathie

Dr. med. Christa Roberts

Die Craniosacral-Osteopathie ist eine subtile manuelle Regulationstherapie, welche zu Beginn unseres Jahrhunderts von Dr. W. Sutherland entwickelt wurde. Die Technik baut auf dem Cranialimpuls auf, einer gleichförmigen Bewegung, die ihren Ursprung im Gehirn hat, auf die Schädelknochen übertragen und über die Wirbelsäule zum Kreuzbein fortgeleitet wird. (Schädel = *cranium*, Kreuzbein = *sacrum*).

Der Schwerpunkt der Arbeit liegt am Knochengerüst (*osteum*), indirekt werden jedoch auch sämtliche andere Gewebe, Organe, Muskeln etc. erfaßt.

Der Cranialimpuls beeinflußt Wachstum und Funktion der Wirbelsäule, gleichzeitig aber auch Ausreifung und Zustand der Organe. Störungen in diesem System (pathos = Leiden, Krankheit) können sowohl Fehlstellungen, oft verbunden mit Schmerzen, als auch Krankheiten verursachen.

Dr. Sutherland war ein Schüler von Dr. A. Still, einem Chirurgen, der mit der Osteopathie in der damaligen konventionellen Medizin einen neuen Zugang zum menschlichen Körper präsentierte.

Stills oberstes Kriterium in der Arbeit war die Prüfung der Beweglichkeit nach seinem Leitsatz »Leben ist Bewegung«.

Demzufolge überprüfte er vor allem im muskuloskelettalen System den Bewegungsumfang der Gelenke. Einschränkungen in diesen bezeichnete er als »Osteopathische Läsionen«, welche er therapeutisch durch Mobilisieren, »Aufdehnen«, wieder in eine bessere Beweglichkeit brachte.

Er entdeckte auch, daß sehr oft in benachbarten Regionen solcher bewegungseingeschränkter Gelenke auch Organe oder andere Gewebe Fehlfunktionen oder krankhafte Zustände aufwiesen. Diese Erkenntnis führte ihn zu seinem zweiten wichtigen Leitsatz: »Die Struktur bestimmt die Funktion.«

Sutherland nun brachte dem Schädel besonderes Interesse entgegen. Er entdeckte, daß die Schädelknochen nicht einen unbeweglichen »Stahlhelm« zum Schutz des Gehirns formen, sondern daß auch hier Bewegung und Rhythmus existieren.

Unter dem Aspekt der Struktur/Funktions-Beziehung betrachtete er die beiden Schläfenbeine des Schädels, wobei ihn Teile davon an Kiemen eines Fisches erinnerten. So ordnete er die Form einer Kieme der Funktion einer Atmung zu. Daher muß eine Bewegung möglich, ja nötig sein, um eine »Primäratmung« zu erlauben. Er studierte jahrelang die Anatomie, die Form und Beschaffenheit der Schädelknochen, sowie deren Verbindungsstellen, die Nähte. Diese wirken mit ihren gezackten, ineinandergreifenden Rändern wie sehr kleine Scharniergelenke. Letztendlich entwickelte er eine fundierte Theorie aller Bewegungsmuster sämtlicher Schädelknochen zueinander.

Die Nähte der Knochen erlauben eine Bewegung im Mikrometerbereich und somit eine ständige gleichförmige, minimale Formänderung des Schädels und der Wirbelsäule. Dadurch werden indirekt auch die innenliegenden Organe, Gehirn und Rückenmark, beeinflußt.

Über die Membranen, das sind dünne Häute, die sämtliche Gewebe, Nerven, Gefäße, Muskeln und Organe umkleiden, wird diese Mikrobewegung, die Sutherland Primäratmung oder auch Cranialimpuls nannte, in alle Körperteile und Organe fortgeleitet.

In den siebziger Jahren gelang es einem amerikanischen Arzt, Dr. John Upledger, den Motor dieser Bewegung ausfindig zu machen. Im Gehirn gibt es ein Hohlraumsystem, die Ventrikel, die mit der Hirn- und Rückenmarksflüssigkeit, dem *Liquor cerebrospinalis*, gefüllt sind. Diese Flüssigkeit wird ständig im Venengeflecht der Ventrikel (*Plexus choroideus*) erneuert. Diese Fluktuation wird rhythmisch über die Membranen an die Knochen weitergeleitet und kann hier getestet werden.

Bei einer störungsfreien Weiterleitung handelt es sich um eine gleichförmige, symmetrische Bewegung im Mikrometerbereich, ein »Öffnen« und »Schließen«, ca. acht- bis zwölfmal pro Minute. Abweichungen in diesem Bewegungsmuster zeigen sich als »Osteopathische Läsion«, d. h. eine Bewegungseinschränkung oder gar einen Bewegungsstop.

In der therapeutischen Arbeit wird nun das »Craniosacrale System«, das heißt Kopf, Wirbelsäule und Kreuzbein, mit sehr feinen, tastenden Bewegungen auf seine minimale Eigenbeweglichkeit hin untersucht. Bei Abweichungen in diesem Bewegungsmuster ist der therapeutische Zugang ein regulierender. Durch ein minimales Verstärken der Fehlstellung (dies erfolgt durch sanften Druck mit der Hand des Therapeuten über der betroffenen Stelle) wird im Körper eine Gegenregulation ausgelöst, um wieder ein neues, besseres Gleichgewicht zu finden.

Der Zugang zum Menschen ist also ein ähnlicher wie in der Homöopathie oder der Akupunktur, die Basis der Arbeit ist jedoch primär nicht das energetische, sondern das feine biomechanische System des menschlichen Körpers, das durch die Pulsation der Hirn- und Rückenmarksflüssigkeit verursacht wird.

Durch den regulierenden Zugang, wodurch sich die Cranialarbeit auch ganz wesentlich von anderen manuell-manipulativen Techniken unterscheidet, ist diese Arbeit auch bei Schwangeren und Säuglingen anwendbar.

Das fein strukturierte Cranialsystem ist ein sehr sensibler Regelkreis im menschlichen Körper, und dementsprechend empfindlich reagiert es auch auf äußere und innere Einflüsse.

Ursachen für Fehlstellungen können mechanische Traumen sein, wie Unfälle, Operationen, chronische Fehl- und Überbelastung, eine schwere, lange Geburt, Kaiserschnitt oder andere geburtshilfliche Maßnahmen (Zange, Saugglocke).

Allerdings können auch psychische Faktoren das Cranialsystem beeinträchtigen, wie Streß, emotionale Anspannung, Schock, Angst, seelische Traumen ...

Es wirkt wie ein verbindendes Glied zwischen körperlichen und seelischen Zuständen.

In der Schwangerschaft kann nun die Cranialarbeit zur Geburtsvorbereitung eingesetzt werden. Ein besonderes Augenmerk wird natürlich auf die Funktion des mütterlichen Beckens gelegt. Eine gute Beweglichkeit der einzelnen Beckenknochen zueinander ist maßgebend für den Ablauf der bevorstehenden Geburt.

Ein wesentlicher Aspekt in der Arbeit ist auch das Synchronisieren, das »Gleichschalten« des mütterlichen und kindlichen Cranialimpulses. (Der Cranialimpuls ist bereits in den letzten Wochen deutlich durch die mütterliche Bauchdecke zu tasten und demzufolge auch therapeutisch zu beeinflussen!) Ein synchrones Bewegungsmuster von Mutter und Kind liefert einen guten Beitrag zur Erleichterung der Geburt. Zur Geburtsvorbereitung empfiehlt sich die Cranialarbeit ab dem sechsten Schwangerschaftsmonat, im Regelfall bis zur Geburt.

In der Schwangerschaft kommt es häufig zu Rückenschmerzen. Diese können Ausdruck einer Fehlstellung im Cranialsystem sein, oft Folge einer schon länger bestehenden Fehlhaltung. Durch die Gewichtszunahme und Mehrbelastung der Wirbelsäule wird diese plötzlich spürbar. Mit sanften Korrekturmaßnahmen läßt sich in den meisten Fällen deutliche Linderung bis Schmerzfreiheit erzielen.

Bei der Entbindung werden die Bänder des mütterlichen Beckens während der Passage des kindlichen Köpfchens durch den Geburtskanal massiv gedehnt. Die Stellung der Beckenknochen zueinander wird aufgelockert.

Im Regelfall ordnen sich die einzelnen Knochen durch Selbstkorrektur wieder in ihre ursprünglichen Positionen ein.

Störfaktoren in diesem Selbstregulationsprozeß können Streß oder längerer Krankenhausaufenthalt sein, eine schwierige, lange Geburt, Einsatz von Zange oder Saugglocke, Zwillinge, Steißlage, um nur einige zu nennen.

Durch das enge Zusammenspiel von Schädel, Wirbelsäule und Becken kann es zu Symptomen kommen, wie Kopfschmerzen, Müdigkeit, Antriebslosigkeit, Depressionen, hormonellen Störungen usw.

Nach einem Kaiserschnitt entsteht häufig ein Bewegungsstop des Cranialimpulses im Beckenbereich. Die Auswirkungen dieses Eingriffes zeigen sich oft erst nach einiger Zeit und können individuell sehr unterschiedlich sein.

In wenigen Behandlungen lassen sich diese Fehlstellungen beheben. Das systemische Gleichgewicht wird wiederhergestellt, das gesamte Wohlbefinden gesteigert.

So haben wir also mit der Craniosacralen Osteopathie eine wirkungsvolle, sanfte Methode, um in der Schwangerschaft als Geburtsvorbereitung und im Anschluß an die Geburt als Nachbetreuung etwaige Fehlstellungen, die sich als Schmerzen oder Fehlfunktionen äußern können, zu korrigieren.

In der Geburtsvorbereitung hat Dr. Stills Leitsatz »Leben ist Bewegung« eine besondere Bedeutung: Gerade wenn Leben im Entstehen und Reifen ist, welch schönere Aufgabe kann sich ein begleitender Therapeut wünschen, als diesem Leben die bestmöglichen Rahmenbedingungen für seine Reise ins Leben zu schaffen!

11. Homöopathie

Allgemeine Einführung
Dr. med. Reinhard Sellner

Einleitung

In den vergangenen Jahrzehnten gab es in der zivilisierten
Welt ein ständig steigendes Bedürfnis der kranken Menschen
nach ganzheitlich orientierten Heilmethoden. Nicht zuletzt
hervorgerufen durch eine Unzufriedenheit mit der herrschenden Schulmedizin ist diese Nachfrage entstanden.

Wiewohl die Schulmedizin ihre unbestrittenen Erfolge in
der Chirurgie und Intensivmedizin hat, so sind ihre Ergebnisse vor allem bei chronischen Krankheiten keineswegs zufrie-
denstellend; vor allem dann nicht, wenn der Kranke eine voll-
ständige Heilung wünscht, nicht nur eine Unterdrückung der
Symptome.

Auch in der Geburtshilfe ist der Trend zur »sanften Geburt« – d. h. Schwangerschaft und Geburt werden als natürlicher Vorgang betrachtet, wo man nur in echten Notfällen mit
starken chemischen Medikamenten eingreifen sollte – so stark
geworden, daß selbst die Universitätskliniken schon »rooming-
in« anbieten müssen, um nicht unter spürbarem Patienten-
schwund zu leiden.

Diesem Trend entsprechend greift man wieder auf ganzheitliche, naturheilkundliche Methoden zurück und stellt fest,
daß diese erstaunlich effizient sind und viele Probleme bei
Schwangerschaft und Geburt einfach und ohne Nebenwirkungen lösen können.

Als die mit Abstand wirkungsvollste und beste Methode
kann hier die Homöopathie genannt werden

Was ist Homöopathie?

Die homöopathische Heilmethode beruht auf dem Ähnlichkeitsgesetz, das schon seit Jahrtausenden in der Volksmedizin seine Anwendung findet. Es wird hier nicht mit dem »Gegenmittel« behandelt, sondern mit einem ähnlichen (abgeschwächten) Reiz, der die Krankheit auch auslösen kann. Man denke z. B. nur daran, daß Erfrierungen nicht mit Hitze, sondern zuerst mit Kälteanwendungen (Schnee einreiben) behandelt werden, Er*kält*ungsanfälligkeit behandelt man mit kalten Wasseranwendungen. In der Geschichte der Medizin finden sich noch viele andere Beispiele von Anwendungen des Ähnlichkeitsgesetzes.

Es blieb aber dem deutschen Arzt Samuel Hahnemann (1755–1843) vorbehalten, dieses Gesetz für die Heilkunde wiederzuentdecken. Er entwickelte daraus in 50jähriger Forschungsarbeit eine sehr brauchbare Heilmethode, die er Homöopathie nannte, was frei übersetzt »ähnliches Leiden« bedeutet. Sie eignet sich sehr gut zur Behandlung von akuten Krankheiten, ihre wahre Domäne ist aber die erfolgreiche Behandlung von chronischen Leiden, wo ihr keine andere Therapieform gleichkommt.

Der homöopathische Arzt wählt das richtige Heilmittel nach dem Ähnlichkeitsgesetz aus. Er verabreicht dem Kranken jene Arznei, die bei der Prüfung an einem Gesunden schon einmal eine ähnliche Krankheit hervorrufen konnte. Die zu heilende Krankheit (in der Gesamtheit der Symptome) muß der am Gesunden ausgelösten »Prüfungskrankheit« möglichst ähnlich sein.

Hahnemann hat herausgefunden, daß die Arzneiwirkung gesteigert werden kann, wenn man die Heilmittel verdünnt und dabei (sehr wichtig!) verreibt oder verschüttelt, was als Potenzieren bezeichnet wird.

Bis heute gibt es mehrere tausend Arzneien aus dem Pflanzen-, Mineral- oder Tierreich sowie aus Krankheitsstoffen hergestellte Mittel (Nosoden).

Die homöopathische Methode kennt keine Tierversuche (wohl aber Anwendung in der Tiermedizin) und wegen der hohen Verdünnung gibt es praktisch keine giftartigen Nebenwirkungen. Dennoch sollten homöopathische Arzneien nicht wahllos und ohne ärztliche Verordnung eingenommen werden. Unkontrollierte und unsachgemäße Einnahme von homöopathischen Mitteln kann zu einer Blockierung der Selbstheilungskraft des Organismus führen. Es kann sein, daß danach auch ein gut angezeigtes Mittel nicht mehr wirkt, weil der Körper nicht mehr reagiert.

Obwohl die Wirkung der Homöopathie in der Praxis eindeutig beobachtet werden kann, neigen viele Schulmediziner noch immer dazu, diese ohne weitere Nachprüfung zu negieren, da das System der Homöopathie in keine der Theorien paßt, die sie während ihrer Ausbildung gelernt haben.

Für die menschliche Existenz sind Schwangerschaft, Geburt, Wochenbett und Stillzeit so eminent wichtige Phasen, daß sie vom Organismus von Natur aus durch eine besondere Konzentration und Erhöhung der Lebenskraft geschützt werden. Es ist daher verständlich, warum gerade unter diesen besonderen Umständen eine Methode, welche gewissermaßen die »beabsichtigte Wirkrichtung der Natur« noch zusätzlich unterstützt, so gut wirkt.

Ein Gradmesser für den Gesundheitszustand einer Frau ist, daß bei Schwangerschaft, Geburt, Wochenbett und Stillperiode keine schweren Komplikationen auftreten. Besitzt eine Frau diesen guten »Grundzustand«, so sind Gesundheitsstörungen, so sie überhaupt auftreten, meist mit dem richtig gewählten homöopathischen Mittel zu beheben.

Schwere Komplikationen bei Schwangerschaft und Geburt sind Zeichen eines chronischen Leidens der Mutter (des Vaters) und können durch rechtzeitige homöopathische Behandlung vermieden werden.

Schwere Schwangerschaftskomplikationen, wie Fehlgeburtsneigung, chronische Nierenentzündungen, Eiweiß im Harn mit Bluthochdruck, Zuckerkrankheit, schwere chronische Scheidenentzündungen, übermäßige Übelkeit, Ohnmachten, Depressionen, Venenentzündungen, Wachstumsstörungen des Kindes, Fehllagen, Nabelschnurumschlingung,

Neigung zu schweren Geburten, schwere Wochenbettdepression, Erkrankungen in der Stillzeit etc. sind Ausdruck einer chronischen Belastung der Mutter (oder des Vaters) – auch wenn sie bei den Großeltern vorkommen – und müssen rechtzeitig von einem speziell ausgebildeten homöopathischen Arzt behandelt werden, am besten noch vor einer Schwangerschaft, spätestens aber zu Beginn.

Es ist ganz erstaunlich, welche Langzeiterfolge man mit einer korrekten homöopathischen Behandlung für Mutter und Kind erzielen kann, und es ist sicher, daß die Homöopathie die Medizin der Zukunft sein wird.

Was schaden kann

Keinesfalls dürfen bei solchen chronischen Leiden irgendwelche Mittel nach wohlfeilen Indikationslisten gegeben werden, nicht selten von Laien verordnet. (Manchmal agieren auch Ärzte, welche die Homöopathie nebenbei betreiben, nur weil sie gerade modern ist, wie Laien.) Grundsätzlich ist jede routinemäßige Verordnung – sehr oft sind das Niederpotenzen in D4 oder D6 in mehrmaliger täglicher Gabe über längere Zeit – ohne genaue Befragung und Aufzeichnung der Symptome potenziell schädlich und daher abzulehnen. Besonders zu warnen ist vor der routinemäßigen Verabreichung von Krankheitsnosoden (wie z. B. Tuberkulin) an Schwangere. Man schadet der Patientin, dem Kind und obendrein noch dem guten Ruf der Homöopathie. Hier gilt der Satz, daß ein schlechter Homöopath gefährlicher ist als ein guter Schulmediziner.

Auswahl eines homöopathischen Arztes

Nur ein Arzt, der sich ausschließlich der Homöopathie widmet, wird imstande sein, chronische Krankheiten auszuheilen. Man sollte keine Ärzte konsultieren, die nebenbei eine Kassenordination betreiben.

Der Zeitaufwand für die Erstordination sollte mindestens zwei Stunden sein. Es darf immer nur ein einziges Mittel verabreicht werden (meist als Hochpotenz in Einmalgabe), dessen Wirkung dann in weiteren Kontrollen genau beobachtet und dokumentiert wird. Ohne Einmalgaben von Hochpotenzen ist die Heilung von chronischen Krankheiten nicht möglich. Die tägliche Verordnung von Niederpotenzen, die auch heute noch gelegentlich praktiziert wird, stellt eine veraltete Methode dar, die Hahnemann selbst in seiner Frühzeit anwandte, diese bald wieder wegen Wirkungslosigkeit bei chronischen Krankheiten verließ.

Die rechtzeitige Behandlung nützt Mutter und Kind

Die Behandlung dieser chronischen Leiden (auch des Vaters, wenn nötig) sollte möglichst schon vor einer Schwangerschaft begonnen werden. Sie hat zusätzlich eine positive Wirkung auf das Kind, weil chronische Belastungen von der Mutter nicht mehr auf das Kind übergehen. Sind beide Eltern (und deren Vorfahren) frei von chronischer Krankheit, so dürften bei normalen Lebensbedingungen keine schweren Komplikationen bei Schwangerschaft und Geburt auftreten. Leichte Belastungen sollten dann mit Akutmitteln zu beherrschen sein, die auch von speziell ausgebildeten Hebammen in Absprache mit einem hompöopathischen Arzt verabreicht werden dürfen. Keinesfalls sollten jedoch Laien selbständig Arzneien verordnen oder einnehmen.

Einnahme der Arzneien

Die empfohlenen Potenzen sind C 30 oder C 200 (die C 200 sollte in der Schwangerschaft nicht überschritten werden), wobei die C 200 etwas schneller wirkt. Die Einnahme der sorgfältig ausgewählten Arznei erfolgt als Einmalgabe von fünf Globuli (Milchzuckerkügelchen), die unter der Zunge zergehen sollen. Eine Viertelstunde vorher und nachher sollte man nichts essen, nicht Zähne putzen und außer Wasser nichts trinken. (Bei sehr akuten Zuständen gilt das nicht so streng.) Ist das Mittel richtig gewählt, so genügt eine Einmalgabe. Es stellt sich nach angemessener Zeit eine Besserung ein, wobei die Regel gilt, daß sehr akute Beschwerden schnell – innerhalb von Stunden – eine Besserung zeigen sollten, weniger akute Beschwerden länger – bis zu einigen Tagen – brauchen können. Vor einer Besserung kann es auch zu einer sogenannten homöopathischen Erstverschlimmerung kommen, was immer ein gutes Zeichen ist. Man unterscheidet eine solche Reaktion, die ein Vorbote der Heilung ist, von einer gewöhnlichen Verschlechterung der Krankheit dadurch, daß eine Erstverschlimmerung nur kurz dauert und eigenartigerweise vom Kranken als sinnvoll und nicht bedrohlich empfunden wird. Bei sehr akuten Zuständen gibt es keine Erstverschlimmerung durch homöopathische Mittel.

Die gleichzeitige Anwendung von anderen Arzneien (das gilt auch für andere homöopathische Mittel, Bach-Blüten etc.), Kräutertees und stark riechenden Mitteln (z. B. Aromatherapie, Einreibungen bei Husten) wird auch bei Akuterkrankungen die Wirkung der homöopathischen Arznei stören.

Lagerung der Arzneien

Die homöopathischen Arzneien verlieren ihre Wirkung, wenn man sie über Körpertemperatur hinaus erhitzt (z. B. bei Sonnenhitze im Auto, immer in der Kühltasche aufbewahren!) oder einer starken Strahlung aussetzt (z. B. in der Nähe von Elektrogeräten wie Mikrowellenherd, Trafo im Spiegelschrank, Radio, TV und Mobiltelefon). Die Arzneien sollte man lichtgeschützt und nicht neben anderen Arzneimitteln, insbesonders stark riechenden, aufbewahren. Homöopathische Mittel muß man auf Flugreisen bei sich tragen, um sie nicht der Röntgenstrahlung bei der Gepäckkontrolle auszusetzen. Der Metalldetektor bei der Personenkontrolle schadet nicht.

Zusammenfassung

Die Homöopathie bietet sich hervorragend als ganzheitliche Behandlungsmethode bei Gesundheitsstörungen in Schwangerschaft, Geburt, Stillperiode und für den Säugling an. Bei zu erwartenden schweren Komplikationen, die immer Zeichen einer chronischen Krankheit der Mutter (des Vaters) sind, muß unbedingt rechtzeitig mit einer homöopathischen Kur begonnen werden.

Mittel, die man auf jeden Fall für die Geburt bereithalten sollte

Für die Geburt, bei der keine Komplikationen zu erwarten sind, empfehle ich, sich folgende vier Mittel rechtzeitig zu besorgen und bereitzuhalten: Arnica C 200, Caulophyllum C 200, Aconit C 200 und Chamomilla C 200.

Arnica C 200 –Bergwohlverleih
Unmittelbar vor oder nach der Geburt einmalig fünf Globuli unter der Zunge zergehen lassen. Hilft bei der raschen und schmerzarmen Heilung der »Geburtswunde«. Verhindert übermäßige Blutungen und lindert die Schmerzen bei den Nachwehen. Dieses Mittel kann ausnahmsweise bei ungenügender Wirkung als Einmalgabe wiederholt werden.

Diese Arznei ist außerdem sehr wirksam bei jeder Verletzung (innere und äußere), besonders nach Quetschung, Schlag, Stoß, Fallen, Gehirnerschütterung, wenn blaue Flecken entstehen, oder wenn man eine große Beule vermeiden oder rasch verkleinern will. Nach einem Schlag auf die Nase wird durch Arnica 200 die Blutung gestillt, ebenso allgemein zur Blutstillung bei Weichteilverletzungen, nach Knochenbrüchen oder Verrenkungen. Selbstverständlich muß der Verletzte auch nach den Regeln der Ersten Hilfe versorgt werden (Arzt!).

Besonders bewährt hat sich *Arnica* auch bei Operationen und Zahnextraktionen (eine Einmalgabe kurz davor oder danach). *Arnica* kann ausnahmsweise auch ohne Rücksprache genommen werden.

Caulophyllum C200 – Blauer Hahnenfuß
Einmalig fünf Globuli unter der Zunge zergehen lassen. Hat sich bewährt bei Wehenschwäche oder wenn die Wehen wegen der langen Dauer der Entbindung nachlassen. Bei ungerichteten »falschen« Wehen unterbindet *Caulophyllum* die falschen und entwickelt die *echten* Wehen.

Aconit C200 – Sturmhut
Einmalig fünf Globuli unter der Zunge zergehen lassen.
Sollte plötzliche Angst bei der Geburt auftreten, und die Gebärende ist nicht zu beruhigen, ist *Aconit* sehr wirkungsvoll.

Chamomilla C200 – Kamille
Einmalig fünf Globuli unter der Zunge zergehen lassen.
Wenn die Geburtsschmerzen unerträglich sind, und keine medizinischen Ursachen dafür gefunden werden können, sollte *Chamomilla* gegeben werden.

Homöopathie während Schwangerschaft, Geburt, Wochenbett und Stillzeit
Dr. med. Rosemarie Hebenstreit

Magen-Darm-Beschwerden

Übelkeit, Erbrechen, Verdauungsstörungen

Sepia (Flüssigkeit, die vom Tintenfisch zur Tarnung ausgestoßen wird)
Sepia ist eines der wichtigsten Mittel in der Konstitutionsbehandlung und hat seinen Schwerpunkt im gynäkologischen Bereich.
Die *Sepia*-Übelkeit besteht bereits morgens bei nüchternem Magen. Der Anblick, Geruch, ja sogar das Denken an Speisen, rufen Brechreiz hervor. Andererseits existiert aber

auch ein Gefühl von Leere und Schwäche im Magen mit dem Bedürfnis, immer wieder zu essen. Fleisch, fette Speisen, Milch werden nicht vertragen. Eine Empfindung von Schwere und Schlaffsein kann im gesamten Körper und auch im Gemüt als Antriebslosigkeit auftreten. Sie und alle anderen Beschwerden werden durch anstrengende körperliche Tätigkeit gebessert. Oft ist oder war die Patientin sehr sportlich. Die Menstruation kam immer etwas zu spät und war von Schmerzen begleitet, die von der Gebärmutter nach unten drängen. Während der Schwangerschaft tritt häufig Verstopfung auf. Übelkeit und Erbrechen dauern oft über die ersten drei Monate hinaus. Auch gelbliche oder braune Pigmentierung im Gesicht und zwischen Nabel und Scham (*Chloasma uterinum*) treten auf.

Nux vomica (Brechnuß)

Häufiger gebraucht von Männern, ist *Nux vomica* doch ein bewährtes Mittel für Übelkeit, Aufstoßen oder Sodbrennen während der Schwangerschaft.

Grundzüge sind Reizbarkeit und Verlangen nach Reizen (wie Kaffee, Zigaretten, Alkohol, aber auch Beschäftigung, vgl. »workaholics«). Die Reizbarkeit besteht im Gemütsbereich (man wird leicht ärgerlich) und körperlich gegen alle äußeren Eindrücke wie Licht, Geräusche, Musik, Gerüche usw. Man reagiert darauf mit krampfhafter Verspannung, und so entstehen das Aufstoßen, Sodbrennen, Erbrechen (vor allem ein bis zwei Stunden nach dem Essen) und die spastische Verstopfung. Die Magengegend ist druckempfindlich. Übelkeit wird durch Erbrechen erleichtert. Durch kurzen Schlaf kann in allen Bereichen Besserung eintreten.

Nux Moschata (Muskatnuß)

Es herrscht Übelkeit und Völlegefühl im Magen, als ob jede Speise sich in Gas auflöst. Sowohl in der Schwangerschaft als auch zur Menstruationszeit tritt eine ungewöhnliche Schläfrigkeit und Schwäche auf, eventuell bis zur Ohnmacht. Häufig ist der Mund deutlich trocken, man hat jedoch trotzdem keinen Durst.

Ignatia (Ignazbohne)

Das Krankheitsbild ist charakterisiert durch widersprüchliche oder wechselhafte Zustände, z. B. Brechreiz, Übelkeit, die während des Essens vergehen, wobei sich feste Nahrung leichter schlucken läßt als flüssige. Weitere Kennzeichen sind Luftschlucken, starker Speichelfluß und ein Pflockgefühl im Hals. Die Betroffene seufzt unwillkürlich. Oft werden die Beschwerden ausgelöst durch Kummer, Kränkung und Ärger. Die Stimmung kann sich rasch ändern.

Ipecuanha (Brechwurzel)

Die Schwangere klagt über ständige Übelkeit, selbst bei leerem Magen. Nicht einmal durch Erbrechen bessert sich der Zustand; nach dem Übergeben tritt Schläfrigkeit auf. Nachvornebeugen verstärkt die Übelkeit. Die Zunge bleibt feucht und ist nicht belegt. Vermehrter Speichelfluß geht mit Ekelgefühl einher. Es handelt sich hier oft um Frauen, die auch während der Menstruation unter heftiger Übelkeit leiden, und deren Periodenblutung heftig und in plötzlichem Schwall auftritt.

Cocculus (Früchte einer vor allem in Indien vorkommenden Schlingpflanze)

An dieses Mittel ist zu denken, wenn bereits Geschwister da sind. Die jetzt wieder schwangere Mutter ist durch den chronischen Schlafmangel nervös, überreizt, erschöpft, ja sogar paradoxerweise trotz Müdigkeit schlaflos.

Die morgendliche Übelkeit ist von Schwindel begleitet. Die Schwangere hat das Gefühl, als ginge die Übelkeit vom Kopf aus. Jede Bewegung des Kopfes verschlimmert den Zustand, ebenso wie der Aufenthalt im Auto, Schiff oder Flugzeug. Auch der Anblick und Geruch von Speisen verursachen Übelkeit. Ein Gefühl von Leere, Hohlheit in Kopf oder Magen tritt auf. Verstopfung, Blähungen und/oder Afterkrampf sind ebenfalls Krankheitsbilder, die auf Anwendung von *Cocculus* hinweisen.

Colchicum (Herbstzeitlose)

Die Schwangere ist äußerst geruchsempfindlich und wird

oft von Ekel erfaßt. Übelkeit und Erbrechen machen ihr das Leben schwer. Auffällig ist ihr reichlicher Speichelfluß, der bitter schmeckt. *Colchicum* ist auch ein wichtiges Gicht- und Rheumamittel.

Pulsatilla (Küchenschelle)

Ähnlich wie *Sepia* ist *Pulsatilla* ein häufig eingesetztes Mittel in der Konstitutionsbehandlung mit breitgefächerter Indikation. Vom Ausfluß bei kleinen Mädchen über die verspätete erste Periodenblutung, zahlreiche Menstruationsbeschwerden, Unfruchtbarkeit und Wehenschwäche, Stillproblemen bis zu Beschwerden in den Wechseljahren kann dieses Mittel erfolgreich eingesetzt werden, wenn die Art der Beschwerden *Pulsatilla*-Charakter besitzen.

Zentrales Thema ist die Wechselhaftigkeit der Leiden und auch der Stimmungen. So kann sich z. B. die Menstruationsblutung in Rhythmus, Stärke und Schmerzen ständig ändern, ebenso der Appetit, der Stuhlgang usw.

Pulsatilla eignet sich besonders für Frauen, die sanftmütig, anpassungsfähig, manchmal auch entscheidungsschwach sind. Sie verlangen oft nach Gesellschaft; ihr Zustand bessert sich durch Trost.

Auffallend ist auch das fehlende Durstgefühl. Übelkeit und Aufstoßen treten durch fette Speisen, Schweinefleisch und Eis auf. Die typische *Pulsatilla*-Frau friert leicht, braucht aber trotzdem ständig frische Luft. Sämtliche Absonderungen der Schleimhäute (z. B. Schnupfen, Ausfluß) sind dick, mild und gelb.

Tabacum (nicht fermentierte Blätter der Tabakpflanze)

Typische Beschwerden, die an die Verwendung von *Tabacum* denken lassen, sind Übelkeit mit Speichelfluß, Schwindel, Würgen und Erbrechen. Kalte Haut und kalter Schweiß sind weitere Kennzeichen. Die Schwangere fühlt sich elend und leidet unter großer Schwäche und Ohnmachtsgefühl. Sie will sich trotz Kältegefühl nicht zudecken. Besserung tritt durch Erbrechen, Harnlassen, Stuhlgang und frische Luft ein.

Sodbrennen

Nux vomica

Aufstoßen und Sodbrennen ein bis zwei Stunden nach dem Essen machen der Schwangeren zu schaffen. Sie leidet unter einem sauren oder bitteren Geschmack im Mund. Ihre Magengegend ist auch äußerlich sehr empfindlich. Sie ist übersensibel und reizbar.

Capsicum (spanischer Pfeffer)

Man spürt ein Brennen vom Magen bis in den Mund herauf. Es treten Schmerzen auf, bei denen sich der Hals beim Schlucken und noch stärker beim Nichtschlucken wie entzündet anfühlt. Trotz brennender Empfindung kommt es zu einem Kältegefühl im Magen. Die Schwangere erträgt äußere Kälte nicht und fröstelt nach jedem Trinken. Weitere Merkmale sind: Durst nach Stuhlgang, Afterbrennen, Hämorrhoiden.

Tabacum

Die Frau wird von krampfartigem Aufstoßen, kaltem Schweiß, Schwindel und Ohnmachtsgefühlen geplagt.

Robinia (Robinie oder falsche Akazie)

Dieses Mittel hat eine spezielle Wirkung auf den Magen. Es tritt eine ausgeprägte Übersekretion von Magensäure mit Sodbrennen vor allem nach dem Niederlegen auf. Saure Flüssigkeit macht die Zähne »stumpf«.

Pulsatilla

Sodbrennen tritt hier bei Speisen auf, die vor der Schwangerschaft gut vertragen wurden, insbesondere aber nach fetten, gehaltvollen Lebensmitteln (Cremetorten, Eis, Sahne). Der Zustand verschlimmert sich im Sitzen und Liegen und bessert sich beim Spazierengehen oder anderen Beschäftigungen.

Blähungen

Nux vomica

Die Schwangere leidet unter »zwickenden« Blähungen mit krampfartigen Schmerzen und Verstopfung. Ihr Verdauungstrakt reagiert sensibel auf Medikamente, auf Durcheinanderessen, auf Reiz- und Genußmittel (obwohl starkes Verlangen danach besteht) und auf Streß. Durch den Abgang von Winden und Stuhl bessert sich der Zustand.

China (Chinarindenbaum)

Der gesamte Bauch ist aufgebläht. Die Frau muß oft aufstoßen, ohne daß der Zustand dabei besser wird.

An *China* ist vor allem dann zu denken, wenn den Beschwerden ein lang andauernder oder heftiger Flüssigkeitsverlust vorangegangen ist: Durchfall, Erbrechen, Absonderung von Schleimhäuten, Blutungen, Erkrankungen mit viel Schwitzen, starke oder zu häufige Periodenblutungen, langes Stillen, chronischer Ausfluß. Dieser Säfteverlust kann einen Zustand großer Schwäche mit nervöser Überempfindlichkeit und wiederum Neigung zu Schwitzen auslösen. Licht, Lärm, Gerüche, Berührung und kalte Luft werden nicht ertragen; selbst die Haarwurzeln schmerzen beim Kämmen.

Blähende und saure Speisen, Milch, Fett und Obst erzeugen Blähung und Koliken. Weder Aufstoßen noch Windabgang erleichtern. Ebensowenig bessert sich auch die Erschöpfung durch Ruhe, Schlaf oder Essen.

Weitere Kennzeichen, die an *China* denken lassen: Neuralgischer Zahnschmerz bei Stillenden, bitterer Mundgeschmack, Herzklopfen bei jeder Bewegung, Mutlosigkeit und Ängstlichkeit. Bei regem Gedankenandrang und überaktiver Phantasie fühlt sich die Schwangere körperlich schwach.

Lycopodium (Bärlapp)

Es kommt, meist am späten Nachmittag und frühen Abend (zwischen 16 und 20 Uhr), zu Blähungen im Unterbauch. Die Frau erträgt keine Gürtel und keine enganliegende Kleidung. Sie hat großen Appetit, ist aber nach wenigen Bissen satt. Die

Schwangere hat starkes Verlangen nach Süßigkeiten. Ihr Zustand verschlimmert sich durch das Essen von Zwiebeln, Knoblauch und Hülsenfrüchten. Nach dem Essen wird sie von Müdigkeit erfaßt und hat in der Lebergegend Schmerzen. Nächtlicher Hunger und Durst rauben ihr den Schlaf. Der Stuhl ist zuerst klumpig, dann weich.

Lycopodium ist eines der »großen« und häufig gebrauchten Mittel; es ist umso erfolgreicher, je mehr die Gesamtheit der Symptome dem Arzneimittelbild entspricht.

Sepia
Blähungen und Verstopfung mit Schweregefühl, Nachuntendrängen der Beckenorgane und des Enddarms plagen die Schwangere. Ein Ballgefühl im Enddarm stellt sich ein. Die Schwangere ist reizbar und verschlossen. Durch anstrengende Bewegung (Laufen, Tanzen, Schwimmen) tritt Besserung ein.

Venöse Beschwerden

Hämorrhoiden

Pulsatilla
Die Hämorrhoiden sind blind oder blutend mit einem Gefühl der Wundheit; Linderung tritt durch kalte Anwendungen und Bewegung ein.

Sepia
Sepia eignet sich zur Behandlung von Hämorrhoiden, die hervorquellen, die stechen und ein Ballgefühl im Enddarm erzeugen. Auch bei Mastdarmvorfall ist an *Sepia* zu denken.

Aesculus (Roßkastanie)
Die Hämorrhoiden bluten kaum oder gar nicht, verursachen aber heftige, wie mit Nadeln stechende Schmerzen.

Collinsonia (Grießwurzel)
Die Hämorrhoiden werden durch Verstopfung mit harten voluminösen Stühlen verursacht und gehen mit Krampfadern im Scheidenbereich einher.

Paeonia (Pfingstrose)

Diese Arznei ist angezeigt, wenn die Hämorrhoiden groß und purpurrot sind, wenn sie stark hervortreten, entzündet und nässend sind. Aftereinrisse und heftige, wie von Splittern verursachte Schmerzen machen der Schwangeren zu schaffen.

Aloe (Aloe)

Traubenartige Hämorrhoiden mit Blutungen und brennend-stechendem Schmerz treten auf. Das Schmerzgefühl wird durch kalte Umschläge gelindert. Oft geht die Hämorrhoiden mit einem Gefühl von Unsicherheit im After einher: Bei Winden oder beim Urinieren geht unwillkürlich Stuhl ab.

Nux vomica

Die Hämorrhoiden werden durch spastische Verstopfung, die wiederum auf Bewegungsmangel, Streß und falsche Ernährung zurückzuführen ist, ausgelöst.

Krampfadern

Pulsatilla

Die Varizen (Krampfadern) haben die Form eines netzartigen Geflechts und entstehen bzw. treten durch die Schwangerschaft vermehrt auf. Schwere Beine und ziehende Schmerzen werden durch das Herunterhängenlassen der Beine und durch Hitze verschlimmert. Eventuell treten auch andere *Pulsatilla*-Beschwerden auf.

Sepia

Sepia ist eines der Hauptmittel für venöse Stauungen, daher auch ein Varizenmittel. Charakteristik siehe bei anderen Sepiabeschwerden.

Hamamelis (Virginische Zaubernuß, Hexenhasel)

Die Varizen, die in Form von »Paketen« auftreten, sind sehr empfindlich und schmerzhaft. Sie entzünden sich leicht, und es treten spontane punktförmige Blutungen durch hohe Verletzbarkeit auf.

Calcium fluoricum (Flußspat)

Dabei handelt es sich um ein wichtiges Mittel für das gesamte Bindegewebe. Es wirkt tonisierend auf erschlaffte elastischen Fasern.

Besondere Merkmale, bei denen diese Arznei hilft, sind: Die Varizen jucken; es kommt zu nächtlichen Wadenkrämpfen, Schwangerschaftsstreifen, brüchigen Nägeln, hypermobilen Gelenken, Fersensporn und anderen Exostosen (Verknöcherungen).

Lachesis (Gift der Buschmeisterschlange)

Grundzüge dieses »großen« Mittels sind die leichte Erregbarkeit und die Unverträglichkeit jeglicher Einengung, sei sie nun geistiger, psychischer oder körperlicher Natur. Alles bessert sich durch Ingangkommen von Absonderungen (vom Redefluß bis zum Menstruationsfluß). *Lachesis* wird daher häufig bei prämenstruellen Beschwerden gebraucht, wenn das Einsetzen der Periode diese Beschwerden deutlich bessert. Auch der Wechsel (Menopause) mit dem Aussetzen der Blutungen kann für *Lachesis*-Frauen sehr unangenehm verlaufen, weil sie möglicherweise unter Hitzewallungen, verbunden mit Schweißausbrüchen und Beklemmungsgefühlen, die mit Frieren abwechseln, leiden.

Erkrankte Körperstellen verfärben sich blaurot, auch die Umgebung der sehr empfindlichen Krampfadern. Hitze und auch nur leichte Berührung sind unerträglich. Die Varizen neigen zu Entzündungen.

Eine Verschlimmerung des Krankheitsbildes tritt durch Schlaf, bzw. am Morgen nach dem Schlaf ein. Alle Beschwerden betreffen mehr die *linke* Körperhälfte, oder sie beginnen links und wandern dann nach rechts.

Bei Schmerzen und Zysten am *linken* Eierstock ist *Lachesis* ebenfalls in Erwägung zu ziehen.

Verletzung durch die Geburt

Arnica (Bergwohlverleih)
  Arnica ist das Verletzungsmittel Nummer eins, besonders wenn die Verletzung durch stumpfe Gegenstände erfolgte (eine Rißquetschwunde oder die Geburtswunde der Frau).
  Die Blutung tritt weniger nach außen, vielmehr verteilt sie sich im Gewebe (blauer Fleck, Hämatom) und verursacht den typischen Schmerzcharakter »wie zerschlagen«.

Staphysagria (Rittersporn)
  Diese Arznei ist spezialisiert auf Schnittwunden, wie sie durch eine Episiotomie oder andere Operationen entstehen.

Nachwehen

Arnica
  Das für *Arnica* typische Gefühl ist der »Wie-zerschlagen«-Schmerz. Haben nach einer lang dauernden traumatischen Geburt die Nachwehen diesen Schmerzcharakter, wird *Arnica* helfen.

Caulophyllum (Frauenwurzel)
  Ein Gefühl großer Erschöpfung hält im Wochenbett noch lange an und wird von krampfartigen Schmerzen im kleinen Becken begleitet. Dunkle, verlängerte Nachblutungen treten auf. Nervöse Überreizung beeinträchtigt das Wohlbefinden.

Cimicifuga (Wanzenkraut)
  Krampfartige oder schießend-reißende Schmerzen, wie von elektrischen Schlägen, ziehen im Becken von einer Hüfte zur anderen hin und her. Die Schmerzen beginnen im Rücken und strahlen zu den Hüften und in die Oberschenkel aus. Die Frau im Wochenbett ist voller Angst, dabei unruhig und geschwätzig.

Sepia
  Die Nachwehen äußern sich mit typischem nach unten drängendem Schmerz. Die Frau hat das Bedürfnis, allein gelassen zu werden.

Pulsatilla

Die Nachwehen können wie alle Pulsatillabeschwerden in Stärke und Art des Auftretens (z.B. einmal durch Stillen ausgelöst, dann wieder nicht usw.) abwechseln. Die Frau weint oft, vor allem, wenn sie nach ihrem Befinden gefragt wird. Tröstet man sie, kann sie diese Zuwendung gut annehmen und sogar ihren Schmerz vergessen.

Nux vomica

Heftige krampfartige Nachwehen, eventuell mit Stuhldrang vor und während der Blutung , treten auf. Der Schmerz macht die Frau ungeduldig und reizbar (siehe auch andere Nux-vomica-Beschwerden).

Chamomilla (Kamille)

Krampfartige Schmerzen werden als unerträglich empfunden und lösen bei der betroffenen Frau Wutanfälle aus. Sie will nicht berührt werden und ist, trotz der ihr angebotenen Hilfe, unzufrieden.

Colocynthis (Koloquinte, ein Kürbisgewächs)

Heftiger krampfartiger Schmerz tritt in Wellen auf; dazwischen besteht Schmerzfreiheit. Die Frau krümmt sich zusammen und drückt mit beiden Fäusten gegen den Bauch, was die Schmerzen lindert.

Dioscorea (Yamswurzel)

Im Bauch herrscht ein ständiger, dumpfer Schmerz, der zeitweilig scharf und heftig wird und sich durch Nachhintenbeugen bessert.

China

China hilft bei Nachwehen mit starker, verlängerter Blutung und darauf folgender Schwäche und Reizbarkeit (siehe auch Blähungen).

Harninkontinenz

Arnica

Diese Arznei sollte nach einer schwierigen Geburt genommen werden, wenn das Geburtstrauma Ursache für die Harninkontinenz war.

Causticum

Wenn es zu Harnverlust bei Husten, Lachen und Niesen kommt, ist *Causticum* die richtige Arznei. Beim Urinieren setzt der Harnstrahl aus und die Frau muß lange warten, bis der Urin fließt. Die Harnröhre fühlt sich wie taub an; die Frau spürt den Harnabgang nicht.

Pulsatilla

Häufiger Harndrang und Harnverlust beim Gehen, Sitzen, Husten machen der Frau zu schaffen. Harnverlust tritt ein, wenn der Drang unterdrückt wird und Winde abgehen. Sobald die Frau auf dem Rücken liegt, verspürt sie das Bedürfnis, auf die Toilette zu gehen.

Sepia

Hier kommt es zu Harnverlust beim Stehen, Husten und wenn die Aufmerksamkeit intensiv auf andere Dinge konzentriert ist. Zu achten ist, wie immer bei Sepia, auf das Schweregefühl und das Abwärtsdrängen der Beckenorgane. Oft stehen und sitzen diese Frauen deshalb mit überkreuzten Beinen.

Beginnende Brustwarzenentzündung *(Mastitis)*

Mit dem passenden homöopathischen Mittel muß bei einer akuten Erkrankung wie der Mastitis innerhalb einiger Stunden eine deutliche Erleichterung eintreten. Ist dies nicht der Fall, muß ein anderes Mittel gewählt werden. Da es bei dieser Entzündung auch zur Abszeßbildung kommen kann, ist professionelle Hilfe angeraten.

Belladonna (Tollkirsche)

Belladonna ist eines der wichtigsten Mittel für die beginnende Entzündung, wo immer sie auftritt. *Belladonna* paßt zu hellroter Schwellung mit Hitze und pulsierenden Schmerzen. Die Brust ist sehr empfindlich bei Berührung und Erschütterung. Abends und nachts tritt eine Verschlimmerung ein.

Fieber tritt auf und steigt hoch an. Der Kopf ist hochrot und heiß, während die Hände und Füße kalt sind. Die Pupillen sind weit, der Blick wirkt starr.

Trotz des Fiebers tritt wenig Schweiß auf, die Haut fühlt sich samtartig an. Es besteht mäßiger Durst auf kaltes Wasser oder Fruchtsäfte. Der Schlaf ist unruhig, begleitet von schweren Träumen und Fieberphantasien.

Bryonia (Zaunrübe)

Eine Entzündung, die mit *Bryonia* behandelt werden soll, entwickelt sich langsamer als die *Belladonna*-Entzündung. Auch hier ist die Brust rot, geschwollen und heiß, der Schmerz hat jedoch stechenden Charakter. Die Brust ist sehr empfindlich bei leichter Berührung und jeglicher Bewegung; fester Druck ist jedoch angenehm. Daher besteht das Verlangen, einen fest sitzenden BH zu tragen oder beim Liegen in Seitenlage auf der betroffenen Seite zu liegen. Die Brust ist schwer und hart. Verschlimmerung tritt morgens ein. Es besteht heftiger Durst nach kaltem Wasser. Die Frau ist während der Erkrankung ärgerlich und abweisend.

Phytolacca (Kermesbeere)

Dieses Mittel ist hilfreich, wenn die Mastitis bei »schwergehenden« Brüsten auftritt. Die Frau hat zuwenig und zu dicke Milch. Der Schmerz strahlt beim Saugen des Babys über den ganzen Körper aus. Die Schwellung ist hart und knotig und oft von Rissen im Bereich der Brustwarze begleitet.

Rissige Brustwarzen

Phytolacca
Siehe Brustentzündung

Rathania
Hier handelt es sich um ein »kleines« bewährtes Mittel für Risse der Brustwarzen, Afterrisse und Hämorrhoiden.

Croton tiglium
Die Frau leidet unter Rhagaden (kleine Einrisse in der Haut) mit ziehenden Schmerzen von der Brustwarze nach hinten in den Rücken, sobald sie das Kind anlegt.

Castor equi
Die ganze Brustwarze ist gerötet, trocken und wund. Tiefe, schmerzhafte Risse machen das Stillen zur Qual. Anfallsartiges Jucken in den Brüsten wird durch Reiben und Kratzen erleichtert.

Graphites (Reißblei)
Dies ist ein Mittel für Menschen, die allgemein zu trockenen Ekzemen neigen. Bekommen die Ausschläge Risse, dann sondern diese ein dickes honiggelbes Sekret ab. Bevorzugte Stellen sind Gelenkbeugen, Augenlider, Mund, Nase, Ohren, Brustwarzen und After.

Borax
Das Mittel ist vor allem bei Aphten (kleinen Geschwüren) im Bereich der Mundhöhle und auch an der Brustwarze indiziert. Es hat ein auffallendes Brustsymptom, weshalb es hier erwähnt werden soll. Borax hilft auch, wenn beim Stillen die gegenüberliegende Brust schmerzt. Die Milch ist dick und fließt reichlich.

Geburtsgeschwulst

Arnica
Entsteht durch eine lang andauernde Geburt ein ausgedehntes Hämatom, ist *Arnica* das Mittel der Wahl.

Koliken der Säuglinge und Milchunverträglichkeit

Chamomilla (Kamille)

Für den *Chamomilla*-Schmerz ist kennzeichnend, daß er als unerträglich empfunden wird. Die Babys weinen zornig mit hochrotem Gesicht und strampeln wild. Nur auf dem Arm getragen, kommen sie etwas zur Ruhe. Die Blähungsschmerzen sind eventuell begleitet von wäßrig-schleimigen, grünen Stühlen, die nach faulen Eiern riechen.

Wärme bessert die Bauchschmerzen, ansonsten wird Hitze nicht gut vertragen..

Chamomilla hilft auch bei Zahnungsproblemen, vor allem, wenn das sonst ausgeglichene Kind plötzlich launisch und wütend wird. Treten während der Zahnung Fieber und Durchfälle auf und ist die betroffene Backe hochrot, wird *Chamomilla* helfen.

Colocynthis

Colocynthis ist, ähnlich wie *Chamomilla*, angezeigt bei heftigen, schneidenden Schmerzen, die von zornigem Schreien begleitet werden. Sie sollten immer dann an *Colocynthis* denken, wenn starker Druck die Schmerzen bessert. Das Baby fühlt sich z.B. am wohlsten, wenn es mit dem Bauch nach unten übers Knie gelegt wird, oder man drückt ihm seine Beinchen gegen den Bauch oder massiert den Bauch mit einigem Druck.

Magnesium carbonicum

Auch diese Arznei hilft bei heftigen und krampfartigen Schmerzen. Das Baby zieht die Beine an und weint wütend; sein Schweiß riecht säuerlich. Der Bauch ist aufgetrieben, wobei lautes Rumpeln zu hören ist. Der Abgang von Winden verbessert den Zustand. Saures Erbrechen der Brustkinder ist ebenfalls ein Hinweis auf *Magnesium carbonicum*. Wäßrige, saure, hinausschießende Durchfälle quälen den Säugling, der säuerlich riecht. Die Milch geht geronnen und unverdaut wieder ab. Das Baby lehnt die Muttermilch ab.

Nux vomica

Diese Arznei wirkt gegen Koliken bei nervösen Babys mit Neigung zu Verstopfung. Immer wieder drückt das Kind wie beim Stuhlgang, aber ohne Erfolg. Der Stuhl ist klein, kugelförmig, hart und dunkel. Der Säugling ist eher mager und hat einen dunklen Teint. Er erschrickt leicht bei Geräuschen und hellem Licht.

Dioscorea

Dioscorea sollte bei Koliken angewendet werden, bei denen der Säugling Erleichterung empfindet, wenn er sich rückwärts durchstreckt.

Lycopodium

Babys, denen *Lycopodium* helfen kann, sind meist zart und zeichnen sich durch feine Gesichtszüge und häufiges Stirnrunzeln aus. Dadurch wirken diese Babys älter als sie sind.. Sie werden beim Saugen rasch müde und schlafen immer wieder ein. Der Abgang von Winden bessert die Bauchschmerzen nur kurzzeitig. Die Kinder werden von häufigem, quälendem Aufstoßen geplagt. Außerdem besteht eine Neigung zu Verstopfung mit harten, trockenen Stühlen und Schmerzen vor der Entleerung. Die Koliken treten typischerweise zwischen 16 und 20 Uhr auf.

Calcium phosphoricum

Dabei handelt es sich um ein wichtiges Mittel, wenn der Säugling die Muttermilch verweigert. Das Mittel paßt zu schlanken Babys, die schnell wachsen, ängstlich und oft unzufrieden sind. Sie lernen spät laufen und sprechen. Auch die Zahnung tritt später als gewöhnlich ein.

12. Bach-Blüten
Dr. med. Christa Roberts

»Alles Wahre ist einfach« – zu dieser Erkenntnis kam der englische Arzt und Homöopath Dr. Edward Bach, nachdem er jahrelang mit dem Mikroskop in der komplexen Vielfalt der kleinsten lebenden Einheiten, den Mikroorganismen, die Antwort auf seine Fragen gesucht hatte.

Dr. Bach wurde 1886 in England geboren. Nach einem Studium der Medizin vertiefte er sein Wissen, indem er sich der bakteriologischen Forschung zuwandte. Sein tiefster innerer Wunsch war es, den Leidenden und Kranken zu helfen.

Mit großem Einfühlungsvermögen übte er sich in der Kunst des Zuhörens und des Beobachtens und erkannte mehr und mehr seelische Konflikte als häufige Ursachen von Krankheiten.

Als er dann die Lehre Hahnemanns und damit die homöopathische Medizin kennenlernte, wurden seine Theorien bestätigt. Im Londoner Homöopathischen Krankenhaus lag der Schwerpunkt seiner Arbeit in der Erforschung der menschlichen Darmflora. Schon bald konnte er aus der Menge der Darmbakterien sieben große Gruppen herausfiltern. Er fand heraus, daß jede Gruppe dieser Bakterien, wenn sie in der Darmflora eines Patienten überwiegen, einer ganz bestimmten Persönlichkeitsstruktur zugeordnet werden konnte.

Mit dieser Erkenntnis entwickelte er die sieben *Bach-Nosoden*, eine homöopathische Behandlung, die ganz hervorragende Erfolge zeigte. Immer deutlicher wurde es für Dr. Bach, daß Patienten mit ähnlicher emotionaler Problematik stets gut auf die gleichen Nosoden reagierten, ungeachtet ihrer körperlichen Symptome.

Dr. Bachs Liebe zur reinen Natur, das Erkennen der großen Zusammenhänge in der Schöpfung und deren geniale Einfachheit ließen ihn weiter suchen, nach etwas Vollkommeneren, weg von den Bakterien hin zu den wildwachsenden Pflanzen.

Mit seiner hochentwickelten Intuition gelang es ihm, Pflanzen ausfindig zu machen, die seine sieben Nosoden ersetzen bzw. in ihrer Wirksamkeit übertreffen konnten. So fand er 38 verschiedene Pflanzen, aus denen er mittels Sonnenbestrahlung Blütenessenzen herstellte.

Diese Essenzen verabreichte er Patienten, nur bezugnehmend auf ihre emotionale und psychische Situation, ohne auf ihre körperliche Symptomatik einzugehen.

Die Essenzen teilte er in sieben große Gruppen ein. Für Menschen mit Angst, Unsicherheit, Menschen mit ungenügendem Interesse für die Gegenwartssituation, für einsame Menschen, für solche, die gegenüber Einflüssen und Ideen überempfindlich sind, für mutlose und verzweifelte Menschen und schließlich für solche, die um das Wohl anderer allzu besorgt sind.

In seinem Buch »Heal Thyself« – »Heile Dich selbst« – widmet sich Dr. Bach nun der Beziehung Eltern/Kinder und beschreibt die Elternschaft als eines unserer größten göttlichen Privilegien. Eltern zu werden heißt, einer Seele die Möglichkeit zu geben, um ihrer Entwicklung willen in einem physischen Körper auf diese Erde zu kommen und diesem Kind geistige, seelische und körperliche Führung und Fürsorge zu geben.

Eine allgemein anerkannte Erkenntnis ist, daß die meisten psychischen Störungen in den ersten sieben Lebensjahren, vor allem aber im ersten, verursacht werden. Durch frühzeitiges Einsetzen der Blüten können viele manifeste Störungen im späteren Leben verhindert werden.

Gerade in der Schwangerschaft, wo Stimmungslagen oft schneller wechseln oder alte Verhaltensmuster neu auftauchen, können Bach-Blüten schnell und sanft wirkungsvolle Stabilisierung bewirken.

Das Ungeborene kann ganz klar fühlen, in einer sprachlosen Intensität, die es sein ganzes Leben begleiten wird.

Die stärksten Informationen kommen natürlich von der Mutter. So können andauernde Angst, Unsicherheit, Zwiespältigkeit bezüglich der Schwangerschaft, Probleme in der Partnerschaft usw. emotionale Narben im Kind hinterlassen.

Vor und während der Geburt hat sich der Einsatz der *Rescue Remedy*, der Notfall-Tropfen, sehr bewährt. Auch für das Neugeborene ist die Gabe von *Rescue* eine Wohltat nach den Strapazen seiner überstandenen Reise. Oft werden auch dem ersten Badewasser ein paar Tropfen zugesetzt.

Wenn nun aber die Geburt nicht planmäßig abläuft und zusätzliche Eingriffe notwendig werden, wie Kaiserschnitt, Einsatz von Zange oder Saugglocke, künstlich eingeleitete Geburt, Frühgeburt oder Übertragung (das Kind bleibt deutlich mehr als 280 Tage im Mutterleib), kann man jeweils spezifische Blüten nach den daraus resultierenden Gefühlen wie Schock, Angst, Panik, Wut etc. verabreichen. Damit wird den Kindern eine Hilfestellung geboten, die großen emotionalen Belastungen noch einmal gründlich durch- und aufzuarbeiten.

»Behandle die Ursachen – und ein Problem wird gelöst werden. Das Wahre ist einfach«, um Dr. Bach nochmals zu zitieren.

In der Natur hat er unsere größten Helfer gefunden, um uns selbst zu heilen.

13. Aromatherapie –
Düfte, die verzaubern

In diesem Kapitel finden Sie die wichtigsten Rezepte aus der Hebammenpraxis Ilona Schwägerls. Die Kompositionen können bei ihr gekauft werden. Viele Frauen haben aber heute schon Erfahrung mit dem Mischen von Düften, sie haben zu Hause zahlreiche Duftöle und können sich daher ohne viel Aufwand ihre Öle selber mischen. Ilona Schwägerl bietet den Frauen folgende Öle an: Zwei Schwangerschaftsöle, ein Venenöl, ein Dammöl, ein Wochenbettöl und verschiedene Babyöle, die Beschwerden lindern können.

Sowohl beim Kauf als auch beim Selbermischen der Duftöle sollten Sie auf beste und reinste Qualität achten. Nur 100prozentig ätherische Öle entfalten eine gute Wirkung. Billigprodukte dagegen können hier eher schaden als gut wirken.

Schwangerschaftsöle

Hier können Sie zwischen zwei Rezepturen wählen, wobei das erste ein frischer Duft ist, das zweite ein eher herber. Für welchen Sie sich entscheiden, hängt ganz von Ihnen ab.

Rezept 1: 100ml kaltgepreßtes Sesamöl
3 Tropfen Rosenholz
3 Tropfen Neroli
6 Tropfen Grapefruit
3 Tropfen Blutorange
} frischer Duft

Rezept 2: 100ml Sesamöl
3 Tropfen Styrax
3 Tropfen Mimose
3 Tropfen Grapefruit
3 Tropfen Ylang Ylang
} herber Duft

Dammöl

Sehen Sie dazu auch Kapitel »Das Bedürfnis, sich etwas Gutes zu tun«, S. 58.

30ml Basisöl (2/3 Sesamöl, 1/3 Johanniskrautöl)
1 Tropfen bulgarische Rose
1 Tropfen römische Kamille
3 Tropfen Muskatellersalbei
1 Tropfen Karottensamen
1 Tropfen Teebaumöl

Geburtsöl

Diese Mischung können Sie ab der 34. Schwangerschaftswoche bei Kreuzbeschwerden, Mutterband- oder Dehnungsschmerzen der Bauchmuskulatur ein- bis zweimal täglich anwenden. Ebenso geeignet ist es für die Akupressur oder als Beigabe zum Entspannungsbad. Während der Geburtswehen können Sie es dort anwenden, wo es am meisten schmerzt (Kreuz, Bauch, Oberschenkel, Leisten ...). Wenn eine Frau während der Wehen oder während der Geburt in der Badewanne sitzt, kann das Geburtsöl dem Badewasser zugefügt werden.

50 ml Sesamöl
1 Tropfen Zimtrinde
1 Tropfen Zimtblätter
3 Tropfen Muskatellersalbei
1 Tropfen Lavendel extra
1 Tropfen Nelkenblätter
2 Tropfen Eisenkraut
1 Tropfen Limette
2 Tropfen Blutorange

Sollten Sie diesen Duft besonders mögen, können Sie ihn auch während der Geburt zu Hause oder im Krankenhaus in eine Duftlampe geben.

Wochenbettöl

Wochenbettöl dient der besseren Rückbildung des Gewebes, der Mutterbänder und der Gebärmutter und hebt die Stimmung. Gleichzeitig kann es als Wundöl verwendet werden. Bei Nahtschmerzen nach Dammriß oder Dammschnitt reiben Sie es drei Tage nach der Geburt an den schmerzenden Stellen ein. Auch Hämmorrhoidenbeschwerden können mit diesem Öl gelindert werden. Zehn Tage nach der Geburt können auch schmerzende Kaiserschnittnarben damit behandelt werden. Damit es zur optimalen Rückbildung des Gewebes kommt, sollte dieses Öl vier bis sechs Wochen nach der Geburt einmal täglich an Bauch und Hüften einmassiert werden.

100 ml Olivenöl
3 Tropfen Schafgarbe
2 Tropfen Zypresse
2 Tropfen Rosengeranie
2 Tropfen Honig
2 Tropfen Mandarine
1 Tropfen Zitrone
1 Tropfen Myrte

Venenöl

10ml Johanniskrautöl
3 Tropfen Grapefruit
1 Tropfen Wacholder
3 Tropfen Rosengeranie
2 Tropfen Zypresse
3 Tropfen Petit Grain

Wie Sie sich bei Venenbeschwerden durch gezielte Massagen helfen können, lesen Sie bitte in den Kapiteln »Schwangerschaftsbeschwerden«, S. 48 und »Das Bedürfnis, sich etwas Gutes zu tun«, S. 58.

Babyöle

für die ersten zwei bis drei Bäder:

20 ml Mandelöl
2 Tropfen bulgarische Rose
1 Tropfen Mimose
1 Tropfen Walnuß
1 Tropfen Rescue (Notfalltropfen)

Öl gegen Blähungen:

20 ml Johanniskrautöl
1 Tropfen Kreuzkümmel
1 Tropfen Fenchel süß
1 Tropfen römische Kamille
1 Tropfen Mimose
1 Tropfen bulgarische Rose
1 Tropfen Koriander

Zahnungsöl:

10 ml Johanniskrautöl
3 Tropfen Nelken
1 Tropfen römische Kamille
2 Tropfen Teebaumöl

Babymassageöl, auch für das Babybad geeignet:

100 ml Jojobaöl
5 Tropfen Mandarine rot
2 Tropfen Honig
2 Tropfen bulgarische Rose
1 Tropfen Mimose

14. Die Hebamme im Laufe der Geschichte:
weise Frau oder böse Hexe?

Ein historisches Kapitel in diesem Buch? Wozu das?, werden Sie sich vielleicht fragen. Viele Denkansätze, die Sie hier finden, werden durch die jahrtausendealte Praxis der Geburtshilfe untermauert. Erst ganz kurze Zeit glauben wir Frauen, auf das männliche Fachpersonal bei der Geburt unserer Kinder nicht verzichten zu können. Sie mögen einwenden, daß früher ja auch viel mehr Kinder bei oder kurz nach der Geburt gestorben sind. Stimmt, wir wollen ja auch nicht ins Mittelalter zurück, sondern uns die medizinischen Erkenntnisse des 19. und 20. Jahrhunderts sehr wohl zunutze machen. *Zunutze* machen – gewiß, aber nicht ver*herr*lichen!

Frauen haben immer – die letzten Jahrzehnte ausgenommen – über ein Heilwissen verfügt, das an keiner Universität gelehrt wurde und wird. Wenn Sie meinen, unsere Ansichten und Denkansätze seien zu feministisch, zu radikal oder zu einseitig, dann laden wir Sie zu diesem kurzen Ausflug in die Geschichte der Geburtshilfe ein.

Daß heute die meisten Gynäkologen Männer sind, ist durchaus kein Zufall, sondern das Resultat einer jahrhundertelangen Entwicklung, die den Ausschluß der Frauen aus ihrer ehemals eigenen, großen Domäne zum Ziel hatte. Vielen Männern ist das heute selbstverständlich nicht bewußt, sie werden dieser Behauptung auf das heftigste widersprechen, und doch: Ärzte und damit Männer haben die Geburtshilfe den Frauen sukzessive weggenommen und an sich gerissen, in den Städten früher, auf dem Land später, sehr zum Nachteil der Frauen – doch davon wird später noch die Rede sein.

Begleiten Sie uns jetzt in das alte Ägypten, aus dem die ältesten schriftlichen Quellen über Hebammen stammen. Vor circa 5000 Jahren richteten Frauen im Garten, im Hof oder auf dem Dach ihres Hauses für die Geburt eine Gebärhütte ein, die sogenannte »Wochenlaube«. Hier konnte die Mutter mit ihrem Kind die ersten zwei, drei Wochen nach der Geburt völlig ungestört verbringen. Erfahrene Frauen aus der Familie oder der Nachbarschaft leisteten Geburtshilfe. Zu Geburten von reichen, vornehmen Frauen kamen zwei oder mehr Hebammen, die sich auch auf die Behandlung von Frauenkrankheiten verstanden.

Im antiken Griechenland durfte an einer Gebärenden nichts verknotet oder umbunden sein. Ebenso durfte keine bei der Geburt anwesende Frau die Knie überschlagen oder die Hände verschränken. Alle Frauen mußten ihre Haare offen tragen. Nach der Vorstellung der alten Griechen würde ein Kind durch jegliche feste Bindung zu stark an die Mutter gebunden, was einer guten Geburt entgegenstünde. Die äußeren Umstände mögen uns heute ja eigentümlich und befremdlich erscheinen, doch wenn wir sie als äußere Zeichen für eine innere Haltung sehen, ergeben sie Sinn. Die Geburt ist ein Loslösungsprozeß, ein Abschiednehmen und ein Neubeginn. Wenn sich eine gebärende Frau dagegen sperrt, wird das die Geburt erschweren.[1]

In unserem Raum waren Hebammen bis zum Ende des 6. Jahrhunderts den Ärzten gleichgestellt und bezogen auch dieselben Honorare. Sie waren allseits geachtet, von den Männern mitunter auch gefürchtet, weil sie über ein Wissen verfügten, zu dem Männer keinen Zugang hatten. Hebammen waren nicht nur Geburtshelferinnen, sondern Ratgeberinnen, Freundinnen für das ganze Leben und Heilerinnen. Sie waren erfahrene und oft weise Frauen, die über ein immenses Wissen verfügten und gleichzeitig viel Gespür mitbrachten. Ursprünglich waren also weise Frau, Hebamme und Ärztin eine Person. Die »wisen Fruwen« standen den schwangeren Frauen bei, leisteten Geburtshilfe und halfen bei den verschiedensten Wehwehchen.[2]

---

[1] Grabrucker, Marianne: »Vom Abenteuer der Geburt«, 1991

[2] Berewinkel, Barbara: »Hexen – Geschichte einer dunklen Zeit in Bildern und Berichten«. Augsburg 1998, S. 111

Bei den germanischen Volksstämmen wurde der Gebärenden besondere Zuwendung geschenkt, hatte sie – nach damaliger Vorstellung – doch Anteil an dem natürlichen Zyklus von Werden und Vergehen.

Die Frau besaß eine besondere Verbindung zu den Elementen, den Bäumen und den Quellen, den Steinen und den Hainen, die kultische Bedeutung hatten.[3]

Die Bezeichnung Hebamme ist in unserem Sprachraum ab dem 12. Jahrhundert belegt. Sie leitet sich von dem althochdeutschen Wort *hevianna* (hevi=heben und ana=Großmutter) ab. Daneben gab es in den verschiedenen Regionen des deutschen Sprachraumes folgende andere Bezeichnungen: Hebeamme, Hebemuoter, Wehfrau, Wehmutter, Kindermutter und weise Frau.[4]

War ursprünglich ein und dieselbe Frau für Geburtshilfe und Heilkunst zuständig, so unterschied man ab dem Mittelalter zwischen dem Beruf einer Ärztin und einer Hebamme. Adelige Frauen und Nonnen hatten in den Klöstern Zugang zu den medizinischen Werken aus der Antike. Bedauerlich ist allerdings, daß viel wertvolles Wissen um die Frauenheilkunde verlorenging, weil die Mönche, die jene antiken Werke übersetzten, in ihren Arbeiten die Gynäkologie aus Schamhaftigkeit verschwiegen.[5] Nach der Gründung der ersten Universitäten, wurde es für Frauen immer schwieriger, theoretische Werke zu studieren, da ihnen der Zutritt zu Universitäten verwehrt blieb. Den sogenannten Buchmedizinern wiederum fehlte jedes emotionale Verständnis für den weiblichen Körper und das Wissen um die weibliche Psyche. Frauen wurden systematisch zunächst aus der Heilkunst im allgemeinen, später sogar aus der Geburtshilfe verdrängt. Nur in ländlichen Gegenden konnten Hebammen ihre Autorität bewahren, in den Städten wurden sie zu reinen Hilfskräften der männlichen Ärzte degradiert.

---

3 Berewinkel: S. 110

4 Berewinkel: S. 111

5 Grabrucker: »Vom Abenteuer der Geburt«

Wie gelangten nun die Hebammen zu ihrem Wissen? Frauen aus dem Volk eigneten sich ihre Kenntnisse durch mündliche Überlieferung und Beobachtungen an.[6] Alles Wissen und alle Erfahrungen wurden von einer Frauengeneration der nächsten weitergegeben, bis diese starke Kette irgendwann einmal abriß, und wir heute fast verzweifelt das Ende dieser Kette wieder aufzunehmen versuchen, um eine Brücke zu schlagen zwischen der in hohem Maße kopflastigen Schulmedizin und der magisch-intuitiven Weisheit der Frauen.

Die Hebammen wurden früher nicht aufgrund einer Ausbildung geschätzt, sondern wegen ihrer persönlichen Erfahrung in Geburtsangelegenheiten, ihrer Kenntnisse in der Kräutermedizin und wegen ihres Wissens um geburtserleichternde Mittel und Maßnahmen. Die Hebammen beschleunigten die Geburt mit Kräutertees; Frauenmantel und Mutterkorn verstärkten die Wehen, und Kräutersalben machten den Muttermund weich. Bei ganz schlimmen Wehen bekam die Gebärende Bilsenkraut, das sie in einen Dämmerzustand versetzte.[7]

Die Geburt hatte im Mittelalter einen völlig anderen Stellenwert als später. Sie war ein rauschendes Frauenfest: Bei den sogenannten »Kindbetthöfen« besuchten alle Frauen der Umgebung die Wöchnerin, um ihre Freude zu teilen. Mehrere Tage lang wurde festlich gegessen und fürstlich gefeiert. Frauensolidarität war damals kein Schlagwort, sondern gelebte Realität. Im 15. Jahrhundert richteten wohlhabende Familien in Italien luxuriöse Wöchnerinnenzimmer ein. In dem prachtvollen Bildband »Baby, Säugling, Wickelkind – Eine Kulturgeschichte« wird das folgendermaßen beschrieben: »Die Wände des Gemachs waren mit wertvollen Stoffen ver-

---

[6] Hilde Schmölzer: »Die verlorene Geschichte der Frau. 100 000 Jahre unterschlagene Vergangenheit«. Edition Tau 1991, S. 169

[7] Bonnie S. Anderson, Judith P. Zinsser: »Eine eigene Geschichte, Frauen in Europa. Verschüttete Spuren, Frühgeschichte bis 18. Jahrhundert«, Zürich 1992, S. 158

kleidet, auf den Boden streute man im Sommer Blumen und im Winter belegte man ihn mit dicken Teppichen. In der Mitte des Raumes thronte »ein großes, reich mit Gardinen behangenes Bett«, auf dem sich Pelzdecken türmten. Ein mit Samt bezogener Sessel, viele Schemel und Seidenkissen für die Besucherinnen, eine aufwendig geschnitzte Truhe mit Wäsche für das Neugeborene vervollständigten die Einrichtung eines Zimmers.«[8] Die Mutter war festlich gekleidet und empfing im Bett liegend ihre Eltern und Freunde. Nicht, daß dieser Luxus notwendig wäre für ein Neugeborenes, so sagt er doch etwas über die Bedeutung aus, die man der Geburt eines Kindes beimaß. Die Geburt war kein technischer Vorgang von hoher Kompliziertheit, sondern ein kraftvolles und sinnliches Ereignis, Ereignis in dem Sinn, daß es immer etwas U*reig*enes, Unverwechselbares und Wunderbares war. Dieser Festcharakter der Geburt rückte immer mehr in den Hintergrund, im günstigsten Fall wird heute in Spitälern gern von einer »komplikationslosen« Geburt gesprochen. So verräterisch kann Sprache sein. Wie kam es zu dieser traurigen Entwicklung?

Frauen wurden seit Beginn der Neuzeit, also dem Aufschwung der Wissenschaften und dem Siegeszug des Rationalismus, sukzessive aus der Heilkunst vertrieben. Wobei paradoxerweise gerade diese Ära und auch das 17. und 18. Jahrhundert, das Zeitalter der *Vernunft* und der *Aufklärung* für die Verbrennung von mehreren Hunderttausend Frauen, die sich angeblich der Hexerei schuldig gemacht hatten, verantwortlich waren. Auffallend ist, daß ein besonders großer Teil der Opfer Hebammen und Heilerinnen waren.

Ab dem 16. Jahrhundert wurden die Kindbetthöfe verboten, sie »geziemten« sich nicht mehr. Sinnenfreude wich der Ernüchterung. Allmählich wurde der ursprünglich hoch angesehene Frauenberuf der Hebamme zu einem verachteten. Hilde Schmölzer schreibt dazu in ihrem Buch »Phänomen Hexe«: »Die Verdrängung der heilkundigen Frauen hat verschie-

---

[8] Beatrice Fontanel, Claire d'Harcourt: »Baby, Säugling, Wickelkind. Eine Kulturgeschichte«, Hildesheim 1998, S. 30

dene Ursachen. Zum einen die Konkurrenz der auf wissenschaftlich-theoretischer Basis arbeitenden Ärzte, der sie mit ihrer auf der Naturheilkunde beruhenden Behandlungsmethode unterlagen. Zum andern die Tatsache ihres verfemten Geschlechts, die sie für das Unvollkommene und Schlechte prädestiniert erscheinen ließ. Zerrieben zwischen Hexenverfolgung und neuem, wissenschaftlich orientiertem Weltbild mußte die heilkundige Frau erliegen.«[9]

Mit dem Eindringen der Männer in den Geburtsvorgang wurde aus dem ursprünglich freudigen Ereignis ein Strafakt für fleischliche Lust. Die Kindbetthöfe wurden verboten, weil Freude den Frauen aufgrund der Erbschuld Evas nicht zustand.[10]

Um die Hebammen endgültig zu entmündigen, wurden sie des Aberglaubens, der Hexerei, der Unwissenheit und der Inkompetenz beschuldigt.

In einer satirischen Schmähschrift, die Ende des 18. Jahrhunderts erschien, versetzte sich ein (männlicher) Geburtshelfer in die Lage von Föten, die unter der angeblichen Grausamkeit von Hebammen zu leiden hätten: »Bei der Geburt fühlen wir uns nicht in Sicherheit. Nur zitternd wagen wir es, uns zu zeigen, denn fortwährend werden wir von gewissen Frauen, Hebemütter genannt, mißhandelt. Man quetscht uns, zieht uns die Haut ab, zerrt unbarmherzig an uns; ja schlimmer noch: Man köpft uns, schlägt uns ein blaues Auge, bricht uns die Knochen und reißt uns in Stücke; und nach all der erlittenen Schmach müssen wir, die unschuldigen Opfer, schließlich sterben.«[11] Aus der weisen sinnlichen Frau war die böse Hexe geworden, deren Macht mit aller Härte ausradiert werden mußte. Hebammen wurden verfolgt, eingesperrt, gedemütigt, gefesselt und als Hexen verbrannt. Erst 1755 wurde

[9] Hilde Schmölzer: »Phänomen Hexe. Wahn und Wirklichkeit im Lauf der Jahrhunderte«, Wien München 1986, S. 90

[10] Schmölzer: »Verlorene Geschichte der Frau«, S. 175

[11] Fontanel, d'Harcourt: »Baby, Säugling, Wickelkind«, S. 52

die Hexenverbrennung unter Maria Theresia verboten, wobei die letzte Hinrichtung einer sogenannten Hexe im deutschen Sprachraum 1782 stattfand![12] Sprachlich bemerkenswert ist in diesem Zusammenhang der Bedeutungswandel des englischen Wortes *witch*, das heute Hexe bedeutet. In diesem Wort steckt *wit*, was soviel bedeutet wie Verstand, Geist, Witz. Das Wort *hag* (heute: alte Vettel, Hexe) ist sprachlich mit dem Wort holy (heilig) verwandt.[13] Welch katastrophale Folgen der Ausschluß der Frauen aus ihrer ureigenen Domäne hatte, zeigt die Tatsache, daß männliche Ärzte oft wichtige Regeln der Geburtshilfe, wie die der Sterilität, außer acht ließen. Hunderttausende Frauen starben in den Spitälern an dem gefürchteten Kindbettfieber. Wenn Ihnen jetzt der Name Semmelweis als Retter der Frauen einfällt, weil er die Ursache für diese Krankheit in der mangelnden Hygiene erkannt hatte, ist das kein Zufall. Es zeigt einmal mehr, daß männliches Wissen mehr zählte und zählt in unserer Gesellschaft und daß dieses Wissen auch besser »vermarktet« wird. Semmelweis war zweifellos ein bedeutender Mann, doch was er entdeckte, war für Hebammen schon lange zuvor eine Selbstverständlichkeit gewesen. Erst in den von Männern dominierten Krankenhäusern wurden Infektionen von einer Frau zur anderen übertragen und kosteten Tausenden Frauen das Leben.[14]

Wir leben heute in einer für Frauen glücklicheren Zeit. Und doch: Sie steckt noch tief in uns (nicht nur in den Männern!), die nackte Angst vor der Frau, die peinigende Sorge, die Frauen könnten wieder Macht für sich in Anspruch nehmen.

Auch heute noch geben wir männlichen und auch weiblichen Frauenärzten über unseren Körper und unseren Geist

---

[12] Hans Sebald: »Hexen – damals und heute?« Frankfurt am Main 1987, S. 188

[13] Mary Valentis, Anne Devane: »Die Wut der Frauen. Geheimnis und Macht eines starken Gefühls«, München 1996, S. 189

[14] Schmölzer: »Verlorene Geschichte«, S. 176

eine Macht, die ihnen nicht zusteht. Es wäre weit besser, wenn wir aus unseren Wurzeln und unserer Identität heraus bewußt leben und handeln würden, wenn wir bereit wären, für Veränderungen in unserem Sinn und damit zum Vorteil aller Menschen einzutreten. Niemand kann die Sache der Frauen so gut vertreten wie die Frauen selbst. Daß wir uns die Geburtshilfe langsam, ganz langsam zurückerobern, ist erst ein zaghafter Beginn, aber ein Keim der Hoffnung.

Adressen

Österreich:

Ilona Schwägerl
Dreistetten 232
A-2753 Piesting

Hebammenpraxis
Ilona Schwägerl
Institutsgasse 11
A-2721 Bad Fischau/Niederösterreich

Deutschland:

Beratungsstelle für Natürliche Geburt und Elternsein e.V.
Häberlstr. 17
80337 München
Tel. 0 89/53 20 76
Internet: www.natuerliche-geburt.de
E-mail: natuerliche-geburt@t-online.de

Schweiz:

Verein Interessengemeinschaft
Geburtshäuser Schweiz
Geburtshaus Delphys
Fridaustr. 12
CH-8003 Zürich
Tel. 00 41/1/49 19 120
Internet: www.geburtshaus.ch

Literatur

Adam, Michael / Daimler, Renate / Korbei, Volker: Kinder kriegen. Schwangerschaft, Geburt und Stillen ohne Angst und Zwang. Kiepenheuer&Witsch, Köln 1986.

Agustoni, Daniel: Craniosacral-Rhythmus. Praxisbuch zu einer sanften Körpertherapie. Hugendubel, München 1999.

Bingen, Hildegard von: Hl. Hildegard Frauenheilkunde. Körper und Seele ganzheitlich behandeln. Pattloch Verlag im Weltbild 1995.

Berewinkel, Barbara: Hexen – Geschichte einer dunklen Zeit in Bildern und Berichten. Pattloch, Augsburg 1998.

Fischer-Rizzi, Susanne: Himmlische Düfte. Aromatherapie. Hugendubel, München 1999.

Fontanel, Beatrice/d'Harcourt, Claire: Baby, Säugling, Wickelkind. Eine Kulturgeschichte. Gerstenberg, Hildesheim 1998.

Gaugler, Almut / Brehm Burkhard: Mit Hildegard von Bingen durch das Jahr. Heilkräfte aus der Natur. Hugendubel, München 1997.

Grabrucker Marianne: Vom Abenteuer der Geburt. Fischer Taschenbuch, Frankfurt am Main 1994.

Grimm, Hans Ulrich: Die Suppe lügt. Die schöne neue Welt des Essens. Klett Cotta, Stuttgart 1997.

Handbuch für die stillende Mutter. La Leche Liga International. Kilchberg 1986.

Hertzka, Gottfried: Kleine Hildegard-Hausapotheke. Christiana 1994.

Hollerbach, Elisabeth und Karl: Kraut und Unkraut zum Kochen und Heilen. Hugendubel, München 1998.

Jaskulski, Wolf: Kämpfer für das verlorene Glück. Für die gewaltfreie Geburt in Geborgenheit. Edition Tau, Bad Sauerbrunn 1992.

Kitzinger, Sheila: Das Erlebnis der Geburt. Väter und Mütter berichten. Kösel, München 1992.

Kitzinger, Sheila: Hausgeburt. Ein Ratgeber für werdende Eltern. Kösel, München 1994.

Leboyer, Frederic: Sanfte Hände. Kösel, München 1979.

Leboyer, Frederic: Fest der Geburt. Kösel, München 1982.

Leboyer, Frederic: Die Kunst zu atmen. Kösel, München 1983.

Van Leeuwen, Christa/Maris, Bartholomeus: Schwangerschafts-Sprechstunde, Urachhaus 1995.

Liedloff, Jean: Auf der Suche nach dem verlorenen Glück. Beck, München 1998.

Lothrop, Hannah: Gute Hoffnung – jähes Ende. Fehlgeburt, Totgeburt und Verluste in der frühen Lebenszeit. Begleitung und neue Hoffnung für Eltern. Kösel, München 1998.

Marcovich, Marina / Jong, Theresia de: Frühgeborene – zu klein zum Leben? Die Methode Marina Marcovich. Fischer Taschenbuch, Frankfurt am Main 1999.

Rieder, Beate / Wollner Fred: Der Duftführer. Börwang 1992.

Rötzer, Josef: Natürliche Geburtenregelung. Der partnerschaftliche Weg. Herder, Wien 1979.

Scheffer, Mechthild: Die Original Bach-Blütentherapie. Hugendubel, München 1999.

Schilcher, Heinz: Kleines Heilkräuter-Lexikon. Walter Hädecke, Weil der Stadt 1994.

Schlank und fit durch Trennkost: Frei nach Dr. Hay. Gräfe und Unzer München.

Schmölzer, Hilde: Die verlorene Geschichte der Frau. 100 000 Jahre unterschlagene Vergangenheit. Mattersburg, Edition Tau 1991.

Schmölzer, Hilde: Phänomen Hexe. Wahn und Wirklichkeit im Lauf der Jahrhunderte, Herold Verlag, Wien, München 1986.

Sichtermann, Barbara: Leben mit einem Neugeborenen. Ein Buch über das erste halbe Jahr. Fischer Taschenbuch, Frankfurt am Main 1981.

Stacherl Sonja: Nähe und Geborgenheit. Durch Körperkontakt Säuglinge fördern. Walter, Zürich und Düsseldorf 1997.

Temelie, Barbara / Trebuth Beatrice: Die Fünf Elemente Ernährung für Mutter und Kind. Joy Verlag, Sulzberg 1994.

Upledger, John E.:Auf den inneren Arzt hören. Eine Einführung in die Craniosacral-Arbeit. Hugendubel, München 1996.

Valentis, Mary/Devane, Anne: Die Wut der Frauen. Droemer, München 1996.

Weidinger, Hermann-Josef: Kräuter für die Seele. Verlag Niederösterreichisches Pressehaus, St. Pölten-Wien 1993.

Weidlinger, Hermann-Josef: Guter Morgentip vom Kräuterpfarrer. Verlag Niederösterreichisches Pressehaus, St. Pölten-Wien 1994.